A Félix

Préface

Il ne m'est pas facile de préfacer le livre de Didier Tabuteau. Quand l'auteur est un ami, quand il a été votre patron, quand il a guidé beaucoup de vos pas et continue à le faire, l'exercice est intimidant. Quand on connaît la pudeur du personnage, on sait qu'il est périlleux. Si j'ai accepté d'écrire cette préface, c'est parce que j'étais touché d'une marque de confiance qui ne se refuse pas, mais aussi parce que, dès la première lecture, j'ai eu envie de contribuer à ce que ce livre soit largement lu et que les enseignements qu'il propose en soient tirés.

Didier Tabuteau est quelqu'un qui écrit beaucoup : des ouvrages qu'il a rédigés seul, d'autres en collaboration, certains qu'il a dirigés. Mais il est aussi l'auteur de nombreux textes qui ne portent pas sa signature : une proportion impressionnante des lois du champ social des quinze dernières années. Le code de la santé publique qui a tant grossi, ce bréviaire des lois qui nous protégent, lui doit de nombreux apports, ainsi que celui de la sécurité sociale. Dans des domaines très variés. Les premiers mécanismes de régulation des dépenses de santé ? Il y a personnellement contribué. Les grandes lois de sécurité sanitaire ? Il en est incontestablement à l'origine. La couverture maladie universelle ? Il l'a en grande partie façonnée. La réglementation sur le médicament ? Elle lui doit beaucoup. La protection contre les accidents médicaux ? Il s'est passé près de dix ans entre le premier brouillon, précieusement conservé et l'inscription au journal officiel de la loi. Les droits du malade ? Un investissement personnel pour faire aboutir ce qui, à ses yeux remédiait à une injustice inacceptable face au « magistère médical de droit divin ». La réforme de l'hôpital ? On y trouve sa patte.

Didier Tabuteau n'a pas fait cela tout seul. Il a été l'instigateur, le scénariste, le chorégraphe de ces oeuvres ministérielles majeures. Auprès de trois grandes figures politiques du secteur social, chacune à la personnalité si différente : Claude Evin, ministre de la solidarité du gouvernement de Michel Rocard, Bernard Kouchner, ministre de la santé à trois reprises et Martine Aubry, ministre de la solidarité de Lionel Jospin. Tous trois auront compté Didier Tabuteau parmi leurs plus proches collaborateurs. Pas un collaborateur ordinaire. Un homme qui avait une vision stratégique de la santé, avec des principes chevillés non pas au corps mais à l'âme, qu'il a su leur faire partager. Il a œuvré sans relâche pour que ces trois locomotives politiques du champ social fassent arriver à leur destination, les trains dont il avait savamment agencés les wagons. Il a conduit l'un de ces trains personnellement, comme premier directeur général de l'agence du médicament, l'aînée des agences de sécurité sanitaire, celle qui a dû essuyer les plâtres du difficile découplage entre intérêts économiques et impératifs sanitaires, dont le confus enchevêtrement avait eu de si néfastes conséquences. C'est dans ces fonctions que Didier Tabuteau a introduit dans l'administration française, le système des « déclarations d'intérêt », destinées à éviter qu'un même expert se trouve d'un côté payé par une firme pour bâtir un dossier et mobilisé par l'administration pour l'expertiser. Sa réussite dans ces fonctions délicates lui a valu d'être apprécié et respecté par une autre grande figure du secteur social, Simone Veil, qui fut son ministre de tutelle, assistée de Philippe Douste-Blazy.

Didier Tabuteau sait partager et communiquer ses enthousiasmes et ses convictions. Il a une passion pour l'enseignement, dont on comprend l'origine à la lecture de ce livre. C'est parce qu'il lui même pu bénéficier de ce qu'il y a de meilleur dans notre système scolaire, dont il montre comment il peut être un réel ascenseur social, qu'il a toujours pris soin d'enseigner sans relâche ou de livrer ses analyses à des revues. Depuis longtemps, il tient une chronique dans la revue Droit social, que dirige l'un des plus fins connaisseurs des questions sociales, Jean-Jacques Dupeyroux, et désormais il écrit régulièrement dans celle qu'il a lui-même récemment créée, Sève, revue originale qui a l'ambition de renouveler la pensée sur les questions de santé. Entre les lecteurs de ces revues, les nombreux élèves qui ont suivi ses cours, et toutes celles et ceux qui ont eu la chance de travailler à ses côtés, on pourra parler d'une « école Tabuteau ». J'ai le privilège d'y avoir admis il y a plus de quinze ans, par les faux hasards de la vie, et de ne pas l'avoir quittée.

Un mot sur l'auteur. Ancien élève de Louis-le grand, de l'école Polytechnique et de l'école nationale d'administration, membre du Conseil d'État et familier des cabinets ministériels, Didier Tabuteau a le cursus, classique jusqu'à la caricature, des « hauts technocrates ». Il nous raconte ici combien il faut se méfier des stéréotypes. Ce qui l'a conduit à se passionner pour la santé ? Non pas la logique des carrières administratives, mais l'expérience douloureuse de l'usager du système de santé, qui a créé un lien passionnel à la matière. Les grandes écoles ? Ce ne sont pas ses origines sociales qui le prédestinaient à en être l'hôte prestigieux, mais la capacité de l'institution publique à détecter (parfois) les vrais talents.

Je me suis souvent demandé à qui comparer Didier Tabuteau. A la lecture de ce livre, une idée s'est progressivement imposée à moi. Cet homme est de la trempe du fondateur de la sécurité sociale, Pierre Laroque. Pierre Laroque a créé après guerre la sécurité sociale moderne. Il l'a durablement marqué de son empreinte. On lui doit en grande partie ce fameux modèle social français qui a permis à notre pays de connaître des avancées majeures. Il fut à la fois l'un des principaux concepteurs de la sécurité sociale et celui qui assuma des responsabilités à sa direction, ne se contentant pas de bâtir la théorie ou de forger les grands principes juridiques. Il avait également compris que la sécurité sociale n'était pas un système figé mais bien un élément du contrat social qui devait évoluer avec les transformations de la société et dont les termes ne pouvaient être définis une fois pour toutes.

C'est cette même ligne directrice que l'on retrouve dans les pages de ce livre et dans le récit des combats menés par son auteur pour améliorer notre système de santé. C'est parce que les risques changent, les inégalités face à la maladie, la vieillesse, la mort varient, parce que la demande de protection se transforme, que notre système de protection sociale doit lui-même constamment s'adapter. La tension entre les contraintes économiques et la demande de protection fait partie de cette équation complexe. C'est pourquoi, on retrouve une même logique dans les réflexions sur la régulation des dépenses de santé et celles sur la sécurité sanitaire.

Ce que nous dit Didier Tabuteau, en somme, c'est que si les gouvernements se contentent d'enregistrer la demande de protection des consommateurs de santé pour essayer de la satisfaire, ils ne pourront jamais leur offrir le niveau de protection demandé. A l'inverse, s'ils définissent unilatéralement le niveau de protection, en fonction de contraintes financières, sans entendre la signification fine du besoin de protection, ils engendreront perpétuellement des frustrations.

Ce livre arrive au moment où il est de bon ton de gloser sur le modèle social français. Mais les questions fondamentales sont soigneusement esquivées. Ce sont celles que l'on retrouvera à la lecture des pages. Quelle articulation entre protection individuelle et collective ? Comment les progrès des sciences viennent-ils bousculer notre édifice social ? Comment satisfaire une plus grande exigence de protection sans se réfugier derrière un principe de précaution, qui ressemble de plus en plus à un principe d'auto-protection de ceux qui gouvernent ? Comment construire une démocratie sanitaire autour de la notion de « droits du malade » ? Quels équilibres entre liberté, solidarité et responsabilité dans notre système de santé ?

La lecture de ce livre nous conduit à souhaiter ardemment que ces questions tiennent la place qui leur revient dans le débat politique. Certes, nous ne sommes pas dans la même situation qu'après guerre. Il y avait alors tout à construire, à partir d'un existant disparate, pour accroître et généraliser les protections, en accompagnant une période de forte croissance. Mais, en ce début de XXIe siècle, on perçoit que les enjeux sont presque aussi sensibles. Entre ceux qui pensent que le niveau de protection empêche tout dynamisme économique, ceux qui seraient prêts à revenir à un socle de protection que seule une fraction privilégiée de la population pourrait compléter et ceux qui prétendent que c'est au monde et aux personnes de s'adapter, pas au système de protection sociale, il y a place pour d'autres perspectives. Certaines d'entre elles sont tracées dans les pages qui suivent. L'auteur n'a pas écrit des mémoires a posteriori. Il livre un témoignage à mi-parcours, qui est une invitation à l'action. Il a fallu des circonstances exceptionnelles pour créer la sécurité sociale au lendemain de la guerre. Il faut une vision claire de ses enjeux effroyablement complexes pour la maintenir dans un contexte délétère. Celle de l'auteur-acteur consiste à démontrer que ce n'est pas en réduisant les protections qu'on sauve le système mais en en modifiant les contours, en le considérant comme un organisme vivant, dont il faut perpétuellement entretenir la flamme. Et pour cela il faut avoir le feu sacré. Vous verrez à la lecture de ce livre que ce n'est pas ce qui manque à son auteur.

Martin Hirsch
Conseiller d Etat
Président d'Emmaüs France

Chapitre 1

Mon parcours de santé

Il était onze heures. Nous étions une dizaine à attendre pour les formalités administratives de sortie, carte de sécurité sociale, attestation de mutuelle. La caisse de l'hôpital délivrait à chacun son récépissé, quitus de l'État Providence garantissant la gratuité des soins. L'homme devant moi était voûté, presque recourbé sur lui-même, nerveux. Lorsque vint son tour, il bredouilla quelques mots d'une voix mal assurée, la gorge serrée. Il répéta sa demande. Il venait de quémander des délais de paiement pour régler la facture que l'assistance publique lui présentait. Son enfant avait été hospitalisé trois semaines en soins intensifs. Vingt jours dans un service de médecine sans exonération, sans prise en charge du forfait journalier. L'homme était dans le besoin. Il n'avait ni mutuelle, ni assurance complémentaire et n'était pas suffisamment démuni pour bénéficier de l'aide médicale gratuite. À l'épreuve des hémorragies à répétition de son enfant, du consentement aux traitements, des bribes d'explications égrenées au sortir de la chambre par la cohorte des blouses blanches, les règles de la sécurité sociale ajoutaient l'obligation de payer une somme représentant près de la moitié de ses indemnités mensuelles.

L'assurance maladie issue du programme du Comité national de la résistance, instaurée à la Libération, n'était pas parvenue à proscrire de telles situations. En 1986, dans une France riche, dotée d'un système de santé sophistiqué et fier de ses prouesses médicales, l'accès aux soins demeurait fragile, menacé par des obstacles financiers que plusieurs décennies de progrès social n'avaient pas permis d'éradiquer. La sécurité sociale, fleuron national malgré ses déficits à répétition, restait en chantier.

Je me souviens de cette matinée à l'hôpital Necker avec l'acuité de ces émotions qui ne vieillissent pas. J'étais sous le choc de l'hospitalisation dans des conditions dramatiques de mon fils. Je revoyais sans cesse les images de sa naissance, les gestes du pédiatre annonçant sans ménagement son diagnostic, l'ambulance traversant un Paris verglacé et bientôt bloqué par la neige, le petit boxe hospitalier où s'était jouée sa survie pendant plusieurs semaines et dans lequel je ne pénétrais pas sans une brûlure intérieure que je n'ai plus ressentie depuis.

Ces jours ont changé ma vie. Comme si la jeunesse s'était effacée devant cet âge où l'on prend conscience du caractère irréversible de l'existence. Le puzzle des trente premières années de ma vie se reconstituait. Une ligne se dessinait et reliait les images, les expériences, les sentiments, les engagements et les ambitions de mon enfance et de mon adolescence.

Quatre tours de mosaïque bleue

Ma banlieue ressemblait à bien d'autres, ni enfer, ni paradis. Pavillons et tours HLM se côtoyaient, jardins et bétons s'entrelaçaient. Le RER – on disait encore à l'époque la ligne de Sceaux – nous reliait à la capitale tout en la tenant à distance. Nous habitions dans une cité HLM que la municipalité avait baptisée, non sans humour, la cité jardin. Quatre tours de mosaïques bleues formaient, avec des barres de béton blanc, une enclave dans un quartier pavillonnaire bordé par la nationale 20. Nous vivions au dernier étage de l'une des tours, dans un appartement ensoleillé et confortable. Son chauffage par le sol, si décrié depuis, avait été particulièrement apprécié de ma mère, jusqu'alors habituée au poêle à charbon du pavillon où nous résidions précédemment et aux réveils glaciaux que son extinction provoquait.

La cité, construite dans la hâte, accueillait provinciaux « montés » à Paris pour trouver du travail, banlieusards expulsés pour cause de rénovation de la région parisienne, travailleurs immigrés à la recherche d'un toit, familles confrontées à la pénurie de logements des années 1960. Ouvriers, employés, cadres moyens, chômeurs se côtoyaient, partageaient les mêmes difficultés et espéraient la reprise des trente glorieuses dont les effets commençaient à s'estomper après le premier choc pétrolier. La plupart des habitants vivaient chichement mais sans sombrer dans la précarité. La délinquance était omniprésente mais dégénérait rarement. Les petits « durs » des quartiers arboraient des armes au collège, les bandes s'affrontaient de temps à autre mais les cités n'avaient pas encore été irriguées par la drogue.

Quelles que soient les difficultés, chacun avait le sentiment que le progrès social était en marche, que la politique pouvait améliorer la société, la rendre plus juste, effacer les inégalités les plus évidentes, donner sa chance au plus grand nombre. L'État n'était pas perçu comme l'empêcheur de tourner en rond, le monstre dépensier et inefficace que les années 1980, le reaganisme et le tatcherisme, ont ancré dans les esprits.

Ces banlieues vivaient dans l'attente des lendemains. Petits espoirs d'augmentation salariale, de conquêtes syndicales, d'amélioration des transports... Grandes espérances avec l'attente de l'accession de l'union de la gauche au pouvoir. Attente que certains dataient de 1958, d'autres de 1947, les plus idéalistes de 1936. Mais il régnait malgré les difficultés une atmosphère de « progrès ». Progrès social, progrès technique, le positivisme du XIXe siècle distillait encore ses effets...

Comme si un « sens » de l'histoire imposait un progrès collectif dans lequel chacun pouvait puiser des progrès individuels. Paradigme simpliste sans doute. Mais moteur social et politique d'une exceptionnelle efficacité. Mon enfance a baigné dans cette foi dans l'avenir, dans cette conviction que l'engagement et l'action collective contribuent à orienter le « mouvement de l'histoire » dans la bonne direction.

Je me souviens des débats qui l'ont bercée, de ces discussions « politiques » qui animaient les soirées et parfois les week-ends, de ces échanges entre mes parents et leurs amis, de ces discussions enflammées, de ces meetings de début de soirée, de ces débats télévisés qui nous laissaient espérer de nouvelles « conquêtes sociales ».

Un banlieusard à Louis le Grand

Et les portes de cet avenir, l'école, puis le collège, me les entrouvraient chaque jour. Les enseignants qui, au début des années 1970, dans le collège déshérité de la banlieue parisienne où j'ai fait mes classes de cinquième, quatrième et troisième, exerçaient leur mission comme un sacerdoce. Je leur dois tant. Ils avaient choisi de venir dans une banlieue difficile former les jeunes, les préparer à une société qui croyait encore au progrès.

Ces professeurs du collège Victor Hugo de Cachan « changeaient la vie » comme le dit la chanson. Ils m'ouvraient des horizons insoupçonnés. Ils m'entrebâillaient, sans que je le sache, la porte de l'ascenseur social. À leur contact je me passionnais pour tout ce que l'enseignement secondaire pouvait m'apporter. Avec M. Streiff, professeur d'histoire et de géographie, nous découvrions le reste du monde. La vie de la planète, les transformations de la France s'animaient sous nos yeux lorsqu'il en présentait les étapes et les contours. Passionné, enthousiaste, sans doute militant, mais il n'en faisait pas état devant nous, il donnait à l'histoire une perspective juridique, sociale, économique. Il animait également le ciné club auquel nous nous retrouvions pour découvrir d'autres sphères le mercredi après midi.

Mes bons résultats attirèrent l'attention. Pour la première fois, le collège de la cité HLM pouvait s'enorgueillir, auprès des établissements des quartiers de meilleure renommée, du meilleur résultat au BEPC ! La directrice du collège me le confia avec une certaine émotion. Sur l'idée de mon professeur principal, enseignante de français et de latin, Madame Humler, elle proposa à mes parents de présenter ma candidature pour une seconde scientifique au lycée Louis Le Grand, le plus prestigieux des lycées parisiens dont je découvrais l'existence à l'occasion.

Madame Humler était le seul professeur agrégé du collège. Elle avait refusé une affectation dans un lycée parisien et déployait des trésors d'ingéniosité et d'énergie pour nous faire découvrir la littérature et l'histoire antique. Elle était exigeante, juste et disponible pour tous. Son soutien, celui des autres enseignants et notamment de ma professeur de mathématiques, l'entregent de la directrice, la détermination de mes parents, et sans doute les vertus de mon dossier scolaire, me permirent d'être admis dans l'établissement de la rue Saint-Jacques. Un enseignant du collège me raconta par la suite que le proviseur du lycée avait accepté de « prendre le risque » de mon admission.

La transition fut brutale. Louis le Grand était un autre univers. La quasi-totalité des élèves de la classe de seconde venaient de lycées parisiens. Pour des raisons que je n'identifiais pas – différences culturelles, vestimentaires, peut-être linguistiques –, je demeurais largement exclu des cercles de jeux et de discussions pendant un trimestre. Pour certains de mes « camarades » j'étais le « banlieusard » ! Sur un plan scolaire, je me mettais à niveau sans difficultés dans les matières scientifiques. Dans les disciplines littéraires et historiques, l'adaptation était beaucoup plus ardue. Il fallait apprendre de nouveaux codes, déceler les subtiles distinctions qui séparent les strates sociales et domestiquer une langue qui pour être natale se révélait parfois étrangère.

Quelques années de labeur aussi acharné qu'enthousiasmant devaient suivre. Des enseignants exceptionnels dispensaient un enseignement secondaire qui valait bien des enseignements supérieurs. Mademoiselle Minois en mathématiques, Monsieur Bogaert en français, Monsieur Clément en histoire et en géographie,...

Les cours de ce dernier, m'ont laissé un souvenir particulièrement vivace. Théâtraux et enjoués, ils alternaient anecdotes et perspectives. La culture d'Olivier Clément, théologien orthodoxe de renom, me semblait infinie, son éloquence sans égale... Un bonheur intellectuel pour un adolescent avide de découvertes et de connaissances.

Mes parents m'accompagnaient avec ferveur et discrétion. Ils partageaient mes enthousiasmes, prolongeaient mes découvertes et accordaient à mes études une priorité aussi absolue qu'élégante. Quelles que soient les difficultés du moment, je n'ai jamais ressenti la moindre réticence à l'achat d'un livre ou d'un billet de train pour partir chez un correspondant allemand ou dans une famille en Angleterre.

Après la rude adaptation de la classe de seconde, les deux années suivantes qui me conduisirent au baccalauréat se déroulèrent sans embûche. Une mention très bien au bac C, suivie en fin de classe de maths sup d'un second baccalauréat, littéraire cette fois, ponctuaient mon « intégration » scolaire. Les deux années de maths sup et maths spé qui me préparèrent à l'école Polytechnique, furent paradoxalement plus simples. J'étais « dans le bain ».

Beaucoup travailler ne m'avait jamais rebuté, les règles du jeu étaient claires, la compétition vive mais loyale. J'ai vécu cette période comme les sportifs préparent un championnat de France. Totale disponibilité, entraînement intensif, continuité dans l'effort. J'étais conscient de déployer, dans un cadre doré et sur une durée courte, l'énergie dont mes parents et grands-parents avaient dû faire preuve toute leur vie.

À commencer par mon père. Après quatre CAP d'ajusteur, de fraiseur, de tourneur et de dessinateur, quatre années d'apprentissage en horlogerie et des débuts professionnels sans perspectives, il s'était engagé sur les chemins ascétiques de la formation continue. Le Conservatoire national des arts et métiers a occupé et envahi sa vie pendant de nombreuses années jusqu'à l'obtention des trois certificats du diplôme d'électricité industrielle.

Des soirées, des dimanches – le samedi était le plus souvent travaillé...–, un acharnement, des sacrifices pour une promotion sociale, synonyme non pas d'ambition mais de fin de privation. J'ai une grande admiration pour ces techniciens, ces ingénieurs, ces cadres qui ont, à force de volonté et de travail, fait voler en éclats les cloisons professionnelles et sociales qui les enfermaient.

L'admission à l'école polytechnique, dès la première tentative, fut un choc, une joie et un départ. Malgré une bonne scolarité, le « tout ou rien » du concours m'avait dissuadé de caresser l'idée d'un succès. Une épreuve de physique laborieuse, un grand oral de mathématiques bercé par des répétitions assourdissantes de la Marseillaise quelques jours avant le 14 juillet m'avaient fait mesurer les impondérables du concours.

Pourtant, les quelques secondes nécessaires à la consultation de la liste des candidats admis, affichée sur la porte du gymnase de l'école à Palaiseau, suffirent pour faire basculer mon univers. J'ai eu l'impression de me glisser entre les pages des ouvrages que j'avais lus sur l'X. Polytechnique, symbole d'une réussite scolaire certainement, passeport pour une réussite sociale sans doute, mais aussi monument de l'égalité républicaine, avec ses traditions de tutoiement, son uniforme éclipsant les différences vestimentaires, le souvenir du rôle des polytechniciens pendant les révolutions de 1830 et 1848. Toutes ces images se sont bousculées en moi. Je devinais au visage de ma mère, qui m'avait accompagné pour prendre connaissance des résultats, que l'émotion de mes parents dépassait la mienne.

La scolarité à Polytechnique ouvrait de nouvelles perspectives. Rémunéré, en qualité d'élève officier, je ne pesais plus sur les finances familiales. La perspective du diplôme de l'école dissipait dans mon esprit les inquiétudes professionnelles auxquelles mon enfance et mon adolescence, la proximité de situations de chômage m'avaient habitué. L'esprit plus libre, je poursuivais ma quête d'action publique. Accéder à la haute administration, avec le secret désir d'intégrer un grand corps de l'État, était progressivement devenu mon objectif.

Les portes du service public

Je suivais dès le début de l'X les enseignements d'introduction à la vie politique, économique et sociale. Je m'inscrivais, sans hésitation, au séminaire de préparation au concours de l'ENA qu'assurait M. Mabileau. Professeur des universités de droit public, ancien résistant, il me fit découvrir les arcanes du droit et les figures imposées du concours. Deux heures de cours par semaine ne pouvaient permettre d'acquérir les connaissances, ni même les méthodologies que les étudiants de Sciences-Po assimilaient en quatre ou cinq années.

M. Mabileau parvenait chaque semaine à motiver la petite dizaine d'élèves qui s'étaient déclarés intéressés par la préparation du concours. Il était rigoureux, passionné, capable de s'enflammer pour de grandes causes comme de s'emporter contre des déclarations ou des décisions qui nous semblaient vénielles. Mais il savait nous transmettre une « certaine idée » du service public, une déontologie de l'action administrative, une véritable morale du service de l'État.

L'école polytechnique qui n'acceptait pas la rivalité de la jeune concurrente créée en 1945, ne le ménageait pas, refusant par exemple de lui affecter une salle lorsqu'il nous dispensait bénévolement des cours supplémentaires. J'ai eu le grand honneur de lui succéder plusieurs années plus tard lorsqu'il prit sa retraite et de preparer pendant une quinzaine d'années de jeunes polytechniciens au concours de l'ENA.

Quelques heures de séminaires sous son égide m'ont définitivement décidé à tenter ma chance et à me lancer à « l'ascension » de l'ENA. Relever le défi de ce changement d'orientation, quitter les champs des sciences « dures », comme l'X aimait à les qualifier, et aborder les rives prometteuses du droit et de l'économie, des questions internationales et sociales. Avec la perspective redoutable d'un concours prestigieux doublé d'une barrière sociale bien connue.

J'avais devant moi les deux années de scolarité de l'école polytechnique et éventuellement une ou deux années supplémentaires grâce aux économies que j'étais en mesure de faire sur ma solde d'élève officier. Cette nouvelle étape fut aussi passionnante et surprenante que la première. Je courais de conférences en entretiens, de lectures en apprentissages. J'abordais des disciplines qui m'avaient toujours passionné sans que j'aie jamais eu l'opportunité de les étudier.

La découverte du droit renouvelait l'émotion ressentie en lisant *Le Contrat social* de Rousseau lorsque j'avais 15 ans. Une écriture limpide, l'énoncé de règles qui régissaient la vie en société, qui l'organisaient mais qui pouvaient aussi l'influencer ou la transformer. Je me passionnais pour l'analyse des grands principes. Je découvrais les aspérités et les ambiguïtés du principe d'égalité, pourtant au cœur du pacte social. Je m'interrogeais sur les équilibres fragiles qui s'établissent dans une démocratie entre protection des libertés et quête de sécurité.

Le séminaire de M. Mabileau, deux étés de préparation intensive et la chance me permirent de réussir le concours – voie juridique – dans la foulée de ma sortie de Polytechnique. J'entrais donc à l'ENA, dans le temple vénéré et déjà décrié de la haute fonction publique.

Changement d'atmosphère, changement d'univers. L'X faisait presque figure d'école de banlieue... A la *battle dress* imposée pour les cours sur le campus de Palaiseau, se substituait le costume-cravate. A l'ambiance potache des amphis scientifiques succédait le climat anxieux des petites classes préparant une dizaine d'étudiants au spectre du concours de sortie.

Finie l'analyse scientifique des questions et l'exposé linéaire des solutions. Il fallait apprendre à sélectionner les données pertinentes, à choisir parmi des propositions réalistes, à convaincre, à décider... Il est de bon ton de dire du mal de la scolarité de l'ENA. Et il est vrai que beaucoup des étudiants, la plupart formés à Sciences Po, exprimaient une lassitude devant la répétition de problématiques maintes et maintes fois disséquées rue Saint Guillaume.

J'avoue pour ma part y avoir pris un grand intérêt. Sans doute parce que ma préparation du concours largement « autodidactique » et lacunaire me préservait de toute satiété intellectuelle. Ensuite parce que l'approche pratique des questions et l'enseignement dispensé par des acteurs opérationnels des services publics, me donnaient enfin l'occasion de découvrir, dans une véritable cellule de simulation de la vie administrative, les arcanes de l'État, les petitesses sans doute mais aussi les grandeurs des métiers de la haute fonction publique.

Comme lors des étapes précédentes, je m'employais à franchir du mieux possible chacune des haies dressées sur la piste du classement de sortie. Non sans succès puisqu'à ma surprise, je sortais deuxième de l'école. L'heure du choix de la carrière était venue. Choix privilégié puisque je pouvais opter pour l'inspection des finances, la Cour des comptes ou le Conseil d'État. J'avais gagné mon ticket d'entrée dans les mythiques « grands corps » de l'État.

J'étais naturellement porté à choisir la voie de l'inspection générale des finances. Ma formation scientifique me prédisposait plutôt à une carrière dans la sphère économique. J'avais d'ailleurs effectué mon stage de fin d'études de Polytechnique à la direction de la prévision du ministère des Finances, où je m'étais intéressé aux entreprises nationalisées. Pourtant, après quelques jours de réflexion, je j'optais pour le Conseil d'État. Le sentiment de liberté qui imprègne l'institution, son rôle dans la définition de l'intérêt général et la volonté de disposer durant toute la carrière de la plus grande indépendance possible, m'ont conduit à choisir la juridiction administrative.

En franchissant pour la première fois le seuil du Palais-Royal en qualité d'auditeur au Conseil d'État, je pensais à mes parents et revoyais les images de mon entrée en sixième, du commencement de cet enseignement secondaire, si crucial lorsque les études supérieures ne sont pas une tradition familiale. Sans doute parce que je crois pouvoir dater de cette époque l'origine de ma détermination à faire des études, à apprendre, et en fin de compte à essayer de mieux comprendre ce monde qui me révoltait si souvent.

Et pourtant tout avait si mal débuté... Mes premières armes scolaires, je les ai faites dans un établissement d'un genre particulier. Un « groupe d'orientations diverses » – le G.O.D. du coteau à Cachan –, sorte de « sous-collège » adossé à une école primaire. Ces établissements, fort heureusement peu nombreux, semblaient avoir été inventés pour permettre aux élèves des quartiers défavorisés de « patienter » jusqu'à seize ans, lorsque l'âge de la scolarité obligatoire a été porté de 14 à 16 ans.

Deux baraquements – on disait alors des « préfabriqués » – avaient été édifiés sur un terrain jouxtant l'école communale. Quatre classes y étaient accueillies, deux sixièmes et deux cinquièmes. Apparemment pour permettre le redoublement de ces deux années et ainsi occuper les quatre ans qui séparaient la fin du primaire des 16 ans fatidiques. L'enseignement était confié à des enseignants « polyvalents », qui assuraient les cours dans plusieurs disciplines. Il n'était pas rare que l'un d'entre eux soit « absent - non remplacé » pendant plus de la moitié de l'année scolaire. J'avais été affecté au G.O.D. du coteau après un refus d'admission au lycée Lakanal malgré un dossier scolaire peu critiquable. Une façon de découvrir tôt la géographie sociale et les méandres de l'application du principe d'égalité.

Je ne dus mon affectation en cinquième au collège Victor Hugo, qu'au déménagement de ma mère et de mon beau père à la fin de ma classe de sixième. Changement de quartier, nouvelle circonscription scolaire, nouveaux horizons. Le hasard, l'école publique, mes parents et le travail ont fait le reste.

Je mesurais, non sans une certaine fierté, le chemin parcouru entre le portail du G.O.D. du coteau et la grille majestueuse du Conseil d'État. La promotion sociale et l'égalité républicaine pouvaient être des réalités, donner une chance. J'avais su saisir la mienne. En découvrant les avantages que procurait mon nouveau statut, j'éprouvais un sentiment de reconnaissance à l'égard de ceux qui m'avaient accompagné sur le chemin mais aussi de ceux qui avaient, par leur pensée, leur action, parfois leur lutte, façonné ce système, certes imparfait, encore trop souvent inégal, mais envers lequel je venais de contracter une dette.

Chapitre 2

L'invention de la sécurité sanitaire

« Allô, Bernard Kouchner. Vous êtes Didier Tabuteau ? Je souhaiterais vous rencontrer. Pourriez-vous venir au ministère aujourd'hui ? ». En ce 4 avril 1992, le nouveau ministre de la Santé et de l'Action Humanitaire, demande à me voir. Une demi-heure plus tard, j'arrive au ministère de la Santé. J'ai quitté l'avenue de Ségur depuis onze mois, après trois ans passés au cabinet de Claude Evin, ministre de la Solidarité, de la Santé et de la Protection sociale, en qualité de directeur adjoint. Je salue les gardiens et les huissiers du ministère, qui me reconnaissent et m'accueillent avec un large sourire. Quelques minutes plus tard, j'entre dans le bureau de Bernard Kouchner que je n'avais jamais rencontré. La première impression est celle d'une incroyable présence. La pièce est emplie de son enthousiasme, de son énergie et de sa faconde. Il exerce avec gourmandise son pouvoir de séduction, use sans modération de sa pétillante intelligence et de son aptitude magique à établir instantanément un contact privilégié.

« Des amis m'ont conseillé de faire votre connaissance. Mais je dois d'emblée vous dire que je viens de recruter mon directeur de cabinet ». Je n'ai pas eu le temps d'esquisser une réaction qu'il se lance dans une présentation, aussi brillante que passionnée de la politique de santé qu'il entend mener. Pendant vingt minutes, il brosse une fresque qui m'émerveille et m'abasourdit, de l'histoire de la médecine, du quotidien des hôpitaux, de la santé dans le monde et du malaise des professions de santé. Par moments, je perçois une critique implicite de la politique de maîtrise des dépenses, à laquelle j'ai contribué auprès de Claude Evin ! À la fin de la « leçon », il me demande « Qu'en pensez-vous ? ».

« Que vous avez neuf chances sur dix de vous “planter” ! ». Le ton direct de ma réponse me surprend. La réponse du ministre plus encore. « Monsieur, vous êtes mon directeur de cabinet ! ». Quelques minutes plus tard, Bernard Kouchner me présente à l'équipe des « humanitaires », qui constituait son cabinet au secrétariat d'État à l'action humanitaire et qui prend position dans les bureaux du cinquième étage de l'avenue de Ségur attribués au nouveau ministre de la Santé et de l'Action humanitaire. Françoise Monard, Jean-Maurice Ripert et Michel Bonnot ne cachent pas leur surprise. Ils ont appris quelques heures auparavant la nomination de mon éphémère prédécesseur. Quelques minutes plus tard, je m'installe dans le bureau qui jouxte celui du ministre et découvre les premiers parapheurs accumulés. Je suis retombé dans le « bain » du cabinet !

Deux heures après ma prise de fonctions, je propose au ministre un projet d'organigramme du cabinet. Le gouvernement est composé depuis quelques jours, les bureaux de l'avenue de Ségur ont repris leur rythme intensif de production de textes réglementaires, de décisions, de circulaires. Il faut sans délai que le ministre délègue sa signature aux directeurs et qu'il dispose d'une équipe pour être son interface avec ses cinq directions, ses services déconcentrés et les multiples délégations, missions et établissements publics du secteur. Après avoir obtenu son accord, j'entre dans la phase des recrutements, plus cruciale encore que dans les autres activités professionnelles.

En quelques jours, une équipe est constituée. Au ministère de la Santé, elle compte entre quinze et vingt membres. Pendant les deux premières semaines, je reçois deux à trois candidats par poste, au gré des recommandations qui me sont faites, des candidatures spontanées et de mes contacts. Il me faut en une vingtaine de minutes, non pas apprécier la compétence et la motivation de mon interlocuteur, – elles sont en général évidentes et attestées par les contacts et les informations prises au préalable –, mais « jauger » son aptitude à représenter le ministre en toute confiance, à ne pas céder aux « sirènes » du pouvoir et à s'intégrer dans une équipe solidaire et si possible souriante.

Pendant les premières semaines, le tandem que je constitue avec Bernard Kouchner peine à trouver ses marques. Nous nous connaissons encore peu et nous subissons les effets d'une confiance insuffisamment établie. Un matin, le ministre entre dans mon bureau et me reproche assez vertement une décision prise par le ministère. Il a été alerté par un interlocuteur mécontent du choix fait, sans doute au niveau d'une direction ou d'une sous-direction. Immédiatement, le cabinet évoque le dossier, réexamine la situation avec le ministre et donne une suite, dont je ne saurais dire si finalement elle confirmait ou infirmait la position prise au vu d'un premier examen par l'administration.

Mais j'avoue avoir été déstabilisé par le malentendu. Je me suis demandé le soir si je pouvais conserver mes fonctions alors que je n'étais pas parvenu à convaincre Bernard Kouchner que le cabinet ne faisait pas écran avec les directions et que je ne cherchais pas à m'accaparer je ne sais quelles bribes de pouvoir technocratique.

Après une courte nuit de réflexion, je demande aux membres du cabinet de faire remonter tous les parapheurs reçus. Je n'en arrête aucun à mon niveau et le soir, au retour d'un déplacement, le ministre trouve sur sa table de courrier, des dizaines de piles de parapheurs dont certaines atteignent le plafond ! Bernard Kouchner se précipite dans mon bureau, et, dans un vaste éclat de rire, me dit « OK, dorénavant tu ne me feras passer que ce qui te semble le mériter ! ». Depuis cette date, je crois pouvoir dire que malgré les erreurs que j'ai pu commettre et les désaccords que nous avons pu avoir, cette question de confiance ne s'est plus posée.

Après ces semaines de « rodage » de l'équipe, le ministre et le cabinet élaborent le programme de travail de l'année qui nous sépare des élections législatives. Les dossiers préparés par les directions sont volumineux, les chantiers à terminer et les réformes à engager ne manquent pas. Pourtant une priorité s'impose. Il faut réformer l'organisation de la transfusion sanguine. Depuis quelques mois, l'ampleur du drame du sang contaminé et les ressorts qui y ont conduit sont mieux connus.

La rupture du drame du sang

L'organisation de la santé publique a gravement failli. Des milliers de personnes ont été victimes de la cupidité de gestionnaires, du silence de la communauté médicale, de l'incurie des administrations, de l'impéritie de l'État. Cette « défaite de la santé publique »[1], pour reprendre l'expression d'Aquilino Morelle, médecin et inspecteur général des affaires sociales, corédacteur d'un rapport d'enquête retentissant sur les collectes de sang en milieu pénitentiaire[2], a marqué pour le système de santé une rupture sans précédent.

L'apparition du sida en 1980 dans la région de Los Angeles a confronté la médecine à une nouvelle maladie présentant la double caractéristique d'être mortelle et transmissible. Malgré l'efficacité de la recherche qui a permis d'identifier dès 1983 le virus du sida et de mettre à disposition de premiers traitements au milieu des années 1990, l'épidémie a, dans les pays riches, condamné des milliers de personnes et déstabilisé les systèmes de santé avant de s'étendre sur l'ensemble de la planète et de contaminer des millions de personnes dans les pays les plus pauvres.

En France, la maladie a été le révélateur des carences de l'organisation de la santé publique. Le système de la transfusion sanguine a en particulier été gravement pris en défaut. D'abord par des négligences en matière de sélection des donneurs de sang. La clé de voûte de la sécurité transfusionnelle face aux virus et maladies inconnus est la sélection clinique des donneurs. L'entretien préalable aux dons de sang vise à écarter de la collecte les personnes dont les comportements sont les plus risqués. Or au début des années 1980, au moment où l'épidémie s'étendait, non seulement la sélection clinique des donneurs était souvent négligée mais de surcroît les collectes à risque sur la voie publique ou en milieu pénitentiaire ont été particulièrement nombreuses.

Pourtant dès le 20 juin 1983, la direction générale de la santé a diffusé une circulaire mettant en garde les services de l'État et les centres de transfusion sanguine contre les risques de transmission par le sang du sida et appelant à la plus grande prudence vis-à-vis des donneurs appartenant à des populations à risque. La circulaire considérée comme particulièrement pertinente au plan scientifique, au regard des connaissances de l'époque, a été largement ignorée. Elle remettait en cause les pratiques du système transfusionnel et émanait d'une administration de la santé publique dépourvue d'une réelle légitimité.

Au sein du système transfusionnel, le centre national de la transfusion sanguine a porté une lourde responsabilité dans le drame du sang. Alors que dès 1984, la nécessité de chauffer les produits sanguins, notamment les facteurs VIII destinés aux personnes hémophiles, pour inactiver le virus était connue, des produits non chauffés ont continué à être utilisés jusqu'au 1er octobre 1985. La Justice a condamné le directeur du CNTS, le Dr. Michel Garretta et un autre responsable du centre, à des peines de prison au motif qu'ils avaient contribué à la distribution de produits contaminants. Non seulement parce que le CNTS n'avait pas importé des produits chauffés dans le souci de protéger ses productions et donc ses intérêts économiques, mais également en raison de la situation privilégiée dont il bénéficiait en matière de recherche et d'information sur la transfusion sanguine. Il était le conseiller privilégié des services de l'État et de la commission consultative de la transfusion sanguine.

L'affaire du sang a également mis en lumière les carences et les fautes de l'État. Dépourvue d'expertise propre, tributaire du centre national de la transfusion sanguine, l'administration de la santé a été incapable d'exercer ses missions. En 1985, seul un agent à temps partiel suivait pour le compte de l'État, au sein du ministère de la Santé, les activités transfusionnelles ! Le Conseil d'État a condamné l'État pour « carence fautive », parce qu'il n'avait pas mis fin à l'utilisation des produits non chauffés entre le 22 novembre 1984 et le 20 octobre 1985[3]. Le directeur général de la santé et le directeur du laboratoire national de la santé, en poste à cette époque, ont également été condamnés par le juge pénal, pour ne pas avoir agi avec suffisamment de diligence.

Une action devant la Cour de Justice de la République a même conduit, pour la première fois, à une condamnation d'un ministre. Edmond Hervé, secrétaire d'État à la santé en 1985, a été sanctionné pour ne pas avoir imposé « le dépistage obligatoire ou la destruction des produits sanguins prélevés avant le 1er août 1985 et qui n'avaient pas été testés ou inactivés » mais aussi parce qu'il n'avait pas donné les instructions nécessaires au rappel « des personnes susceptibles avoir été antérieurement contaminées par voie de transfusion sanguine »[4]. Cette dernière accusation de ne pas avoir procédé au rappel des transfusés a également été portée contre Claude Evin, ministre de la Santé de 1988 à 1991. La Cour de Justice a prononcé un non-lieu en faveur de l'ancien ministre.

Devant cette juridiction, le débat a également porté sur les retards dans la mise en place des tests de dépistage du sida sur les dons de sang. La concurrence entre la société américaine Abbott et Pasteur aurait reconduit les autorités françaises à retarder l'enregistrement du réactif Abbott de quelques semaines ou de quelques mois. La Cour de Justice de la République n'a pas retenu l'accusation à l'encontre des ministres. Quant aux instances visant des fonctionnaires, des médecins et des industriels, elles se sont conclues par un non-lieu.

Au travers du drame du sang contaminé, le système de santé publique française a révélé ses insuffisances, ses compromissions et son manque de légitimité. Les réticences à la sélection clinique des donneurs, la pratique des transfusions de confort qui multipliaient inutilement les risques ont mis en lumière le manque de culture de santé publique qui caractérisait le système de santé français. Cette funeste singularité nationale explique que la France ait compté un nombre de contaminations post transfusionnelles très supérieur, en proportion, à celui des autres pays de la communauté européenne[5]. Et sans doute aussi le silence « assourdissant »[6] de la communauté médicale et scientifique pendant cette crise majeure. Edgar Morin s'est indigné à propos de l'affaire du sang que personne n'ait porté le débat sur la place publique : « Pas une tribune libre dans la presse, pas un seul article au vitriol ».

Tout aussi grave, la « confusion des genres », pour reprendre l'expression d'Anne-Marie Casteret, la journaliste d'investigation qui a révélé l'affaire de la transfusion sanguine, était la règle. Une structure parapublique, véritable complexe médico-industriel, détenait l'expertise, élaborait les règles et conseillait le Prince. Un prince qui avait relégué ses services de santé publique au dernier rang de la hiérarchie administrative et les avait soumis depuis des années à l'érosion des régulations budgétaires alors que leurs missions étaient en pleine expansion. Sans capacités d'expertise et de contrôle, l'État n'assumait pas sa mission fondamentale de sécurité.

La naissance de la sécurité sanitaire

Nous nous attelons donc en 1992 à la réforme de l'organisation de la santé publique. La priorité est de concevoir un dispositif permettant aux pouvoirs publics de garantir dans les meilleures conditions possibles la sécurité des produits de santé, à commencer bien sûr par celle des produits sanguins.

Les crises ont modifié les équilibres traditionnels en matière de santé. Jusqu'à cette date, la course à l'amélioration de l'efficacité du système prédominait. Les progrès médicaux, les succès de la chirurgie, la toute puissance des médicaments et en particulier des antibiotiques, avaient convaincu que l'essentiel était de savoir soigner. La construction de l'assurance maladie avait, en privilégiant le financement des soins au détriment de la prévention, contribué à ce culte de l'efficacité thérapeutique.

Or les drames de 1985 ont été engendrés par les traitements. Les remèdes se sont révélés pires que le mal. La réforme doit retrouver les vertus de la prévention, revenir aux principes qui avaient inspiré la santé publique à la fin du XIXe siècle, réaffirmer une priorité sécuritaire dans une organisation qui l'a progressivement, discrètement, négligemment, reléguée au second plan.

Au cours des discussions animées que ces projets suscitent au sein du cabinet, la nécessité de « qualifier » la réforme se fait sentir. Comment résumer les enjeux du débat ? Le mot sécurité s'impose naturellement. Pour en définir le champ, plusieurs adjectifs sont possibles. « Médical » apparaît trop restreint ; la médecine n'est pas seule en cause, les industries de santé, la pharmacie, les administrations, les associations, tous sont concernés par la réforme, tous doivent être les acteurs des changements en cours. « Thérapeutique » est inconcevable pour une réforme qui vise à donner une place centrale à la réduction des risques, à la prévention dans son acception la plus large, prévention des maladies « spontanées » mais aussi des maladies « iatrogènes », c'est-à-dire celles causées par l'activité médicale. Le qualificatif de « sanitaire », alors peu usité sur le champ de la santé, s'impose par sa banalité qui a le mérite de souligner sa généralité. La sécurité sanitaire est née sur le papier.

Le couple de mots est utilisé pour la première fois dans les discours ministériels, lors de la discussion au Parlement du projet de loi réformant la transfusion sanguine qui devient la loi du 4 janvier 1993 relative à la sécurité en matière de transfusion sanguine et de médicament[7]. Un article du *Monde* rend compte des débats sous le titre : « Une loi de sécurité sanitaire »[8]. La réforme est baptisée.

Une « révolution sanitaire »

Les termes de « sécurité sanitaire », forgés dans mon bureau du cinquième étage de l'avenue de Ségur en cette fin 1992, vont connaître un succès retentissant. L'expression fait florès. Dès 1994, les termes sont introduits en droit positif par les lois de bioéthique. L'année suivante la conférence nationale de santé en fait l'une de ses priorités. Le 1er juillet 1998 une seconde loi de sécurité sanitaire est votée.

La notion s'impose. La sécurité sanitaire est désormais un axe récurrent des programmes ou politiques de santé. Elle alimente les réglementations et impose des investissements considérables. Elle fait l'objet de débats et colloques, s'introduit irréversiblement dans les secteurs de l'alimentation, de l'environnement, des transports... Le temps est loin où, en 1993, les éditions Berger-Levrault rechignaient à en faire le titre de l'ouvrage que je leur proposais au motif, fondé à l'époque, que cette expression n'évoquerait rien aux lecteurs.

L'idée de sécurité sanitaire a désormais acquis droit de citer. Elle symbolise la rupture que les grandes crises de santé publique de la fin du XXe siècle ont imposée. Sang contaminé, hormone de croissance, vache folle, amiante, saturnisme, pollutions à la dioxine, alertes à la légionellose, notre société a pris conscience des risques cachés qui la menaçaient. Elle mesure les menaces que peuvent receler ou engendrer le développement économique échevelé et la religion du productivisme – produire toujours plus et toujours moins cher -.

A l'origine, la doctrine de la sécurité sanitaire est élaborée pour lutter contre les risques liés au fonctionnement du système de santé. Sécuriser la transfusion sanguine et les médicaments, réduire les infections nosocomiales, c'est-à-dire les maladies contractées à l'hôpital, limiter le nombre des accidents médicaux, en particulier chirurgicaux...

Mais la survenue de l'affaire de la vache folle ouvre de nouvelles perspectives à la notion élaborée en 1992. Depuis 1986, une nouvelle maladie se développe dans le cheptel bovin anglais, l'ESB. Au début des années 1990 de premières mesures de précaution sont prises pour prévenir une éventuelle transmission à l'homme. Toutefois le risque reste hypothétique. En 1996, un congrès doit se tenir au Val-de-Grâce à Paris du 18 au 20 mars. La veille du congrès, la plupart des scientifiques anglais repartent pour Londres. Une réunion de crise s'y tient. Le 20 mars, le ministre de britannique de la santé, Stephen Dorrell, révèle devant la chambre des communes le premier cas humain de la maladie. La « barrière d'espèce » a été franchie !

De 1996 à 2000, l'Europe sanitaire vit au rythme des expertises sur l'ESB et de l'annonce de nouveaux cas humains. Une étude de l'*Imperial College of Science* prévoit, dans ses hypothèses les plus pessimistes, que le nombre de victimes du nouveau variant de la maladie de Creutzfeldt Jakob pourrait atteindre 136 000 en Grande-Bretagne à l'horizon 2040. En France les réseaux de surveillance vétérinaire sont renforcés, les troupeaux dans lesquels un animal malade est détecté sont abattus, des tests de dépistage sont mis au point et progressivement rendus obligatoires et la destruction des farines carnées décidée. Depuis 2003, l'*Imperial College* a révisé ses prévisions à la baisse. Au maximum 2 600 cas pourraient se déclarer au Royaume-Uni d'ici 2040[9]. En mars 2006, près de deux cents personnes avaient développé la maladie, dont 159 au Royaume-Uni et 16 en France[10].

Spontanément les commentateurs rapprochent la crise de l'encéphalopathie spongiforme bovine (ESB) des drames sanitaires de l'année 1985 et non des traditionnels épisodes d'intoxication alimentaire par listériose ou salmonellose. Le développement de l'ESB apparaît en effet comme la conséquence de l'industrialisation des processus de production des aliments pour le bétail. En imaginant des farines carnées pour nourrir les animaux d'élevage, l'homme a provoqué la contamination. Le risque n'est pas accidentel ; il est « iatrogène » au sens retenu par Ivan Illich, c'est-à-dire imputable au fonctionnement d'une société industrialisée. La « folie » productiviste de l'homme a transformé la sécurité alimentaire en sécurité sanitaire des aliments.

Une nouvelle étape est franchie lorsque des parlementaires, notamment Odette Grzegrzulka, André Aschiéri et Jean-François Mattéi, avancent, au cours du débat qui précède l'adoption de la loi du 1er juillet 1998, l'idée d'un dispositif de sécurité sanitaire environnementale. Cette nouvelle extension de la notion est logique. Les risques environnementaux, sont le plus souvent les fruits empoisonnés de l'activité humaine et de la production économique.

En moins d'une décennie, s'est ainsi produite une véritable « révolution sanitaire » pour reprendre le mot de Bernard Kouchner. Le ministère de la Santé est méconnaissable. Ses directions ont été transformées, leurs effectifs ont pratiquement doublé, des agences d'expertise ont été instituées, des milliers de scientifiques ont été recrutés par le service public ou sont venus rejoindre les réseaux d'experts qui le conseillent, plusieurs lois ont été adoptées, les réglementations se sont multipliées, des milliards de francs ont été dépensés. Le concept de sécurité sanitaire s'est imposé.

J'ai contribué à ces changements avec conviction, détermination et même passion. Les événements, les postes que j'ai occupés m'ont projeté, parfois sans ménagement, sur le devant de la scène où se déroulait cette « transformation silencieuse ». J'ai eu le privilège d'y rencontrer la plupart des pionniers de la sécurité sanitaire. Médecins, syndicalistes, parlementaires, fonctionnaires, quelques acteurs ont tenu à chaque étape des rôles clés. Au delà des clivages politiques, au gré des circonstances et des amitiés, au fil des échéances et des réformes, une sorte de compagnonnage s'est constitué.

Claude Huriet est de ceux-là. Sénateur d'opposition, professeur de médecine, homme d'ouverture, il avait accepté en 1988 d'associer son nom à celui de Franck Sérusclat, parlementaire socialiste, pour déposer une proposition de loi et réglementer, enfin, les essais cliniques et notamment les essais de médicaments sur l'homme. La loi du 1er décembre 1988, préparée en étroite collaboration avec les services du ministère de la Santé et le cabinet de Claude Evin, reste d'ailleurs connue sous le nom de loi Huriet.

Lorsqu'à la fin de 1992, il apparaît indispensable de réformer l'administration du médicament à l'occasion du débat sur l'organisation de la transfusion sanguine, le cabinet de Bernard Kouchner prend contact avec Claude Huriet. C'est ainsi qu'est présenté un amendement sénatorial proposant la création de l'Agence du médicament. Adopté à la quasi-unanimité, malgré les réserves du cabinet du Premier ministre, l'amendement élargit considérablement le champ de la loi.

Le texte n'est plus centré sur la sécurité des produits sanguins, il réforme en profondeur l'organisation de la police du médicament dans notre pays. Il fait des produits de santé le terrain d'expérimentation des principes naissants de la sécurité sanitaire.

Claude Huriet s'impose comme un acteur permanent de l'édification du système de sécurité sanitaire. Il est, en 1996, rapporteur de la mission sénatoriale « renforcer la sécurité sanitaire en France », présidée par Charles Descours, puis l'artisan de la législation sur les thérapies cellulaires et géniques. Il est enfin l'année suivante l'un des initiateurs de la proposition de loi qui devient la loi du 1er juillet 1998 relative au renforcement de la veille sanitaire et du contrôle de la sécurité des produits destinés à l'homme.

Les contacts avec le sénateur centriste, élu de Lorraine, ont toujours été chaleureux, constructifs, empreints d'un respect mutuel. Nos discussions parvenaient le plus souvent à dégager des propositions communes, dans de rares cas des compromis que rien ne remettrait en cause. J'ai eu le plaisir quelques années plus tard, de siéger à ses côtés à la section sociale du Conseil d'État. J'y étais revenu après les élections législatives de 2002. Il y avait été nommé conseiller d'État en service extraordinaire. Ses questions, faussement naïves, toujours opportunes, son sourire malicieux et son élocution posée me faisaient penser avec nostalgie à nos premiers échanges, dix ans plus tôt sur la sécurité sanitaire.

Quel chemin parcouru pendant ces dix années ! D'abord sur le plan institutionnel. Le plus visible des effets est sans doute la construction des agences d'expertise et de police sanitaire. La notion d'agence apparaît en France sur le secteur de la santé à la fin des années 1980. Sous l'égide de Claude Evin, sont mises en place les premières structures qualifiées d'agences. En premier lieu dans le cadre du plan sida de l'automne 1988 avec la constitution de l'Agence française de lutte contre le sida (AFLS) et de l'Agence nationale de recherche sur le sida (ANRS) puis en 1989 avec la création de l'Agence nationale pour le développement de l'évaluation (ANDEM).

Mais l'agence sanitaire prend sa forme définitive avec l'Agence française du sang et surtout l'Agence du médicament, instituées à l'occasion de la réforme de la transfusion sanguine de 1992. A la première sont confiées l'organisation de la transfusion sanguine, les campagnes en faveur du don de sang, la collecte, le traitement et la sécurité des produits sanguins labiles, plasma, sang total, cellules sanguines d'origine humaine... A la seconde reviennent les missions d'évaluation et de contrôle du médicament mais aussi des réactifs de laboratoire, en particulier des tests d'analyse de biologie médicale.

L'Agence du médicament sera un véritable laboratoire pour l'organisation naissante de la sécurité sanitaire. Créée par la loi du 4 janvier 1993, l'agence est installée dès le mois de mars suivant. La première agence de sécurité sanitaire peut faire ses premiers pas. D'autres fonctions sont confiées à de nouvelles agences au cours des cinq années suivantes : la gestion des activités de greffe avec la création de l'établissement français des greffes en 1994, l'accréditation des hôpitaux avec la transformation de l'ANDEM en Agence nationale pour l'accréditation et l'évaluation en santé (ANAES) et le pilotage du système hospitalier avec les agences régionales de l'hospitalisation (ARH), dans le cadre du plan « Juppé » de 1996.

La traque des risques

L'aboutissement du processus intervient lorsque la loi du 1er juillet 1998 tire les enseignements des premières années d'expérience et réorganise le dispositif. L'Agence du médicament est transformée en Agence de sécurité sanitaire des produits de santé (AFSSAPS). Il s'agit de généraliser les méthodes développées sur le secteur du médicament et des réactifs de laboratoire à l'ensemble des produits de santé. Les compétences de l'agence s'étendent aux produits sanguins labiles, aux dispositifs médicaux – terme désignant les matériels médicaux, des stimulateurs cardiaques aux scanners –, et même aux produits cosmétiques.

Cet élargissement des compétences de l'Agence du médicament était indispensable. En 1996 Jean-Paul Cano, alors président du conseil scientifique de l'agence, découvre que les milieux de culture utilisés pour la procréation médicalement assistée ne sont soumis ni à évaluation, ni à surveillance. Stupéfaction. Notre alarme conduit la direction générale de la santé à imposer leur déclaration et à improviser une procédure d'évaluation, reposant sur une commission d'experts, pour vérifier la sécurité des divers produits utilisés par les laboratoires et les hôpitaux. Ces substances, souvent importées, ne relevaient d'aucune réglementation.

Un statut est élaboré par l'agence et la DGS et la loi de 1998 confie ces produits à la vigilance de la nouvelle AFSSAPS.

Au cours de ces travaux, il nous faut trouver une dénomination pour cette catégorie « nouvelle » de produits. Le terme de « produits ancillaires », francisation du qualificatif utilisé par la FDA, ne convient guère compte tenu du sens du mot ancillaire en français. Je tiens une séance de *brain storming* avec Jean-Paul Cano, Jean-Michel Alexandre le directeur de l'évaluation des médicaments à l'agence et Jean-Hugues Trouvin le responsable du département des produits biologiques. Finalement nous retenons la locution « produits thérapeutiques annexes » (PTA). La loi du 1er juillet 1998 labellise cette notion. Les « PTA » entrent dans le code de la santé publique.

Jean-Paul Cano joue un rôle clé dans la plupart des étapes de cette transformation du système de santé. Sa brillante carrière de professeur de pharmacie et de praticien hospitalier, l'avait conduit de sa chaire universitaire à des activités de recherche dans un grand groupe pharmaceutique, Sanofi, puis à un poste de conseiller technique au cabinet du ministre délégué à la santé, Bruno Durieux. Lors de la création de l'Agence du médicament, il occupe les fonctions de directeur général du Laboratoire national de la santé (LNS). Il accepte en 1993 de devenir le directeur de laboratoire des contrôles de la toute jeune Agence du médicament, à la tête de laquelle je viens d'être nommé.

Nous nous connaissons assez pour que le tandem se constitue, mais trop peu pour que des liens personnels se soient tissés. En quelques mois, notre collaboration se mue en une amitié précieuse et indéfectible. Nous partageons tant de valeurs communes, nous aimons ce service public de la police du médicament qui nous mène la vie si dure, nous avons une vision partagée de la sécurité sanitaire à construire.

Professionnel reconnu, homme de convictions, Jean-Paul Cano tient un rôle privilégié dans le dispositif. Il devient président du conseil scientifique de l'Agence du médicament, puis est nommé en 1999 président du conseil d'administration de la nouvelle Agence française de sécurité sanitaire des produits de santé qui la remplace. Nous passons de longs moments à évoquer les perspectives de l'agence, à identifier les lacunes du système, à rechercher une organisation plus performante.

Je bénéficie de ses conseils lorsque l'agence est attaquée dans la presse, menacée par des industriels, remise en cause par les équipes ministérielles que l'alternance de 1993 a portées au pouvoir. Je décrète la mobilisation des équipes chaque fois qu'il me fait part de ses inquiétudes sur la sécurité d'un produit ou de ses interrogations les conséquences d'une publication scientifique sur les activités de l'agence.

Jean-Paul Cano était clairvoyant pour ne pas dire prescient, passionné, parfois même fougueux. Sa sensibilité exacerbée lui permettait de réagir à la moindre alerte, de déceler le plus imperceptible des bruissements, de pressentir les risques émergents. Il était la vigie scientifique de l'agence. Il était aussi l'avocat inlassable de notre idée de la sécurité sanitaire auprès des autorités politiques, des parlementaires, des organisations professionnelles, des experts et des industriels. Il était enfin pour moi un ami, un guide et un confident, un de ces êtres rares qui éclairent votre vision des choses, qui vous donnent des points de repère et vers lesquels vous vous tournez instinctivement lorsque les problèmes de la vie vous donnent l'impression de perdre pied. Sa disparition, après des années de combat lucide et sans limite contre la maladie, nous a tous bouleversés. Le dernier hommage collectif rendu à cet homme d'honneur et de devoir a réuni, dans le petit cimetière de La Crau en un triste après midi de janvier 2003, bien des pionniers de la sécurité sanitaire.

La création des agences aurait été de peu d'effets si elle ne s'était accompagnée d'une réglementation nouvelle, nourrie parfois même luxuriante. Le champ de la santé publique était par tradition peu encadré par des textes. La norme juridique était souvent regardée comme une marque de défiance à l'égard des professionnels de santé. Comme si la règle de droit n'avait pour objet que de prévenir les négligences et de sanctionner les fautes. De surcroît, le manque de légitimité de l'administration de la santé rendait suspectes les préconisations qu'elle pouvait émettre.

L'insuffisante « culture de santé publique » de notre pays, s'est pendant longtemps manifestée par un mépris pour les actions collectives de santé. Point de salut hors du colloque singulier. La réputation des médecins exerçant dans l'hexagone avait pour conséquence d'exclure de la relation médicale les autorités sanitaires, et par une conséquence paradoxale, l'expertise scientifique que la communauté médicale elle-même leur fournissait. La faillite de ce système reposant exclusivement sur une approche individuelle de la protection de la santé, révélée par les drames de santé publique de la fin du XXe siècle, sang contaminé, hormone de croissance, vache folle, amiante, a imposé sous l'égide des politiques de sécurité sanitaire un rééquilibrage des rôles. Les nouvelles réglementations ont encadré ce mouvement.

Lois et décrets, arrêtés et circulaires, se sont succédés pour mettre en place des procédures d'expertise, des commissions d'évaluation, des dispositifs de contrôle, des règles de bonnes pratiques. Toutes les catégories de produits de santé ont été progressivement réglementées, en s'inspirant, avec plus ou moins de réticences, des normes applicables au médicament. Les activités les plus risquées ou les plus emblématiques de la médecine et de la chirurgie ont également fait l'objet de mesures d'encadrement.

Aussi surprenant que cela puisse paraître, il n'existait pas de véritable réglementation de l'anesthésie avant le décret du 5 décembre 1994. Depuis cette date, obligation est faite aux établissements en cas d'intervention programmée, d'assurer une consultation préanesthésique et une surveillance clinique continue après l'intervention. De même l'obstétrique et la néonatalogie n'ont fait l'objet de règles sanitaires, juridiquement définies, qu'en 1998. Les premières activités soumises à des normes techniques destinées à garantir leur sécurité avaient été l'assistance à la procréation médicale en 1988, les transplantations d'organes en 1990 et la chirurgie cardiaque en 1991.

À un moment où le leitmotiv de la simplification administrative occupe le discours politique, le secteur de la santé continue, à contre courant, de développer des règles de droit. Au point de voir aujourd'hui s'élever des voix dénonçant le « carcan administratif » qui s'abattrait sur la médecine. Il est vrai que le mouvement de balancier a été brutal. Pendant des décennies, pratiquement depuis le XIXe siècle, le système s'était habitué à évoluer sans contrainte, à ne connaître ni règles écrites, ni véritables contrôles. Les normes officielles affectant l'activité des professionnels émanaient généralement non des autorités de santé publique mais de l'assurance maladie.

Il faut se souvenir qu'en 1985 les produits contaminants, non chauffés, ont été bannis sans aucune mesure d'interdiction fondée sur une réglementation de santé publique. La mesure dite « d'interdiction » a résulté d'un simple arrêté de déremboursement des produits. Mesure efficace sans doute mais qui témoignait du peu de considération dont bénéficiait l'administration chargée de la police sanitaire. Pour éviter un risque gravissime, la préférence a été donnée à une intervention juridique procédant des textes de sécurité sociale.

Et ces réflexes malsains ont perduré. Le dépistage du sida dans un laboratoire de biologie médicale est réalisé à l'aide de tests. Certains de ces tests, dits rapides, sont moins onéreux mais ont une capacité de détection du virus légèrement inférieure à celle des autres techniques. Les pouvoirs publics ont voulu imposer, pour des raisons d'efficacité du dépistage, qu'un double test soit effectué et qu'au moins l'un des deux tests utilisés ne soit pas rapide. Pourtant jusqu'en 1993, aucune réglementation de santé publique n'a interdit le recours à deux tests rapides. L'administration s'était bornée à subordonner la prise en charge du dépistage par l'assurance maladie à l'emploi d' « au moins deux techniques ou deux réactifs différents ». La « mauvaise pratique » n'était pas proscrite, elle n'était pas remboursée !

Bien évidemment la question de l'excès de réglementation se pose sur le secteur de la santé comme ailleurs. Il revient à la communauté médicale et aux autorités sanitaires de trouver le juste équilibre entre les règles indispensables pour la protection la santé publique et la nécessaire autonomie professionnelle des praticiens. Aucune réglementation ne doit être intangible, aucun article du code de la santé publique n'est gravé dans le marbre.

Mais les ajustements doivent être le fruit d'une véritable évaluation des thérapeutiques, des techniques ou des pratiques. La santé publique s'accorde mal avec les bons sentiments. Elle ne peut s'enfermer dans une représentation idyllique de la médecine. Elle doit s'interroger sur la compétence des hommes qui la pratiquent comme sur la rationalité des institutions où elle s'exerce.

Bien sûr la plupart, pour ne pas dire la quasi-totalité, des professionnels de santé exercent leur métier avec une compétence et un engagement personnel qui justifient l'expression d'art médical. Ici comme ailleurs, la réglementation et les contrôles visent à éviter que la cupidité, la négligence, l'incompétence de quelques uns ne puissent nuire. Et en matière médicale, la faute est plus qu'ailleurs source de drame et de souffrance.

Primum non nocere, d'abord ne pas nuire. Le précepte du serment d'Hippocrate est aussi la règle d'or de la sécurité sanitaire. Pour le médecin, soigner bien sûr, mais en prenant garde que le remède soit pas pire que le mal. Mais à l'engagement personnel et solennel du jeune médecin, fait écho depuis le début des années 1990 une obligation collective pesant en premier lieu sur les pouvoirs publics. Bâtir des hôpitaux, former des soignants, organiser la médecine de ville, autoriser des médicaments, mais prendre les précautions nécessaires pour que le système ne soit pas dévoyé et que des risques dissimulés ou émergents ne menacent pas la population.

L'expérience d'une quinzaine d'années, pour l'essentiel consacrées à concevoir, développer ou gérer des dispositifs de sécurité sanitaire m'a convaincu de la nécessité de disposer de points de repère. La sécurité sanitaire ne s'improvise pas. Pas plus qu'elle ne se décrète. Elle ne peut être que l'aboutissement d'une démarche associant l'ensemble des acteurs concernés. Les médecins, les autres professionnels de santé, les administrations, les industriels mais aussi les médias, les associations de malades et plus largement le public.

Il faut se garder d'une approche purement technique des risques sanitaires, de l'illusion d'une ligne Maginot que contournerait aisément le prochain virus, le nouveau prion ou plus simplement l'aléa climatique suivant. La sécurité sanitaire repose sur des réflexes de vigilance, sur des processus de décision, sur des capacités d'expertise. Quatre mots me semblent résumer cet état d'esprit : évaluation, précaution, impartialité et transparence.

Chapitre 3

Les bénéfices et les risques

Dans les années 1950, un médicament sédatif, la thalidomide, est utilisé pour limiter les nausées chez les femmes enceintes. Mais le produit provoque de graves malformations chez les enfants nés de femmes en ayant pris entre la quatrième et la sixième semaine de grossesse. L'affaire de la thalidomide révèle dans des conditions dramatiques la nécessité d'essais pré-cliniques et d'études approfondies permettant d'apprécier le caractère tératogène d'un médicament. Cette recherche de connaissances, cette volonté de mesurer les risques comme les bénéfices des thérapeutiques et des traitements définissent la démarche d'évaluation.

Le credo de l'évaluation

Le terme est d'ailleurs ambigu. Évaluer, c'est chercher à connaître, c'est aussi porter un jugement de valeur. En matière de santé, l'évaluation est devenue une véritable méthodologie, un ensemble de règles destinées à apprécier de façon objective, scientifique, sur des bases partagées par la communauté médicale, les stratégies thérapeutiques mais aussi les pratiques professionnelles.

Pourtant la démarche d'évaluation n'a pas été aisément acceptée par le système de santé. En 1985, le professeur Émile Papiernik, universitaire reconnu et chef de service à l'hôpital Béclère, remet un rapport sur « le développement de l'évaluation des techniques et des pratiques médicales » au secrétaire d'État chargé de la santé de l'époque. L'introduction d'une démarche d'évaluation est perçue comme une menace par la communauté médicale ou du moins par les structures chargées de la représenter. Le rapport reste lettre morte.

En décembre 1988, Claude Evin décide de relancer le chantier de l'évaluation médicale. Il confie à Jean-François Armogathe, président de l'Unaformec, c'est-à-dire du principal organisme de formation médicale continue, une mission de proposition sur le développement de l'évaluation en matière de santé[11]. Le rapport suscite moins de réactions que celui qui l'avait précédé.

Cependant la concertation menée par le cabinet de Claude Evin fait rapidement apparaître que la création d'une structure d'évaluation sera perçue par de nombreux milieux professionnels comme une immixtion des pouvoirs publics dans l'activité médicale. Après des hésitations, nous proposons à Claude Evin de maintenir le projet de création d'une agence mais de ne pas créer un organisme d'État, qui serait vraisemblablement rejeté par le monde médical et de constituer une association, régie par la loi de 1901.

L'Agence nationale pour le développement de l'évaluation médicale est ainsi créée en septembre 1989. Son statut hybride, la modestie des moyens budgétaires dont elle dispose, sont paradoxalement les conditions de sa survie. La presse accueille avec scepticisme cette création.

Le professeur Yves Matillon, à qui la direction générale de l'agence est confiée, déploie des trésors de patience, de rigueur, et de ténacité pour faire accepter progressivement l'idée d'une évaluation de l'activité médicale par les médecins eux mêmes. Sept ans plus tard, l'évaluation est devenue naturelle. Elle est le pivot de la rationalisation des soins, la garantie nécessaire de la qualité et de la sécurité des activités médicales. Le succès de l'ANDEM est consacré par sa transformation en Agence nationale pour l'accréditation et l'évaluation en santé (ANAES) en 1996 et en Haute Autorité de Santé en 2004[12]. La « chenille » discrète et laborieuse est devenue « papillon » officiel et prestigieux.

La démarche d'évaluation a, en particulier, pour objet de définir des référentiels, c'est-à-dire des recommandations de pratiques fondées sur un consensus professionnel. Pour y parvenir ont été imaginées les « conférences de consensus », qui réunissent des experts spécialistes de la technique évaluée, des professionnels et quelques candides. Plusieurs questions clés sont définies par les organisateurs de la conférence de consensus. Un travail préparatoire est réalisé, notamment une revue de la littérature médicale. Ensuite lors d'une manifestation ouverte au public, les membres de la conférence doivent tenter de parvenir à des recommandations faisant « consensus ». En cas de divergence, les conclusions de la conférence peuvent être assorties de réserves ou de mentions de points de vue minoritaires.

Cette méthode, pratiquée de longue date aux États-Unis, en Grande-Bretagne ou dans les pays nordiques, permet d'établir et de diffuser auprès des praticiens des recommandations pour le choix de stratégies thérapeutiques mais aussi de définir des règles de bonnes pratiques. Récemment, des conférences de consensus ont été organisées sur des thèmes aussi généraux que l'information du malade ou la surveillance des personnes désorientées dans les maisons de retraite médicalisées.

Des procédures d'évaluation ont également été élaborées pour les produits de santé. En 1947, une erreur sur la matière première utilisée pour la préparation de la poudre Baumol a provoqué des accidents[13]. L'absence de contrôles réguliers pendant la fabrication n'avait pas permis de déceler la toxicité de la poudre. En 1954, la production du Stalinon, médicament proposé pour les maladies de la peau, sans évaluation réelle des caractéristiques du médicament et de son processus de production, a été à l'origine de centaines de décès ou d'invalidités graves[14]. Pourtant, il a fallu plusieurs années pour mesurer les effets nocifs du produit. Ces accidents dramatiques liés à une connaissance insuffisante des procédés de fabrication ou des caractéristiques des molécules ont mis en évidence la nécessité d'une analyse et d'une surveillance de la chaîne du médicament. Ils ont imposé l'établissement de règles de bonnes pratiques pour la fabrication puis l'expérimentation des médicaments.

Ainsi s'est progressivement élaborée une réglementation pharmaceutique sophistiquée, reposant notamment sur une procédure d'évaluation de l'efficacité, de la sécurité et de la qualité du produit avant toute utilisation chez l'homme. Le médicament ne peut être mis à disposition des malades sans avoir au préalable obtenu des autorités sanitaires une sorte de « permis de soigner ». Ce « permis », appelé lors de sa création, visa pharmaceutique, est désormais qualifiée d'autorisation de mise sur le marché et connue sous le sigle d'AMM.

Véritable sésame pharmaceutique, l'AMM n'est délivrée qu'après des années d'essais cliniques menés en laboratoire, sur l'animal puis chez l'homme par l'industriel qui développe la molécule. Ces essais font l'objet de comptes rendus d'analyses et de documents de synthèse qui sont remis aux autorités sanitaires lors de la demande d'AMM. L'évaluation consiste à soumettre à des experts l'ensemble de ces études, qui avant les prouesses de l'informatisation, pouvaient représenter plusieurs mètres cubes de documents que des transporteurs livraient à l'administration lors du dépôt du dossier.

Plusieurs mois de travail sont nécessaires aux experts pour apprécier, avec plus ou moins de précision, la fiabilité et la qualité des essais, les acquis et les lacunes des recherches, les bénéfices et les risques liés à la molécule et de déterminer les meilleures conditions d'utilisation du produit. Au vu de ces analyses et à l'issue d'un débat contradictoire au sein de la commission d'AMM, un rapport d'évaluation est établi sur la base duquel la décision d'autorisation ou de refus de mise sur le marché est prise.

Enfin le terme d'évaluation est également employé pour définir les dispositifs de veille et d'alerte en cas de risque sanitaire. L'évaluation des risques sanitaires commence naturellement par la surveillance des maladies et des accidents. Selon Gilles Brücker, professeur de santé publique et actuel directeur général de l'institut de veille sanitaire, « La surveillance de la santé des populations est devenue en quelques années une discipline médicale et scientifique sur laquelle se construisent les stratégies de santé publique »[15]. La veille épidémiologique permet de suivre l'évolution des différentes pathologies, la fréquence des accidents et, d'une manière générale, des risques pour la santé. La surveillance vise également les populations les plus fragiles ou les plus exposées (enfants, personnes âgées, personnes hospitalisées,...). Enfin les risques environnementaux font l'objet d'une attention croissante (pollutions, qualité de l'eau et de l'air, exposition aux risques chimiques ou radiologiques notamment sur les lieux de travail,...).

Relèvent également de l'évaluation des risques sanitaires tous les systèmes de vigilance c'est-à-dire de surveillance des risques liés aux produits ou aux activités médicales. La pharmacovigilance a pour objet de détecter les effets indésirables provoqués par les médicaments, la matério-vigilance poursuit le même but en ce qui concerne les matériels médicaux : instruments chirurgicaux, stimulateurs cardiaques, installations de radiographie, scanners, IRM... D'autres vigilances existent, l'hémo-vigilance pour les produits sanguins labiles, la réacto-vigilance pour les réactifs de laboratoire, la bio-vigilance pour les organes et tissus... Une cosméto-vigilance est même organisée pour réagir en cas d'accidents imputables à des produits cosmétiques. La surveillance des risques alimentaires ou environnementaux participe également de cette démarche.

En matière de sécurité sanitaire, l'évaluation est un principe essentiel, peut-être même premier. Chacun, à commencer par l'État, doit avoir le souci permanent de perfectionner ses connaissances, de rechercher l'information, de traquer les risques. Le Conseil d'État a d'ailleurs fermement condamné en 2004 les pouvoirs publics pour ne pas avoir diligenté les études nécessaires lorsque le risque lié à l'amiante a été suspecté. Le principe d'évaluation avait été méconnu. Le retard à réglementer était fautif. L'État a été sanctionné[16].

L'obligation de moyens est ici, et sans doute plus qu'ailleurs impérieuse, or le ministère de la Santé s'est longtemps caractérisé, pour des raisons historiques et politiques, par l'indigence de ses structures.

Le dinosaure de la santé

A la fin des années 1980, l'architecture ingrate du ministère abritait des locaux vétustes. Le ministère sortait de quinze années de rigueur budgétaire. Lorsqu'on franchissait le seuil du 8 avenue de Ségur, le hall d'accueil en faux marbre ouvrait vers de petits corridors que le visiteur empruntait avec hésitation, désorienté par le va-et-vient permanent et l'absence de signalétique. Au bout de quelques mètres, le ministère révélait son vrai visage. Linoléum déchiré, peintures écaillées, murs décrépis, mobiliers hétéroclites encombrant les couloirs. Je me souviens de l'embrasure du bureau du directeur de la sécurité sociale dans lequel on ne pouvait pénétrer sans se baisser pour éviter les fils et les raccordements électriques en suspension.

Les pièces exiguës, souvent sonores, accueillaient en général deux trois ou trois agents. Seul privilège du site, les perspectives monumentales sur lesquelles ouvrent certains bureaux : cour de l'École militaire, tour Eiffel, Champ de Mars... Le directeur général de la santé est même parvenu lors d'une énième vague de travaux à obtenir la fusion de deux petites pièces donnant naissance à un bureau ayant, côté ouest vue sur l'Ecole Militaire et côté nord sur les Invalides et la Seine.

Mais la vraie singularité du ministère tient à sa faiblesse structurelle, pour ne pas dire congénitale. En juillet 1992, Simone Veil déclarait à *Ouest France* que le ministère était « totalement sous-administré, notamment la direction générale de la santé ». Et en février 1993, l'Inspection générale des affaires sociales, l'IGAS, procédait dans son rapport public 1991-1992 à une analyse des insuffisances du ministère. Elle soulignait en particulier que la direction générale de la santé était réduite à l'état de « squelette » dans la mesure où elle n'avait « ni le centre nerveux – une capacité d'expertise digne de ce nom – ni les muscles – des relais déconcentrés suffisants- indispensables pour assurer convenablement et de façon permanente les missions qui lui sont assignées »[17].

Pour comprendre la situation du ministère, il faut revenir sur son histoire. Jusqu'à la révolution française, la santé relève des œuvres charitables, de l'action des communautés religieuses. Les hôpitaux sont avant tout des hospices et la collectivité n'intervient pas dans leur organisation. Au XVIIIe siècle, l'accueil des indigents est progressivement affirmé comme une priorité de l'action publique. Les textes révolutionnaires consacrent cette fonction sociale. Ce n'est pourtant qu'au XIXe siècle avec notamment la loi municipale de 1884 et la loi de santé publique de 1902 que des pouvoirs de police sanitaire sont expressément dévolus aux autorités nationales ou communales.

Pour autant les structures ministérielles ignorent très largement les questions de santé. Quelques services épars se partagent des bribes de compétences. Un bureau du ministère de l'intérieur chargé de superviser l'action des collectivités locales intervient, à ce titre, en matière d'hygiène et de réglementation sanitaire communale. En 1889, ces missions sont confiées à la direction de l'hygiène et de la sécurité nouvellement créée.

Plus surprenant, du moins en apparence, le ministère du commerce extérieur est investi d'importantes prérogatives de santé publique ! Il lui revient en cas de quarantaine de bloquer, à l'approche des côtes françaises, les navires susceptibles d'être vecteurs de maladies infectieuses.

Mais l'idée même de la création d'un ministère de la Santé n'est qu'à peine esquissée à la fin du XIXe siècle et il faut attendre le début du XXe siècle pour que le monde politique engage ce débat. D'abord en sourdine, puis en séance publique au Parlement, lorsque l'épidémie de grippe espagnole décime des centaines de milliers de personnes en 1918.

L'instabilité congénitale

Une proposition de loi déposée le 29 avril 1915 par Paul Constans est soumise à la commission de l'hygiène publique de la chambre des députés qui émet un avis favorable le 31 octobre 1918. Ce texte est aussi concis que direct : « Il est créé un ministère de la Santé publique. Tous les services de santé civile ou militaire, d'assistance et d'hygiène publiques sont placés sous sa direction ». Pourtant il faut encore deux années pour qu'un ministère de l'hygiène, de l'assistance et de la prévoyance sociales soit créé par décret du 27 janvier 1920. Il est constitué de services détachés, d'une part du ministère de l'intérieur, notamment de la direction de l'assistance et de l'hygiène publique, et d'autre part du ministère du Travail et de la prévoyance sociale.

Cette genèse, difficile, hésitante, marquée par un drame de santé publique exceptionnel, imprime durablement l'histoire du ministère. Le mot « santé » apparaît explicitement dans l'intitulé du ministère pour la première fois en 1930 avec la création d'un ministère de la Santé publique confié à Désiré Ferry en mars, puis à Henri Queuille en décembre de la même année.

Depuis sa création, le ministère n'a jamais trouvé de place définitivement stable dans l'organisation gouvernementale. Il a été, depuis 1945, ballotté entre des structures plus larges, ministère de la Santé publique et de la population ou ministère des Affaires sociales. Avec l'émergence des préoccupations de sécurité sociale dans les années 1970, il est le plus souvent inclus dans un département ministériel incluant la sécurité sociale et l'action sociale, dénommé à partir des années 80, ministère de la Solidarité nationale.

De temps à autre il est même immergé dans un pôle plus vaste constitué de la santé, de la sécurité sociale, de l'action sociale mais aussi du travail et de l'emploi[18]. Les ministères de la santé autonomes, c'est-à-dire confiés à un ministre de plein exercice et exclusivement dédiés à la santé sont rares[19].

Cette instabilité ne permet pas de donner à ce portefeuille ministériel une légitimité politique forte. Elle fait en outre obstacle à la constitution d'une administration reconnue et dotée de véritables moyens d'action.

La santé à la diète

Les services du ministère sont restés modestes jusqu'aux années 1970. Lorsque leurs missions se sont étoffées et leurs responsabilités accrues, avec l'essor du progrès médical et l'expansion du système de santé, le ministère a été, comme les autres administrations, confronté aux premières rigueurs budgétaires imposées par les chocs pétroliers de 1973 et 1979 et l'entrée dans un cycle de crises économiques. Mais à la différence des administrations traditionnelles et prestigieuses, les services de la santé n'avaient pas établi leurs bases dans le contexte économique favorable des trente glorieuses. Ils n'avaient connu ni l'apogée des grands ministères régaliens, intérieur ou finances, ni les décennies d'abondance des grandes administrations techniques comme les ponts et chaussées ou les services de l'agriculture. Ils étaient embryonnaires et chaque « régulation budgétaire » allait dépecer les « bureaux » de la santé, maigrement dotés en moyens administratifs et totalement dépourvus d'expertise scientifique ou même technique. Pas de grands corps de l'État pour défendre l'institution, pas de bataillons d'élite pour résister aux assauts des commandos de la régulation budgétaire.

Au printemps 1989, je participais pour la première fois à la conférence budgétaire du ministère de la Santé. Rendez-vous rituel qui, chaque année, donne lieu dans d'austères bureaux du ministère de l'économie des finances, à des joutes codées, impitoyables et cruciales. Les ministères « dépensiers » viennent y défendre leurs crédits pour l'année suivante. La délégation des affaires sociales était composée des directeurs du ministère, des « budgétaires » de chaque service et de trois membres du cabinet de Claude Evin. Un sous-directeur du ministère des Finances présidait la réunion. En entrant dans la salle, j'ai entendu un jeune fonctionnaire de la direction du budget murmurer à son voisin : « Cette année, je me fais la DGS ! ». L'ambition, pour ne pas dire la jubilation, rigoriste annonçait une conférence rude. Elle l'a été !

Pendant plusieurs heures, le projet de budget de chaque direction, sous-direction et parfois même de certains bureaux a été disséqué, discuté, décortiqué. La position du ministère de l'économie était immuable. Freiner les dépenses, réduire « le train de vie » de l'État. L'exercice budgétaire était, comme chaque année, « celui de la dernière chance » ! Le déficit des finances publiques devait être réduit. La stabilité du franc le commandait. Les commentaires lapidaires du chef de bureau chargé de suivre le budget de la santé crépitaient. Il fallait rabattre les crédits des écoles d'infirmières, différer les investissements hospitaliers, revoir les subventions aux associations,...

Pendant plusieurs heures, telle la chèvre face au loup, nous avons bataillé franc par franc, expliqué les enjeux de la lutte contre l'alcoolisme, justifié les actions de prévention, plaidé pour des campagnes d'information sur le sida,... Chaque ligne budgétaire donnait lieu à une mini leçon d'agrégation : exposé des données épidémiologiques, analyse des ressorts sociologiques, décryptage des enjeux économiques, comparaison avec les expériences étrangères, examen du cadre juridique, considérations sur l'opportunité politique des propositions. L'argumentation était rationnelle, synthetique, structurée. Elle avait été préparée depuis des semaines, peaufinée par le cabinet et les services, c'est-à-dire dans le jargon du cabinet, les bureaux du ministère. Elle avait, pour les programmes essentiels, été soumise à l'aval du ministre.

Dix minutes d'exposé éloquent, de plaidoyer convaincu, dix minutes pendant lesquelles chacun scrutait la réaction des censeurs financiers. Un regard qui s'éclairait, un hochement de tête, un geste de la main, et le défenseur du programme examiné était tenté de croire en sa force de conviction. La désillusion était la règle : « Nous ne doutons pas de l'intérêt de la mesure, mais la ligne doit être réduite de

30 % » ! Les projets échafaudés depuis plusieurs mois avec les professionnels et les associations étaient à remiser. Nous étions d'autant plus ulcérés que notre inexpérience ne nous permettait pas de faire la part du jeu de rôle que l'exercice impose.

Nous nous relayions pour remonter au créneau, déployer de nouveaux arguments et insister sur l'importance politique du programme. Après quelques minutes de marchandage, de promesses pour le budget suivant, d'engagements de rigueur dans l'octroi de subventions, une cote mal taillée, en général proche du pourcentage nécessaire à la reconduction des crédits de l'année précédente, était acceptée et retenue. Sur les dossiers jugés prioritaires, la conférence budgétaire n'a pas permis pas de sceller un accord. L'arbitrage du Premier ministre a été demandé par Claude Evin.

Mais les moyens de fonctionnement de la DGS ont été une nouvelle fois, poste par poste, rognés, élimés, rabotés. Les crises de santé publique de la fin du XXe siècle n'avaient pas encore éclaté. La santé était perçue comme une dépense illégitime de l'État, l'assurance maladie devait financer les soins, la prévention était considérée avec dérision, la santé publique méprisée. La rigueur budgétaire n'exigeait nullement de « se faire la DGS », malheureusement l'histoire administrative s'en était chargée.

En cette fin des années 1980 où problèmes sociaux et risques sanitaires se développaient quand ils ne se nourrissaient pas mutuellement, où toxicomanies et sida se rencontraient, où précarité et exclusion des soins se conjuguaient, où préoccupations écologiques et risques environnementaux progressaient, l'administration de la santé était asphyxiée par manque de moyens et d'effectifs.

A l'indigence des administrations centrales faisait écho la misère des services déconcentrés du ministère. L'inspection générale des affaires sociales constatait en 1992 : *« La très grande faiblesse de la situation matérielle de ces unités représente à la fois un handicap structurel majeur et une profonde anomalie. C'est ainsi que dans un département moyen [...], il n'existe en tout et pour tout qu'un seul médecin inspecteur départemental de la santé. Lui incombe, entre autres tâches, le contrôle d'un centre hospitalier régional, de plusieurs hôpitaux généraux, des centres et postes de transfusion sanguine,...*

Au-delà de ces missions de contrôle – en elles-mêmes déjà considérables – le médecin départemental de la santé est censé, à lui seul, assumer l'ensemble des questions de santé publique du département.

Loin d'être une exception, cette situation est, en réalité, la règle [...]. Qui plus est, de nombreuses DDASS ne disposent même pas d'un médecin départemental dans la santé ».

En dix ans, les directions du ministère de la Santé avaient vu leurs maigres effectifs décroître de près de 10 %. Il a fallu attendre la réforme de l'organisation de la santé publique de 1992 à 1993, pour que Bernard Kouchner obtienne de Matignon un plan de renforcement des services.

Un programme triennal d'exonération de tout gel d'emplois et de création de postes complémentaires pour les services déconcentrés et les agences a été établi. Plusieurs dizaines d'emplois ont été créés. L'objectif était d'accroître en trois ans de plus de 200 postes les effectifs de l'administration centrale et de 300 ceux des services déconcentrés. En outre une revalorisation substantielle des primes et des statuts des inspecteurs et des techniciens du ministère a été décidée. Une partie seulement de ce programme triennal a été mise en œuvre.

Conditions de travail déplorables dans les services déconcentrés comme les administrations centrales, manque de moyens informatiques et matériels et insuffisance notoire des effectifs. Le ministère de la Santé n'avait guère d'atouts pour susciter l'intérêt des scientifiques et des fonctionnaires.

Quant aux rémunérations offertes à ses agents, elles étaient, et demeurent d'ailleurs, malgré les avancées de la dernière décennie, inférieures voire largement inférieures à celles pratiquées dans bien d'autres ministères. D'où des difficultés de recrutement, que ne résume pas l'affectation traditionnelle aux affaires sociales des élèves de l'ENA les moins bien classés. En outre, le *turn over* accéléré, qui caractérise certains postes de l'administration de la santé, traduit également le mal-être de ce service public aux missions pourtant cruciales. Ces difficultés ont d'ailleurs été accrues pour les fonctions les plus exposées par la judiciarisation de la santé publique et la pression permanente qui s'exerce sur ses cadres depuis quelques années.

Malgré plusieurs vagues de renforcement de l'administration sociale et de revalorisation des statuts, consécutives à la prise de conscience des drames de sécurité sanitaire et à la réforme constitutionnelle de 1995 sur la sécurité sociale, la question des moyens de l'administration de la santé, et plus largement des affaires sociales, reste posée. Un rapport de l'IGAS publié en 1998 soulignait les carences des services de contrôle et d'inspection des affaires sociales. Dans le domaine hospitalier, l'inspection générale considérait même que la capacité de contrôle de l'État avait « un niveau qui est dérisoire face aux enjeux » ![20]

En 2000, *Libération* renchérissait et titrait : « Implosion généralisée à la direction de la santé. Soutenue par ses ministres, cette division clé en sous effectif chronique menace de grève »[21]. Et le *Quotidien du médecin* dénonçait au même moment les effectifs insuffisants de la direction générale de la santé[22].

Ajoutons à ce tableau que les ministères sociaux se caractérisent par une structure qui, pour ne pas être singulière, affecte néanmoins leur fonctionnement. Les services déconcentrés, c'est-à-dire les DDASS et les DRASS, relèvent de corps et de modes de gestion distincts de ceux de l'administration centrale. Alors que dans les grands ministères techniques, les ingénieurs des corps de l'État irriguent services déconcentrés et services centraux, ce qui évite toute césure entre les administrations de conception et les administrations de terrain, le ministère social est au contraire handicapé par sa dichotomie entre services parisiens et services déconcentrés.

Même si des efforts ont été faits pour rapprocher les deux bras du ministère, il n'en demeure pas moins que bien souvent les services départementaux et régionaux se sentent coupés de l'administration centrale. Je me souviens de notes administratives « distinguant » les services du ministère et les services déconcentrés, comme si ces derniers ne faisaient pas partie du ministère des Affaires sociales.

Peu de directeurs départementaux ou régionaux viennent occuper des fonctions en administration centrale, peu d'administrateurs des directions centrales consentent à partir exercer des fonctions territoriales. Les modes de rémunération sont autonomes, les procédures de recrutement également. Au total, cohabitent deux administrations distinctes, sans compter les oppositions et divisions qui peuvent exister entre les services centraux eux-mêmes.

Enfin le ministère pâtit de l'absence de débouchés qui résulte pour ses cadres des cloisonnements existant entre les différentes filières sanitaires et sociales. L'administration d'État s'est pendant longtemps refusée à accueillir sur des postes de responsabilité des cadres de l'administration hospitalière ou des agents de direction de la sécurité sociale, malgré la qualité de leur formation et la complémentarité de leurs compétences. En contrepartie, les postes de direction d'hôpital étaient réservés aux membres du corps des directeurs d'hôpital formés par l'école nationale de la santé publique de Rennes. Et ceux des caisses de sécurité sociale ne pouvaient être dirigées que par des cadres formés par le centre national d'études supérieures de sécurité sociale (CNESS), devenu en 2004 l'école nationale supérieure de sécurité sociale (ENSSS). Concours séparés, carrières cloisonnées, concurrences et rivalités. Autant d'obstacles à la mobilité géographique ou professionnelle des agents de trois secteurs.

Depuis quelques années, des efforts ont été accomplis dans l'ouverture réciproque des corps et des fonctions. Mais bien des cadres supérieurs des ministères sociaux se trouvent encore confrontés à des problèmes de déroulement de carrière, lorsque ayant atteint l'âge de quarante à cinquante ans, ils ne peuvent accéder aux postes de direction du ministère dont le nombre est limité et l'attribution très politique.

D'où la « ronde » des sous-directeurs. Sans autre débouché, les cadres supérieurs « tournent », parfois pendant quinze ou vingt ans, sur des postes de sous-directeurs alors que dans les autres ministères, les administrateurs qui ne peuvent accéder aux postes de direction sont généralement appelés à poursuivre leur cursus dans des établissements publics ou des structures professionnelles, proches de leur administration d'origine, voire dans le secteur privé. Tel n'est que rarement le cas à la santé.

Les « très riches heures » du social

Souvent regardées comme ingrates, les administrations sanitaires et sociales sont pourtant aussi parmi les plus passionnantes et les plus motivantes. Toujours au cœur de la vie, elles se confrontent aux situations de détresse et de misère, relèvent les défis de la solidarité face à la maladie, le handicap et l'exclusion. Et il en va des agents du service public comme des professionnels de santé ou des travailleurs sociaux. Leur métier est aussi le plus souvent une vocation.

A cela s'ajoute l'éclectisme des compétences. La diversité des missions provoque un précieux mélange des professions et des cultures. Pas d'équipes uniformément composées d'ingénieurs, d'énarques, de magistrats ou de militaires. Les services se composent de fructueux et détonants cocktails de cadres administratifs et de professionnels de santé, de directeurs d'hôpital et de médecins, d'ingénieurs sanitaires et de travailleurs sociaux,...

J'ai pendant une vingtaine d'années pu apprécier les qualités de ces « croisés » du social. Compétence et engagement, et non dévouement et bonne volonté, dont on les affuble trop volontiers. Pour bien administrer le social, il faut bien sûr en connaître les techniques, les ressorts juridiques et financiers. Mais il faut aussi connaître ses réalités, ses interrogations, ses crispations. Etre à l'écoute ; à l'écoute des autres. De ce qu'ils disent, mais aussi de ce qu'ils ne disent pas. Préparer et conduire une politique sociale demande d'abord d'en mesurer les limites et d'en pressentir les inévitables échecs. Les problèmes humains sont toujours plus complexes que les solutions élaborées.

Enfin il faut accepter l'urgence. Celle de la crise entrevue ou subite, qui conduit, toutes affaires cessantes, à élaborer une riposte ou prendre en charge la douleur ou la misère. Urgences sociales, urgences sanitaires. Une culture de la crise s'est progressivement développée au ministère de la Santé et des affaires sociales.

Signalement de cas de maltraitance, ou survenue d'une épidémie de légionellose ? Face à de tels événements, le temps ne compte plus. Les heures se cumulent sans s'additionner. Je n'ai jamais vu d'agents du ministère réagir autrement dans de telles circonstances.

Pour autant, comment ne pas s'interroger sur la configuration et le statut des administrations sanitaires et sociales. Ce qui est naturel quand l'événement est exceptionnel, devient terriblement éprouvant et peut émousser lorsque vos responsabilités vous y exposent en permanence. Combien de cellules d'urgence faisant suite à des soirées et de week-ends sans récupération, pour des services chargés de préparer un débat parlementaire ou de mettre la dernière main à une réforme d'ampleur ?

L'État doit « proportionner » ses services aux exigences de leurs missions. On ne peut comparer une administration traditionnelle, gérant des procédures au long cours, à des organisations confrontées en permanence à des situations d'urgence. Or les administrations de la santé et du social ne sont ni les mieux dotées, ni les plus reconnues. La réforme de l'État n'appelle pas que des réductions d'effectifs et des restrictions budgétaires !

La précaution par principe

En 1760, d'Alembert présentait devant l'Académie royale des sciences une communication scientifique. Il comparait, dans une leçon restée célèbre, les bénéfices et les risques de la vaccination contre la variole. Il mettait en regard le fait que « la petite vérole détruit entre la septième et la huitième partie du genre humain » et l'hypothèse que « l'inoculation enlève à peine une victime sur trois cents ». Il en déduisait que « le risque de mourir de la petite vérole naturelle serait quarante fois plus grand ». Son exposé d'une clarté, qui serait sans doute aujourd'hui politiquement incorrecte, sur les dangers potentiels d'une épidémie et les risques, mortels mais plus limités statistiquement, d'une vaccination systématique, posait de manière prémonitoire les termes du débat qui, deux siècles plus tard, entoureraient, du moins sur le champ de la santé, l'apparition du principe de précaution...

La notion a, en effet, depuis quelques années les honneurs de la presse. Le Parlement a même solennellement inscrit ce principe dans le préambule de la Constitution. Il n'est d'ailleurs pas certain que l'abondance des tribunes sur le principe de précaution ait contribué à en clarifier le sens et la portée.

La notion de précaution symbolise aujourd'hui une sorte de bouleversements des règles de la décision publique, des principes d'action et des régimes de responsabilité. Prion, effet de serre, OGM, gaucho, légionellose, canicule, Vioxx,... Le discours sur les risques s'est imprégné, peut-être devrait-on dire emparé, du principe de précaution. Norme juridique, principe moral d'action, incantation politique, standard de comportement, obligation d'État. Chacun paraît mettre derrière ce principe l'instrument qui sert sa cause.

Il n'est dès lors pas surprenant que le principe apparaisse aux yeux de certains comme l'expression médiatique d'un obscurantisme renaissant, comme une réaction anti-scientiste aux excès technocratiques, comme un principe d'abstention forgé par nos peurs modernes et notre refus d'affronter l'inconnu alors qu'il est revendiqué par d'autres comme un principe d'action rationnelle face aux risques modernes, une procédure de choix démocratique dans une société complexe.

Histoire du « principe de précaution »

Il n'est pas inutile de revenir sur sa genèse pour comprendre les ambiguïtés qui l'entourent. Le principe de précaution est en quelque sorte le fruit d'un double mouvement inachevé, de l'hybridation d'une théorie développée sur le champ de l'environnement et d'une méthodologie élaborée dans le système de santé.

Dans les années 1970, est dégagé en Allemagne un *Vorsorgeprinzip*, principe d'attention ou de précaution, qui justifie notamment l'indemnisation des conséquences de l'utilisation de produits chimiques sur la santé. Au même moment, en 1973, la commission internationale de protection radiologique adopte le principe dit « ALARA » (*As Low As Reasonably Achievable*) afin d'imposer aux industries nucléaires l'obligation d'exposer les populations au plus faible rayonnement possible. Il s'agit bien de limiter, à titre de précaution et autant que faire se peut, l'exposition aux radiations ionisantes et de réduire les effets connus ou inconnus de la radioactivité sur la santé de l'homme.

La réflexion sur les risques environnementaux conduit ainsi à préconiser une approche prudente de l'action industrielle. Ces idées sont rapidement reprises par le droit international. Dès 1987, la deuxième conférence internationale sur la protection de la mer du Nord appelle à une « approche de précaution » pour les risques insuffisamment connus. L'objectif est, selon le texte adopté, de « requérir l'adoption de mesures de contrôle des émissions de ces substances... avant même qu'un lien de cause à effet soit formellement établi sur le plan scientifique ». La troisième conférence internationale sur la protection de la mer du Nord formalise en 1990 le principe de précaution qu'elle définit comme l'obligation de prendre les mesures permettant d'éviter ou d'atténuer « les impacts potentiellement dommageables des substances toxiques même lorsqu'il n'existe pas de preuve scientifique d'existence d'un lien de causalité entre les émissions et les effets ».

La consécration internationale du principe de précaution est acquise en 1992 lors de la conférence de Rio sur l'environnement et le développement. L'article 15 de la déclaration adoptée le 13 juin 1992 proclame qu' « en cas de risque de dommages graves et irréversibles, l'absence de certitude scientifique absolue ne doit pas servir de prétexte pour remettre à plus tard l'adoption de mesures effectives visant à prévenir la dégradation de l'environnement ».

Et la même année, le traité de Maastricht fait explicitement référence au principe de précaution dans son article 130-R : « La politique de la communauté dans le domaine de l'environnement vise un niveau de protection élevée... Elle est fondée sur les principes de précaution et d'action préventive [...] ».

La loi du 2 février 1995 relatif au renforcement de la protection de l'environnement, dite loi Barnier, donne une définition explicite du principe de précaution en matière d'environnement : « L'absence de certitude, compte tenu des connaissances scientifiques et techniques du moment, ne doit pas retarder l'adoption de mesures effectives et proportionnées visant à prévenir un risque de dommage grave et irréversible à l'environnement a un coût économique acceptable »[23].

Les juridictions font, depuis lors, application du principe de précaution ainsi défini par le droit positif. La Cour de Justice des Communautés Européennes se prononce le 5 mai 1998 sur la question des exportations de bœuf britannique, dans le cadre de l'affaire de la vache folle, en se fondant sur le principe de précaution introduit en droit européen. Le 25 septembre 1998, le Conseil d'État suspend, en application de la loi Barnier, un arrêté ministériel autorisant l'utilisation de maïs transgénique.

Ce mouvement d'origine environnementaliste, qui culmine en droit français avec l'introduction du principe de précaution dans le préambule de la Constitution de 1958 par la loi constitutionnelle du 1er mars 2005, ne doit pourtant pas occulter le rôle de la notion de précaution dans le domaine de la santé. Depuis le XIXe siècle, les textes puis la jurisprudence ont imposé une obligation de précaution en cas de risques pour la santé publique. La loi de 1884 sur l'organisation municipale confie aux autorités de police municipale : « Le soin de prévenir, par des précautions convenables, et celui de faire cesser [...] les accidents et des fléaux calamiteux, tels que [...] les maladies épidémiques contagieuses ». Quant à la grande loi de 1902 sur la santé publique, elle impose aux maires de « déterminer, [...] les précautions à prendre [...] pour prévenir ou faire cesser les maladies transmissibles ».

Et traditionnellement, le Conseil d'État enjoint aux autorités sanitaires de prendre les mesures nécessaires, éventuellement contraignantes, pour protéger la santé des populations en se référant, non au principe de précaution en tant que tel, mais « aux mesures de précaution qui s'imposent en matière de santé publique ». Il légitime par exemple sur cette base des mesures d'interdiction de produits alimentaires suspects ou des décisions de retrait du marché de médicaments compte tenu de risques potentiels de contamination.

Ces deux évolutions, largement indépendantes, du droit de l'environnement et du droit de la santé publique se sont télescopées en 1992 sous l'effet des événements. Au moment où s'engage le débat sur la ratification du traité de Maastricht, est conçue et mise en œuvre la réforme de la transfusion sanguine, dramatiquement imposée par l'affaire du sang contaminé.

Personnellement engagé, lors du référendum, dans la campagne en faveur de l'adoption du traité, Bernard Kouchner est alors ministre de la Santé et de l'action humanitaire et, à ce titre, chargé de la restructuration du système transfusionnel. Et lorsqu'il présente le projet de loi relatif à l'organisation de la transfusion sanguine devant l'Assemblée nationale le 26 novembre 1992, il propose solennellement d' « affirmer comme fondamental le principe de précaution et d'alerte qui figure désormais à l'article 130R du traité de Maastricht et définit fort bien les responsabilités qui sont les nôtres ». Et il poursuit : « En matière médicale, tout est affaire de décision, d'évaluation dans des situations incertaines, là même où les controverses scientifiques ne manquent pas. Il faut alors décider, en prenant en compte le fait que [...] les savants, les experts n'ont d'expertise et de connaissance qu'imparfaites ; l'attitude s'appelle alors la précaution ».

Il ouvre ainsi la voie à une réflexion partagée entre l'environnement et la santé publique sur les délicates questions de la réduction des risques. Pourtant les incompréhensions réciproques sont fréquentes entre les tenants d'un principe de précaution environnemental et les acteurs d'une sécurité sanitaire naissante. En matière de santé, la précaution renvoie inéluctablement à la notion de rapport bénéfices / risques. Il s'agit de peser les avantages et inconvénients d'une thérapeutique, les bénéfices et risques de médicaments, les attitudes et les inquiétudes suscitées par une campagne de dépistage ou d'information.

Avec le cortège des incertitudes qui entourent les connaissances que l'on peut avoir de ces sujets. Parce que les conséquences des thérapeutiques sont difficiles à anticiper, parce que la biologie est plus rebelle à la mise en équations que d'autres sciences, parce que les comportements humains exercent une influence majeure sur les résultats obtenus.

L'action et l'incertitude

D'une certaine façon, l'article 40 du code de déontologie médicale a donné une définition raisonnable du principe de précaution en matière de sécurité sanitaire. « Le médecin doit s'interdire, dans les investigations et interventions qu'il pratique, comme dans les thérapeutiques qui prescrit, de faire courir au patient un risque injustifié ». Et la loi sur les droits des malades du 4 mars 2002 a gravé dans le code de la santé publique cette définition opérationnelle du principe de précaution : « les actes de prévention, d'investigations ou de soins ne doivent pas, en l'état des connaissances médicales, [...] faire courir de risques disproportionnés par rapport au bénéfice escompté »[24].

La précaution doit conduire à apprécier les risques comme les bénéfices de chaque décision, qu'il s'agisse de décision médicale, de traitement à entreprendre, d'opération chirurgicale à réaliser, mais aussi d'investissement à décider, de campagne de vaccination à lancer, de médicament à mettre sur le marché, d'aliments ou de produits de santé à interdire. À apprécier les risques et les bénéfices mais aussi à hiérarchiser, à les comparer, et en fin de compte, à prendre la décision la plus rationnelle, celle qui permet d'obtenir l'équilibre plus favorable entre les avantages et les inconvénients. Comme dans la leçon de d'Alembert, l'évaluation doit précéder la précaution.

Il ne s'agit en aucun cas de fuir le risque comme le redoutent certains. Au contraire, en matière de santé la prise de risque est souvent l'attitude la plus raisonnable. Toute opération chirurgicale est un risque, toute prescription de médicaments en est un, toute vaccination comporte des effets indésirables, et la recherche médicale est inconcevable sans l'acceptation d'une part d'inconnu. L'abstention est en matière de santé une prise de risques de même nature que l'action. D'ailleurs les tribunaux sanctionnent les médecins comme l'État en cas d'inaction ou d'intervention tardive.

En fait le principe de précaution fait écho à l'obligation de prudence qui est avec l'obligation de diligence et de compétence l'un des fondements de la responsabilité médicale. Avec la sécurité sanitaire, le *primum non nocere* – d'abord de ne pas nuire –, du serment d'Hippocrate s'est imposé aux autres acteurs du système de santé. Les crises de santé publique ont montré que les risques sanitaires ne relevaient pas du seul colloque singulier, du face-à-face entre le médecin et le patient, mais étaient souvent le produit de notre organisation collective, de la disponibilité du SAMU, de la fiabilité des chaînes de production pharmaceutique, du respect des règles d'hygiène hospitalière, de la maîtrise des sources de pollution, de la qualité des produits alimentaires...

Aux industriels, aux hôpitaux, aux cliniques, aux pouvoirs publics mais aussi d'ailleurs aux usagers du système de santé, aux consommateurs et à leurs associations, d'agir et de réagir avec prudence. C'est cette responsabilité collective qu'exprime en réalité le principe de précaution. Il est vrai que le débat public sur ce principe laisse parfois apparaître des relents d'obscurantisme. Hypertrophie des risques, exigence implicite du risque zéro, négation de l'aléa...

Pourtant le principe de précaution a beaucoup apporté à la réflexion collective sur les sécurités. Il a tout d'abord mis un frein à l'ambition technocratique de résoudre par des équations financières l'emploi des fonds publics. On ne peut quantifier l'ensemble des choix. Combien de drames de sécurité sanitaire ont eu pour origine une démarche comptable, une volonté de développement économique débridée, un aveuglement par refus de pertes financières.

Le principe de précaution a aussi paradoxalement remis l'expert scientifique à sa place. Lorsque les données de la science ne permettent pas de répondre, lorsque les interrogations l'emportent sur les connaissances, l'expert cède le pas au politique. Celui ci retrouve sa fonction fondamentale qui est de décider, en vertu de la légitimité démocratique que l'élection lui a conférée. Le décideur doit alors assumer sa responsabilité la plus lourde, prendre la décision qui lui paraît la « meilleure » dans son intime conviction.

Le second apport essentiel du débat sur la précaution a sans doute été de souligner le caractère par nature révisable et temporaire des décisions prises. Les choix faits à un moment donné, au vu des connaissances disponibles, doivent être constamment soumis à réexamen. De nouvelles données de pharmacovigilance peuvent conduire à retirer l'autorisation de mise sur le marché accordée à un médicament quelques années, voire quelques mois plus tôt. Une pratique médicale doit être corrigée dès que des observations remettent en cause le rapport bénéfices / risques.

En 1993, les pouvoirs publics et la communauté médicale ont été amenés, à la suite de publications scientifiques, à diffuser une recommandation remettant en cause le conseil donné depuis plusieurs années : faire dormir les nourrissons sur le ventre. Cette mesure de prévention, préconisant la position de couchage en décubitus dorsal, a permis de réduire considérablement le nombre de morts subites du nourrisson. Plus de mille décès par an étaient constatés en France au début des années 1990. Ils étaient de l'ordre de 350 en 1998...

L'émergence de nouveaux risques sanitaires a bien évidemment confirmé cette précarité de la décision sanitaire. L'histoire de la lutte contre les risques liés à la maladie de la vache folle a été marquée par une succession de décisions provisoires, réajustées ou complétées au gré des publications scientifiques et des préconisations du comité Dormont.

Chapitre 4

Une agence tous risques

« Monsieur le Premier ministre, il faut créer l'Agence du médicament. La réforme de la transfusion sanguine est en bonne voie. La loi en discussion au Parlement dotera notre pays d'un système transfusionnel sûr. Mais je vous le demande, acceptez qu'un amendement introduise dans la loi cette agence qui doit garantir la sécurité des médicaments ». Le ton de Bernard Kouchner est grave. Le silence de Pierre Bérégovoy embarrassé.

L'administration du médicament est délabrée. Certaines procédures, pourtant essentielles pour la santé publique, sont en état d'hibernation. L'instruction des dossiers d'ouverture d'établissements pharmaceutiques compte près de trois ans de retard. L'analyse des effets indésirables constatés lors des essais cliniques est quasiment délaissée. Tous les maillons de la chaîne de sécurité du médicament menacent de céder.

Quelques semaines auparavant, le ministre de la Santé et de l'action humanitaire a demandé et obtenu un renforcement des moyens de la direction de la pharmacie et du médicament et son installation à Saint-Denis dans des locaux adaptés à ses missions. Il propose en ce 15 décembre 1992 au Premier ministre d'aller plus loin et de créer la première agence de sécurité sanitaire. Une agence essentielle pour assurer la sécurité des produits sanguins stables qui sont devenus des médicaments sous l'empire d'une directive européenne et pour transformer une administration sinistrée en un service public moderne de santé publique.

Bernard Kouchner sait que la décision ne va pas de soi. Pierre Bérégovoy, alors ministre des Finances, s'est opposé en décembre 1991 au projet pourtant adopté par la commission mixte paritaire et prévoyant notamment la création de l'Agence du médicament. Le

Premier ministre peut-il accepter ce que, ministre des Finances, il avait refusé ?

Pierre Bérégovoy se lève et s'approche des fenêtres qui ouvrent sur les jardins de Matignon. « Faut-il vraiment se lancer dans un projet de cette ampleur à quelques semaines des élections législatives ? Ne risque-t-on pas de désorganiser la direction de la pharmacie et d'ajouter aux difficultés que connaît le ministère de la Santé ? ».

« Le ministère de la Santé est celui de l'urgence », répond Bernard Kouchner. « Je le vis tous les jours. Votre décision lui redonnera confiance et il saura faire face à cette réorganisation dans des conditions qui étonneront. Le gouvernement que vous dirigez doit lui donner cette chance ».

« Vous avez mon accord ». Pierre Bérégovoy vient d'accepter la proposition, « administrativement irréaliste » selon son cabinet, que lui fait le *french doctor*. La réunion, fait exceptionnel à Matignon, s'est tenue en l'absence de conseiller du Premier ministre. Dès notre sortie du bureau de Pierre Bérégovoy, un contact est pris avec Claude Huriet. Feu vert est donné pour le dépôt d'un amendement parlementaire reprenant les treize articles qui introduisent l'Agence du médicament dans le code de la santé publique.

Parallèlement le cabinet s'assure auprès des députés que l'amendement sera également accueilli favorablement au Palais-Bourbon. D'abord auprès du rapporteur du projet de loi en cours d'examen. Alain Calmat, chirurgien, champion du monde et médaillé d'argent aux jeux olympiques en patinage artistique, s'est engagé avec détermination dans la réforme de la transfusion sanguine. Il accueille avec soulagement la décision de réformer l'administration du médicament. La réorganisation de l'administration de la santé publique, à laquelle il est personnellement attaché, gagne en cohérence.

Le rapporteur du premier projet de loi sur l'Agence du médicament, discuté au Parlement en 1991, est également joint sans délai. Bernard Charles soutient avec enthousiasme la démarche qui offre à l'agence, échouée en commission mixte paritaire, une nouvelle chance de voir le jour.

Un amendement surprise

Le lendemain, s'ouvre la séance du Sénat du 16 décembre 1992 La discussion du projet de loi relatif au don et à l'utilisation thérapeutique du sang humain et à l'organisation de la transfusion sanguine est appelée. Dans son rapport, Claude Huriet annonce la réforme : « La commission, sur ma proposition, a pris également une décision très importante, ce matin, en choisissant de réintroduire dans le projet de loi le dispositif relatif à l'Agence du médicament ».

La discussion des articles commence par l'amendement n° 94 sur l'Agence du médicament. Bernard Kouchner prend la parole et déclare : « Le gouvernement est favorable à cet amendement ». Il ajoute : « Vraisemblablement, l'adoption de cet amendement entraînera la modification de l'intitulé du présent projet de loi ». Quelques heures plus tard, le titre du projet est amendé. Le Parlement est désormais saisi d'un projet de loi relatif à la sécurité en matière de transfusion sanguine et de médicament.

Le Parlement ayant été convoqué pour une session extraordinaire de quelques jours, l'Assemblée nationale et le Sénat peuvent adopter le projet de loi issu de la commission mixte paritaire le 21 décembre. Au *Journal officiel* du 5 janvier 1993, la loi n° 93-5 du 4 janvier 1993 est publiée.

Deux mois suffisent pour publier les principaux textes d'application de la loi. Il est vrai que leur préparation avait été engagée quelques semaines auparavant. Le cabinet et la direction de la pharmacie et du médicament s'activent. Il s'agit de mener en parallèle l'opération de délocalisation des services de l'avenue de Ségur vers le carrefour Pleyel à Saint-Denis et de mettre en place l'établissement public que la loi a créé.

Bernard Kouchner me propose de prendre la direction du nouvel établissement et de conduire la restructuration qu'il appelle de ses vœux et que le législateur a rendu possible. Le défi est pour moi aussi terrifiant que fascinant. Je ne suis ni spécialiste du médicament, ni professeur de pharmacologie. Je n'ai que 34 ans et quatre ans d'expérience de cabinet. Mes seuls atouts sont une vocation de service public chevillée au corps et une expérience des crises de sécurité sanitaire.

Le 8 mars, le décret statutaire de l'établissement est signé et le 10 mars le conseil des ministres, l'un des derniers de la législature, me nomme directeur général de l'Agence du médicament. Au maelström administratif que je pressentais, s'ajoute une crise inattendue. L'opposition politique et l'industrie pharmaceutique dénoncent les conditions de création de l'agence. Le choix de ses dirigeants est contesté. Le professeur Dangoumau, précédemment directeur de la pharmacie et du médicament, a été nommé le même jour que moi, président du conseil d'administration.

Des articles de presse au vitriol accompagnent les premiers pas de l'agence. *Le Figaro* titre « remous autour de l'Agence du médicament », *Le Monde* publie un article sous l'intitulé « l'opposition et l'industrie pharmaceutique mettent en cause l'appartenance politique des dirigeants de l'Agence du médicament » et *La Tribune* annonce une « levée de boucliers contre l'Agence du médicament ». La presse médicale nous promet quant à elle un avenir radieux. *Le Panorama du médecin* évoque des « pilules empoisonnées pour l'Agence du médicament » et *Le Quotidien du pharmacien* conclut : « Agence du médicament : c'est mal parti » !

Et les premières semaines donnent du crédit à ces sombres pronostics. Les obstacles se multiplient. L'agence n'est créée que sur le papier[25].

Une agence scientifique

Ma première priorité est de poser les bases d'une agence scientifique. Le cœur du réacteur de l'établissement doit être sa compétence d'évaluation du médicament. Il faut choisir les hommes qui transformeront des services à compétence réglementaire en départements à légitimité scientifique. Mon ambition est de convaincre deux hommes de s'engager dans l'aventure. Le premier est Jean-Michel Alexandre. Sa compétence est unanimement reconnue. Il préside la commission d'autorisation de mise sur le marché avec une autorité, une indépendance d'esprit et une intelligence scientifique rares. Sa double formation de médecin et de pharmacien, sa connaissance des arcanes de l'évaluation du médicament en France et en Europe font de lui l'homme de la situation. Mais sa réticence à rejoindre l'administration est légendaire. En outre, le poids de ses fonctions européennes – il préside le comité des spécialités pharmaceutiques, équivalent communautaire de la commission d'AMM –, et la vivacité de son caractère, bien connue au ministère, rendent peu probable son intégration au sein de l'agence.

Je le reçois à plusieurs reprises pour évoquer les enjeux de la nouvelle structure et recueillir ses conseils mais aussi ses suggestions pour les nominations des responsables scientifiques de l'agence. Ses réticences à me proposer un nom pour la direction de l'évaluation, qui sera chargée de surveiller le médicament des essais cliniques à la pharmacovigilance, me font entrevoir un espoir. À l'issue de l'un de nos entretiens, je lui pose la question de confiance. « Accepteriez-vous de prendre en charge cette direction ? ». Le long silence qui fait suite à mon interrogation, dont nous ressentons l'un et l'autre le caractère aussi iconoclaste qu'inévitable, se conclut par un inespéré « pour quelques mois seulement ! ». Notre équipée durera près de cinq ans.

Le second personnage clé pour l'autorité scientifique de l'agence est Jean-Paul Cano. Professeur de pharmacie réputé, il a l'expérience de la recherche, de l'industrie et de l'administration. Militant de la rigueur et de la déontologie administrative, il est pour moi le patron idéal de la future direction des laboratoires des contrôles, qui doit reconstruire les laboratoires de contrôle du médicament, que des années d'austérité administrative, ont progressivement délités. Il a engagé ce processus de modernisation depuis sa nomination à la tête du laboratoire national de la santé (LNS) en 1991. Ne va-t-il pas s'offusquer de ma proposition, qui certes lui permettrait de poursuivre son action, mais sous la coupe d'un directeur général ! Manque d'intuition de ma part. Sa réponse est immédiate, spontanée, chaleureuse.

Les deux directeurs scientifiques de l'agence se mettent au travail. L'état des lieux révèle un délabrement de l'administration du médicament encore plus marqué que ce que nous pouvions imaginer. La majorité des dossiers de demandes d'AMM aboutissent en plus de deux ans. Les opérations de validation, c'est-à-dire de réexamen des anciennes autorisations pharmaceutiques, imposées par une directive européenne, ne sont pas assurées et la France compte un retard de plusieurs années dans l'application de ce texte. L'inspection générale des affaires sociales vient de déposer un rapport très sévère sur le fonctionnement antérieur du laboratoire national de la santé. Ses installations sont vétustes, implantées à Paris, Lyon et Montpellier dans des locaux qui ne relèvent pas du ministère et ne sont pas appropriés à ce type d'activité.

La résorption des dossiers accumulés est au centre des débats que suscite l'agence. Le ministère, à l'instigation du comité économique du médicament, et bien sûr les industriels, en font l'indicateur de réussite ou d'échec de l'établissement.

Et pourtant la course-poursuite contre les retards commence bien mal. L'agence est, dès ses débuts, soumise à un flux considérable de dossiers. 20 000 demandes sont présentées chaque année à l'établissement, sans oublier les 50 000 demandes d'importation ou d'exportation de médicament. Les 700 à 800 dossiers de demandes d'AMM ne résument pas la « production » de l'établissement.

Or les « chaînes de fabrication » sont largement désorganisées. Au début des années 1990, un rédacteur sur cinq, et même la moitié des cadres chargés de la partie thérapeutique des dossiers d'AMM, ont quitté la DPHM sans être remplacés. On estime qu'un tiers à la moitié du temps de travail des cadres est consacré à la logistique. L'analyse des stocks montre que 60 % des dossiers déposés depuis le 1er juillet 1992 ne sont pas programmés pour un premier examen en commission huit mois après leur dépôt.

Nous procédons aux premiers recrutements, définissons de nouvelles procédures et organisons le déménagement des services d'évaluation vers l'immeuble du carrefour Pleyel. L'afflux continu de dossiers pendant la période d'installation à Saint-Denis risque de perturber fortement leur enregistrement, ou pire de voir des dossiers égarés. Je prends la décision de geler la réception des dossiers du 17 mai au 14 juin. En revanche, l'instruction des dossiers en cours se poursuit malgré des difficultés matérielles liées au transfert des services. L'annonce de la décision suscite une violente réaction de plusieurs industriels. La pression du ministère est au plus fort.

Ces quatre semaines de surplace apportent, pour nos opposants, la preuve irréfutable de l'inanité de la création de l'agence ! Toutes les réunions que je tiens pendant cette période commencent par un feu nourri de critiques et de remises en cause. L'agence a fait en quelques semaines la preuve de son incapacité et son directeur général de son incompétence... Les années de délitement de l'administration, les milliers de dossiers entassés dans les pièces noires de l'avenue de Ségur, les procédures tombées en déshérence, sont passés en pertes et profits. Il ne reste plus que l'agence qui n'a pas su, en deux mois, redresser la situation ! Combien de laboratoires qui s'étaient accommodés du délabrement de l'administration d'antan, quand ils n'y avaient pas trouvé des avantages, dénoncent l'intolérable absence de continuité du service public...

L'équipe fait le gros dos, les critiques qui nous assaillent renforcent la cohésion de l'agence. La tempête suscite une réaction aussi spontanée qu'émouvante de l'ensemble des personnels. Les contestations sur les conditions de création de l'agence sont remisées, les interrogations sur la personne du « jeune DG », propulsé du cabinet du ministre à la direction générale de l'établissement, sont oubliées ou mises de côté. Les trois cents cadres et agents font bloc pour défendre leur « projet », l'espoir tant caressé d'un service public du médicament reconnu et doté de moyens à la hauteur de ses missions.

Le déménagement se déroule dans de bonnes conditions. Souvent interrogé sur les perturbations provoquées par ce transfert, je prends plaisir à répondre : « Rassurez-vous, on a retrouvé plus de dossiers qu'on en a perdus !!! ».

Avis de tempête sur Saint-Denis

La gestion sociale de l'établissement s'ouvre également sous des auspices délicats. Les syndicats du ministère se sont, au début de l'année, opposés à la création de l'agence, dénonçant un démembrement de l'administration. En outre les personnels de la DPHM et du LNS ont été affectés unilatéralement dans le nouvel établissement, en conservant bien évidemment leur statut. L'heure est à la méfiance et à l'inquiétude.

Dans ce contexte, le projet de déménagement peut mettre le feu aux poudres. Il s'agit de quitter le cocon ministériel, le quartier douillet du septième arrondissement de Paris pour gagner les terres « inconnues » de la banlieue nord. Le déplacement est modeste, une ligne de métro relie le ministère au carrefour Pleyel et la ville de Saint-Denis est en plein développement.

Concertations et discussions, visites du site, esthétique et fonctionnalité de l'immeuble choisi et surtout le désir de participer à la création de cette administration d'un type nouveau, conduisent les personnels à accepter les contraintes de la délocalisation. Dès le 15 mars, les premiers services[26] occupent le troisième étage du bâtiment. En juin, l'agence est implantée à Saint-Denis. Elle est visible, identifiable, presque opérationnelle.

Née dans un climat de polémiques, de tensions sociales, de restructuration et de délocalisation, elle fait ses premiers pas sur un chemin de crête, menaçant à tout moment de basculer dans le précipice. La période est rude. Les tentatives de déstabilisation se succèdent. Pas une semaine sans un coup de téléphone me prévenant de mon limogeage par le prochain conseil des ministres. Dans la plupart des cas, la tonalité est amicale : « On est désolé, on regrettera votre départ... », mais la pression psychologique s'exerce.

Chaque interlocuteur y va de son explication. Le gouvernement issu de l'alternance politique n'accepterait pas la « précipitation » de ma nomination quelques jours avant la fin de la législature et certains industriels feraient campagne pour obtenir mon remplacement ! Un responsable du ministère m'explique que la création de l'agence a affaibli l'administration de la santé. Un industriel invoque les retards dans le traitement des demandes d'autorisation de médicaments, et souligne qu'il y a quelque injustice à me reprocher de ne pas avoir résorbé en trois mois les stocks accumulés depuis plusieurs années... ».

En novembre 1993, une revue spécialisée du secteur pharmaceutique annonce à la Une mon départ de l'agence avec le commentaire suivant : « M. Tabuteau aurait émis le souhait d'être disponible pour préparer les prochaines élections du parlement européen ; il serait colistier de M. Bernard Kouchner ». J'exprime avec vigueur auprès du rédacteur en chef de la revue mon étonnement de ne pas avoir été contacté pour vérification de l'information. Le lendemain un « rectificatif » est publié, il fait état de mon démenti formel. La revue ajoute : « Le sérieux et la notoriété des personnes qui avaient porté cette information à notre connaissance nous semblaient garantir sa véracité. Bien qu'officieuse *(sic)*, l'importance d'une telle information méritait, à notre avis, quelques lignes dans notre publication ».

Enfin les relations avec le président du conseil d'administration sont difficiles, défiantes, parfois même hostiles. La nomination de l'ancien directeur de la pharmacie et du médicament à la présidence de l'instance délibérante le prive du pouvoir exécutif au sein de la nouvelle administration. Pourtant le tandem entre le président et le directeur général aurait pu être un atout pour la nouvelle structure. Rien n'y fait. Il est vrai que la double fonction du président, – il est également vice-président du comité économique du médicament –, ne facilite pas son positionnement au sein de l'agence.

Les conseils d'administration se déroulent dans un climat de méfiance. Dès la deuxième réunion, l'organigramme proposé est remis en cause. Au cours des séances suivantes, les opérations de restructuration des laboratoires sont retardées. Les projets de la direction générale finissent par être adoptés mais le malaise de plusieurs administrateurs est perceptible.

À l'issue de certains conseils, les représentants du personnel me font part de leur étonnement, pour ne pas dire de leur exaspération, face à la mise en cause des projets comme des progrès de l'établissement. Progressivement, mes relations avec le président se normalisent sans pour autant parvenir à être confiantes.

Pas toujours facile dans cette ambiance d'être le chef d'orchestre d'équipes en formation, d'élaborer le plan de développement de l'agence, d'imposer l'agence dans le concert européen, d'enchaîner des journées harassantes, souvent commencées entre sept heures et huit heures et terminées aux environs de minuit.

Heureusement, je bénéficie d'un privilège rare, et dont je mesure encore aujourd'hui le prix, celui de choisir mes collaborateurs et de voir me rejoindre des personnalités de premier plan. Elles vont constituer avec les autres cadres de l'établissement issus des administrations antérieures, un groupe soudé, porteur du projet « agence » et capable de faire face à l'adversité[27].

Philippe Lamoureux tient une place particulière dans le dispositif. Ancien collaborateur au cabinet de Bernard Kouchner, membre de l'inspection générale des affaires sociales mais aussi ami fidèle et enjoué, il accepte les fonctions ingrates de chargé de mission auprès du directeur général. Pendant plusieurs années, il prend en charge des dossiers délicats, assure le montage administratif et budgétaire de l'établissement, me seconde en cas de crise sanitaire et assure mon intérim pendant mes congés.

La confiance est totale, son engagement au service de l'agence sans limite. Nous nous retrouvons parfois, en fin de journée pour souffler, « décompresser », évoquer les attaques dont l'agence a été l'objet ou les difficultés rencontrées dans son fonctionnement. Philippe Lamoureux deviendra directeur de l'inspection et, quand le poste sera créé, secrétaire général de l'agence[28].

Son sens des situations et sa connaissance des ministères de tutelle, sa maîtrise technique et son sens politique font merveille. Sans oublier son humour. J'ai conservé les croquis que ses talents de dessinateur et son impitoyable ironie produisaient. Caricatures et illustrations, accompagnées de dialogues au vitriol, ponctuaient nos réunions, exorcisaient nos doutes, brocardaient nos conflits, exprimaient nos espoirs. Bien de nos interlocuteurs auraient été surpris par les dessins que les situations que nous avions partagées, lui avaient inspirés...

Une administration expérimentale

Pendant ces premiers mois, le contexte politique dans lequel s'inscrit la mise en place de l'agence est incertain. L'établissement, créé dans un consensus parlementaire mais dans l'urgence politique d'une fin de législature, a été officiellement installé le 23 mars, lors de la première réunion de son conseil d'administration, tenue en présence de Bernard Kouchner et de René Teulade, ministre des Affaires sociales.

Dans une petite salle du troisième étage de l'immeuble de Saint-Denis, les premiers administrateurs de l'agence se retrouvent pour solenniser l'événement. Une feuille de route m'a été donnée par les deux ministres, par une lettre en date du 16 mars qui fixe deux objectifs : « Doter notre pays d'un outil performant en matière d'enregistrement, de contrôle, et de suivi des médicaments à usage humain » et « armer la France dans ce domaine... notamment dans la perspective de la constitution d'une agence européenne du médicament ».

Six jours après la première réunion du conseil d'administration, Simone Veil est nommée ministre d'État, ministre des Affaires sociales, de la santé et de la ville. Auprès d'elle, un jeune ministre délégué est chargé de la santé : Philippe Douste-Blazy. Les premiers contacts avec le cabinet de Simone Veil sont paradoxaux. Je me réjouis de revoir Dominique Le Vert, son directeur de cabinet, qui a repris du service. J'éprouve beaucoup d'admiration pour ce collègue, conseiller d'État, humaniste et héraut du service public. Notre première rencontre est placée sous le signe la confiance. Pourtant, Dominique Le Vert me fait part des réserves de la ministre sur le principe même de l'agence.

Il me rappelle que la direction de la pharmacie et du médicament a été créée par Simone Veil, lors de son premier passage au ministère. La suppression de cette direction, de surcroît dans les derniers jours de la législature, entache l'agence d'une faute originelle. Toutefois, Dominique Le Vert conclut l'entretien en me disant : « Puisque vous nous avez mis dans cette situation inextricable, à vous de nous en sortir ». Je sors de ce rendez-vous avec une certitude. L'agence qui est assaillie de toutes parts et empêtrée dans les difficultés matérielles et organisationnelles de son installation, est mise en observation par le pouvoir politique. Aucune erreur ne nous sera pardonnée.

Cette vigilance et cette intransigeance me paraissent être la contrepartie naturelle et légitime de la délégation de responsabilité à laquelle a procédé la loi du 4 janvier 1993. Le directeur général de l'agence, est investi d'un véritable pouvoir d'État. Il exerce la police du médicament et peut seul décider de la mise sur le marché d'un médicament ou de son retrait. Jean Weber, ancien conseiller au cabinet de Simone Veil et premier directeur de la pharmacie et du médicament lors de la création de cette administration à la fin des années 1970, le déplore en mars 1993 dans les colonnes du *Quotidien du médecin* : « Il est dommage que désormais les autorisations de mise sur le marché de nouveaux médicaments ne soient plus signées par les ministres ». La formule retenue n'est pourtant guère différente de celle qu'il avait préconisée pour l'Institut du médicament dans ses « propositions de rénovation des instruments de la politique française du médicament » en février 1991...

Cette configuration législative originale, innovante, « monstre juridique » pour certains, fait de moi le « super flic » du médicament. En janvier 1994, après un débat nourri au Parlement, lequel refuse l'instauration d'un recours hiérarchique devant le ministre pour les décisions du directeur général, la loi inscrit dans le code de la santé publique le principe selon lequel le directeur général de l'Agence du médicament prend ses décisions « au nom de l'État ». Il engage à ce titre la responsabilité de la collectivité et non du seul établissement public qui dirige.

Cette organisation, qui rompt avec les principes traditionnels de l'intervention des administrations centrales, agissant par délégation du ministre, est expérimentée sur le secteur sensible, pour ne pas dire sulfureux du médicament. Simone Veil applique, avec son incomparable rigueur et le sens de l'État qui l'anime, les principes sur lesquels repose désormais la législation du médicament. Respect de l'indépendance scientifique de l'agence, garantie de son développement administratif et, je le constaterai pendant deux ans, soutien de son directeur général, au cours des nombreuses crises sanitaires que traversera l'agence mais aussi contre les tentatives de déstabilisation dont il sera l'objet.

En novembre 1994, lors d'un débat au Sénat la ministre des Affaires sociales, de la santé et de la ville déclare à propos de l'Agence du médicament : « J'ai veillé à ce que l'agence, mise en place dans des conditions précipitées en mars 1993, fût sans délai consolidée et rendue opérationnelle. Elle a depuis un an atteint son rythme de croisière, et je crois pouvoir dire qu'elle est maintenant reconnue comme un pôle d'excellence en Europe ». Quelques semaines auparavant, Dominique Le Vert m'avait invité à déjeuner et m'avait dit en écho à notre premier entretien « Vous nous avez convaincus ». L'agence était stabilisée.

J'éprouvais avant de connaître personnellement Simone Veil un sentiment de profond respect pour sa personne et son action en faveur de l'IVG. Les deux années pendant lesquelles elle a assumé la

« tutelle » de l'agence m'ont permis d'apprécier sa conception exigeante et généreuse de l'action publique, quels qu'aient été par ailleurs mes désaccords sur la politique d'assurance maladie menée.

Ce soutien politique, ignoré de l'équipe de l'agence mais réel, ne nous épargne pas pour autant les coups de butoir des administrations. Paradoxalement, les plus déterminés à dénigrer la nouvelle agence, à instiller le soupçon sur sa rigueur de gestion, à contrecarrer ses demandes de moyens sont les services du ministère des Affaires sociales. La direction de l'administration générale du ministère jalouse la croissance des moyens de l'agence, résultant des taxes et redevances qu'elle perçoit sur l'industrie. La direction générale de la santé voit émerger un concurrent scientifiquement légitime et techniquement compétent.

L'agence n'est pas regardée comme le successeur de la direction de la pharmacie et du médicament mais comme un satellite à mettre sous tutelle, un outil technique, une infanterie de la santé publique que les colonels de l'avenue de Ségur devraient faire marcher au pas. Le principe d'une agence prestataire de services d'une administration centrale donneur d'ordres, n'est pas critiquable en soi. Le conflit larvé qui oppose l'Agence du médicament et les services centraux du ministère, tient au fait que la loi en a décidé autrement. En transférant la responsabilité de la police du médicament et d'ailleurs également des réactifs de laboratoire, à l'Agence du médicament, la loi a exclu toute tutelle scientifique de l'administration centrale.

Diviser les maigres ressources de l'administration sanitaire pour créer des doublons d'expertise entre la direction générale de la santé et l'Agence du médicament, est non seulement contraire à l'esprit comme la lettre du texte de janvier 1993 mais également préjudiciable à la protection de la santé publique. La guerre des évaluateurs et des contrôleurs conduit toujours à des dommages irréparables. La tutelle de l'administration sociale ne peut être qu'administrative et financière.

À l'agence d'assurer avec rigueur l'évaluation et le contrôle du médicament. En cas de défaillance, le directeur général doit en supporter les conséquences par l'éviction de son poste. Pour le reste, l'administration centrale n'a ni la compétence juridique, ni l'expertise scientifique permettant de remettre en cause les travaux de l'agence.

Les ministres et son cabinet font respecter cette ligne de partage chaque fois que la nécessité se fait sentir. En revanche, la tutelle financière et administrative s'exerce plus librement.

Une année, des crédits budgétaires, négociés dans un climat de confiance avec la direction du budget du ministère des Finances et acceptés par elle sur la base d'engagements rigoureux de notre part, sont remis en cause par les services du ministère des Affaires sociales. Or ces moyens sont non seulement décisifs pour la montée en charge de l'établissement, mais aussi cruciaux pour préserver l'équilibre entre les taxes et redevances émanant de l'industrie et la subvention allouée par l'État.

L'agence se trouve ainsi prise à contre-pied par un ministère de la Santé rognant ses moyens alors que le ministère du budget soutient avec détermination son projet. Nous sommes, à la direction de l'agence, tous très affectés par ce que nous vivons comme une trahison. Une discussion « musclée » avec les directions du ministère permet d'aboutir à une solution raisonnable ! Au fil du temps les relations deviennent plus confiantes et ce type de situation ne se reproduit plus. Mais plusieurs années après, le débat entre les administrations centrales et les agences demeure vif. Ce d'autant que la loi du 1er juillet 1998 a multiplié les établissements publics chargés de missions de sécurité sanitaire.

Dans un climat d'incompréhension dû le plus souvent à une méconnaissance du statut de l'agence, je m'emploie à rappeler les missions et les objectifs de l'établissement. Je résume autour de trois axes l'ambition qui est la nôtre : l'excellence scientifique, l'efficacité administrative et la rigueur déontologique.

Le chantier administratif

Lors de sa création, l'Agence du médicament comptait 270 agents issus du LNS et de la DPHM[29]. En moins de cinq ans, l'agence a recruté plus de 300 professionnels dont plus de la moitié de scientifiques. L'Agence française de sécurité sanitaire des produits de santé (AFSSAPS) a poursuivi le renforcement des équipes, en élargissant son expertise à l'ensemble des produits de santé. Elle disposait en 2006 de plus de 900 agents.

Progressivement, l'administration du médicament s'est mise en ordre de marche. Le traitement des dossiers a repris. Les retards ont été résorbés. Le délai moyen de traitement des nouvelles demandes d'AMM, a été divisé par trois en cinq ans[30]. Dans le même temps, l'activité de l'agence « a explosé ». Le nombre des décisions concernant des demandes d'AMM a doublé[31], celui des modifications d'AMM a été multiplié par quatre[32]. Enfin, en 1997, l'agence a achevé l'opération exceptionnelle de révision des 6 000 dossiers d'AMM, imposée par une directive européenne de 1975 et qui devait être terminée en 1990. Pourtant 4 500 dossiers restaient en souffrance lors de la création de l'agence en 1993 !

Ces progrès ont été rapidement remarqués. Simone Veil et Philippe Douste-Blazy se sont, dès 1994, félicités de son efficacité, les rapports parlementaires la citaient en exemple. Les pouvoirs publics, forts de ce bilan, n'ont d'ailleurs eu de cesse de lui confier de nouvelles missions : évaluation et contrôle des produits de thérapies géniques et cellulaires, contrôle de qualité des analyses permettant l'identification des personnes par leurs empreintes génétiques, établissement des références médicales opposables sur le médicament puis élaboration du répertoire des génériques.

L'agence a su s'adapter. Elle a crée de nouveaux pôles d'expertise et s'est discrètement préparée à devenir en 1998 l'Agence française de sécurité sanitaire des produits de santé et à inscrire sur son logo l'incompréhensible sigle « AFSSAPS » !

Dans le même temps, elle a dû entièrement restructurer ses installations et laboratoires[33]. Pendant plusieurs années, ces chantiers ont mobilisé l'équipe de direction[34]. La première restructuration a concerné les équipes parisiennes. Dans le projet de réorganisation de la DPHM et du LNS, la décision avait été prise d'installer ces services à Saint-Denis, au carrefour Pleyel dans un immeuble neuf et spacieux. La création de l'agence a donné une portée nouvelle à ce projet de délocalisation à Saint-Denis.

Lors de ma première visite dans le superbe immeuble de verre du carrefour Pleyel, j'ai découvert des plateaux nus, encore encombrés de gravats. Cette image reste encore pour moi le symbole de la création de l'agence. Un chantier où tout était possible mais où tout restait à faire. Nous avons dessiné les plans, identifié les zones dédiées aux futurs laboratoires de contrôle des produits sanguins et des autres produits biologiques, organisé les services.

Il a fallu deux ans pour que soient installés dans des locaux modernes, pleinement adaptés au contrôle des vaccins, les laboratoires de Lyon. Quatre ans ont été nécessaires pour l'implantation à Vendargues, à proximité de Montpellier, des laboratoires chargés du contrôle des produits chimiques.

Ironie du sort, j'ai le plaisir de le voir le pôle montpelliérain inauguré par Bernard Kouchner, le père « ministériel » de l'agence, nommé secrétaire d'État à la santé, à la suite d'une dissolution surprise de l'Assemblée nationale et d'une alternance politique inattendue, du moins à cette échéance. Nous avons fait ensemble la route pour nous rendre à l'inauguration. J'ai franchi avec émotion le seuil du nouveau site en compagnie de l'homme qui m'avait donné le privilège de vivre cette aventure... Bernard Kouchner a commencé son discours par ces mots : « Qui l'eût cru ? ».

Quelques mois plus tard, les laboratoires du site de Saint-Denis ont été à leur tour inaugurés. Pour chaque chantier, les devis ont été tenus, les programmes respectés. Ce qui nous paraissait une chimère cinq ans plus tôt a pris corps. Le ministère de la Santé, via l'Agence du médicament, est parvenu à se doter d'installations scientifiques conformes aux exigences internationales et qui lui permettent d'assumer ses missions de santé publique et de tenir sa place dans le concert européen. Jusqu'alors, les laboratoires d'État les mieux dotés étaient ceux des services vétérinaires et de la direction générale de la concurrence, de la consommation et de la répression des fraudes, c'est-à-dire ceux du ministère de l'agriculture et du ministère de l'économie et des finances...

Le laboratoire de la sécurité sanitaire

Pendant les cinq années que je passe à l'Agence du médicament, la notion de sécurité sanitaire élaborée en 1992 s'impose progressivement. Et il ne me paraît pas illégitime rétrospectivement de regarder l'agence comme un lieu d'expérimentation pour les principes et les méthodes qui vont au cours des années suivantes présider à l'organisation du système de santé publique.

Elle est d'abord au centre du débat sur l'équilibre entre l'expertise externe et l'expertise interne. Traditionnellement l'administration de la santé tirait sa compétence et sa légitimité scientifiques de comités d'experts réunissant des chercheurs, des hospitaliers et des universitaires. Ce recours à des experts extérieurs à l'administration sanitaire est consacré dès la loi du 15 février 1902 relative à la protection de la santé publique. Ce texte historique confie l'expertise publique à des instances nationales et départementales : le conseil supérieur d'hygiène publique de France et les conseils départementaux d'hygiène.

L'intervention de ces comités est un préalable à l'édiction des principales réglementations sanitaires. Selon la loi de 1902 : « Lorsqu'une épidémie menace tout ou partie du territoire de la République ou s'y développe, et que les moyens de défense locaux sont reconnus insuffisants, un décret du Président de la République détermine, après avis du comité consultatif d'hygiène publique de France, les mesures propres à empêcher la propagation de cette épidémie ». Quant aux règlements sanitaires communaux, ils « sont approuvés par le préfet, après avis du conseil départemental d'hygiène ».

Le dénuement de l'administration de la santé a conféré un véritable monopole de la connaissance scientifique aux multiples comités et commissions qui se sont constitués. Sur le secteur pharmaceutique, la prestigieuse « commission d'AMM », créée par un décret de février 1978, est ainsi devenue le « temple » de l'expertise publique sur le médicament. Or s'il est évident que le ministère de la Santé doit impérativement s'attacher les services des scientifiques les plus renommés, il paraît tout aussi nécessaire qu'il dispose d'agents publics ayant une légitimité médicale et scientifique et consacrant l'exclusivité de leurs fonctions au service de l'État.

C'est sur ce principe que s'édifie l'Agence du médicament. Aux milliers d'experts externes dont elle s'entoure, aux dizaines de groupes de travail et commissions qu'elle constitue, viennent s'ajouter les dizaines puis les centaines de médecins, pharmaciens et biologistes qu'elle recrute. Au sein des directions scientifiques, des pôles de compétences s'organisent. De jeunes diplômés rejoignent des cadres plus aguerris. Certains sont issus du monde hospitalier, d'autres de l'université ou des organismes de recherche, quelques-uns quittent même l'industrie pour rejoindre l'agence. À plusieurs reprises, il faut demander des dérogations budgétaires afin de convaincre un scientifique spécialisé de faire bénéficier l'établissement de ses compétences. Dans un ou deux cas, il faut l'intervention personnelle du ministre pour obtenir l'accord de son collègue des finances.

Ces efforts portent leurs fruits. Des personnalités s'engagent dans la construction de l'agence, font bénéficier la nouvelle structure de leur renommée, de leurs connaissances et de leur rigueur professionnelle. Les exemples sont nombreux. Pour n'en citer qu'un, l'inspection des essais cliniques, essentielle pour garantir la sécurité du médicament, était embryonnaire pour ne pas dire inexistante en France avant la création de l'agence. Pierre-Henri Bertoye, médecin, professionnel reconnu, se lance dans l'aventure. Il constitue et organise l'unité de contrôle des essais cliniques. Sa mission est d'inspecter les centres où sont réalisés les essais cliniques. Vérifier que les expérimentations ont été conduites selon la méthodologie scientifique et les règles éthiques fixées par la législation. S'assurer que les résultats fournis à l'agence n'ont pas été « ajustés », parfois même que les essais sur la base desquels le dossier d'AMM a été établi ont bien eu lieu ! De missions de routine en véritables interventions de police sanitaire, il donne réalité au contrôle des recherches biomédicales. Il est d'ailleurs appelé à mener des missions délicates qui décèlent des fraudes et conduisent l'agence à saisir la Justice.

Dans le domaine de l'évaluation, Jean-Michel Alexandre s'entoure de scientifiques de premier plan. Jean-Luc Trouvin universitaire de talent et pilier du groupe sécurité virale, accepte de prendre la direction du département le plus sensible, celui de l'évaluation des produits biologiques. Il préside en outre le groupe d'évaluations des biotechnologies au sein de l'Agence européenne du médicament. Il succédera ultérieurement à Jean-Michel Alexandre à la tête de la direction de l'évaluation du médicament.

Ainsi l'agence dispose de cadres susceptibles d'instaurer un dialogue équilibré, techniquement compétent, et source d'émulation avec les experts des commissions. Les unités de l'agence, – je retiens en 1993 le terme d'unité plutôt que celui de bureau par référence à l'INSERM afin de symboliser l'ambition scientifique de l'établissement –, assurent ainsi l'instruction des dossiers qui doivent être examinés en commissions et deviennent la mémoire de l'administration sanitaire. En outre les scientifiques de l'agence contribuent, par leur statut et l'exclusivité de leurs fonctions, à garantir la déontologie de l'expertise, la neutralité et l'indépendance des décisions de l'agence. C'est sur leurs préconisations, au vu de l'avis des commissions, que le directeur général prend ses décisions qui engagent l'État.

Issue de la fusion de la direction de la pharmacie du médicament et du laboratoire national de la santé, l'agence bénéficie d'emblée d'une triple compétence d'évaluation. Elle peut structurer son action autour de ce qui constitue une sorte de triangle d'or de l'évaluation : l'évaluation « sur plan, sur place et sur pièce ».

Pour les malades, le parcours du médicament commence véritablement avec l'évaluation « sur plan ». Lorsque le laboratoire pharmaceutique a achevé les travaux en laboratoire, les expérimentations animales et les essais cliniques, il doit obtenir le sésame administratif qu'est d'autorisation de mise sur le marché. Il soumet alors à l'agence une documentation justifiant les indications qu'il revendique et décrivant avec la plus grande précision possible les risques du produit. Matériellement cela s'est traduit pendant longtemps par le va-et-vient de camions qui déposaient à Saint-Denis les mètres cubes des dossiers de demande d'AMM, avant qu'ils ne soient réduits à quelques disques informatiques. Des rapporteurs, de compétences variées, chimiques, biologiques, cliniques, thérapeutiques, méthodologiques, examinent les études et les conclusions déposées par le laboratoire. À l'issue de ce travail théorique d'analyse, la commission d'AMM émet un avis et le directeur général de l'agence autorise la mise sur le marché du médicament si le rapport bénéfices/risques apparaît favorable.

L'évaluation « sur place » vient compléter l'évaluation « sur plan ». Inspections des centres d'essais cliniques, des laboratoires pharmaceutiques et des usines de production, vérifications sur la chaîne de distribution du médicament. Les contrôles sur place permettent de s'assurer non seulement du respect des bonnes pratiques, définies internationalement et rendues obligatoires par des arrêtés ministériels, mais également du respect des conditions fixées par l'autorisation de mise sur le marché. En outre, ils s'accompagnent du prélèvement d'échantillons de produits à des fins d'analyse.

Intervient alors la phase d'évaluation « sur pièce ». Les laboratoires de l'agence procèdent aux analyses chimique ou biologiques des médicaments. Ces contrôles peuvent être systématiques comme dans le cas des vaccins où la libération des lots, c'est-à-dire leur mise sur le marché, requiert une analyse préalable par un laboratoire de contrôle. Mais des contrôles aléatoires sont aussi pratiqués pour garantir la qualité pharmaceutique de l'ensemble des médicaments. En outre en cas d'accident, des échantillons sont soumis à analyse pour en déterminer les causes et en évaluer la gravité.

Ces trois fonctions d'évaluation sont, par nature, complémentaires. Il n'est pas rare que la direction de l'évaluation soit conduite à réexaminer un dossier d'AMM à la suite d'une inspection d'analyses en laboratoire. Réciproquement l'étude des dossiers d'AMM conduit régulièrement à diligenter une mission de contrôle et à réaliser des expertises en laboratoire. La mise en commun des informations glanées, analysées et interprétées par les trois services demeure pour moi l'un des pivots de la sécurité sanitaire des produits. Je reste, de surcroît, convaincu que cet échange d'informations, naturel et sans barrières administratives, est une condition de la sécurité sanitaire moins bien remplie dans les secteurs où les services d'inspection, les laboratoires de contrôle et les procédures d'évaluation relèvent, pour des raisons historiques et parfois corporatistes, de structures distinctes.

Pourtant que n'a-t-on entendu lors de la préparation de la loi du 1er juillet 1998 créant les autres agences de sécurité sanitaire ? Un principe fondamental, « librement » inspiré des règles internationales du *Codex alimentarius*[35], aurait imposé de séparer systématiquement l'évaluation et la gestion des risques. L'argument brandi par certains représentants du ministère de l'agriculture, mettait en cause l'Agence du médicament mais visait surtout à préserver les pouvoirs de l'administration centrale de la rue Varenne !

Par expérience, ce qui paraît essentiel est d'éviter tout monopole d'expertise. Les expertises doivent être multiples, diverses et contradictoires. Cela n'interdit pas pour autant aux autorités de police sanitaire de disposer de leurs propres services scientifiques. Au contraire, comment imaginer d'exercer sereinement et efficacement des missions de protection de la santé publique sans en disposer ? On n'a jamais imaginé, dans d'autres secteurs de la sécurité publique, d'imposer une telle césure. Il n'y a pas deux casernes de pompiers, l'une pour recueillir les appels et analyser les risques et l'autre pour déclencher l'intervention et assurer les secours.

Je ne crois pas pour autant qu'une telle dissociation de l'évaluation et de la gestion des risques ne puisse jamais être pratiquée. L'exemple de l'Agence française de sécurité sanitaire des aliments montre qu'un tel dispositif peut-être efficace. On peut toutefois remarquer à la lumière de sa courte histoire que cette dissociation donne à la structure d'expertise une influence déterminante. Il est bien difficile au pouvoir politique et administratif de déroger à la solution préconisée par l'instance expertise lorsqu'il y a risque pour la santé publique.

En revanche, on peut douter, et c'est un euphémisme, de la fluidité de l'information entre une agence d'expertise autonome et des services de contrôle relevant hiérarchiquement d'une administration centrale. Combien de rapports et d'expertises des services de l'État n'ont pas été transmis à l'Agence française de sécurité sanitaire des aliments (AFSSA) depuis sa création, en dépit des dispositions du code de la santé publique[36] ? Que penser d'une Agence française de sécurité sanitaire de l'environnement qui ne dispose ni de services de contrôle, ni de laboratoires d'analyses ? Sa capacité et sa rapidité d'intervention ne peuvent qu'en être singulièrement amoindries.

Or la sécurité sanitaire est d'abord une activité concrète, pratique, de terrain. Si des normes sanitaires sont nécessaires, leur contrôle, la garantie de leur application, la capacité de réagir dans l'urgence sont les facteurs clés de la protection de la santé publique. Dans ces conditions, l'arbitrage entre la distinction de l'évaluation et de la gestion des risques et la constitution d'autorités de police sanitaire, cohérentes et efficientes, relève d'une appréciation au cas par cas et ne permet pas d'ériger en dogme un tel principe.

La dissociation des instances d'évaluation et de gestion des risques semble en réalité plus adaptée aux situations où les décisions sanitaires ont des conséquences sur de nombreux secteurs de l'activité nationale. Dans ce cas, la prise en compte de toutes les données peut appeler une analyse multidisciplinaire et justifier une organisation plus interministérielle qu'une autorité unique de police sanitaire. Mais en tout état de cause, doit être assurée sans ambiguïté la séparation des fonctions de police et de développement du secteur en cause.

Une agence en Europe

Pendant que l'Agence du médicament se développe à Saint-Denis, l'Europe du médicament s'organise. En effet, un règlement du conseil des Communautés Européennes en date du 21 juillet 1993 a transformé en profondeur le dispositif d'évaluation du médicament.

Ce règlement a d'abord créé une nouvelle institution, l'Agence européenne de l'évaluation des médicaments. Il a en outre posé le principe de nouvelles procédures de délivrance des AMM. S'il a maintenu le principe d'une procédure nationale pour les produits exclusivement destinés au marché interne d'un pays, il a organisé une procédure décentralisée permettant une reconnaissance mutuelle par les autres États de l'Union de toute AMM octroyée par l'un d'entre eux. En cas de refus de reconnaissance d'une autorisation par un État, l'agence européenne doit proposer à la Commission une décision d'arbitrage. Ainsi l'Europe est devenue l'instance décisionnelle de dernier ressort en matière de médicament.

Plus innovant encore, le règlement de 1993 a institué une procédure dite centralisée pour l'enregistrement des médicaments issus des biotechnologies. Cette voie est en outre ouverte aux industriels qui le souhaitent pour les autres médicaments innovants.

L'évaluation est réalisée par le comité scientifique de l'agence européenne, le comité des spécialités pharmaceutiques (CSP), sur la base de rapport établi par des experts des pays de l'union désignés par l'agence. La plus grande originalité du dispositif tient à ce que la décision d'octroi ou de refus de l'AMM ressortit aux compétences du commissaire européen. L'agence européenne rend un avis scientifique, au vu duquel la Commission prend sa décision. Ainsi les autorités européennes ont le pouvoir de délivrer une autorisation applicable sans autre formalité dans tous les pays de l'Union. Dès l'autorisation de mise sur le marché octroyée, le produit peut être commercialisé en France. Pour les médicaments visés par la procédure centralisée, l'agence française ne peut intervenir.

Le règlement de 1993 a également confié à l'agence européenne la coordination des pharmacovigilances nationales ainsi que le soin de garantir respect des bonnes pratiques par les laboratoires pharmaceutiques.

L'agence européenne s'impose ainsi, dès sa création effective en 1995, comme la tête d'un réseau constitué des agences et administrations nationales. La construction de cette première agence sanitaire européenne est un test pour la perspective d'une Europe de la santé. Après un débat serré entre les États membres, le Royaume-Uni est parvenu à obtenir l'implantation de l'agence à Londres.

Au conseil d'administration de l'agence européenne, chaque pays est représenté par un membre titulaire et un membre suppléant. Lors de la création de l'agence, Simone Veil me désigne comme administrateur titulaire de la nouvelle institution. Les hasards du calendrier fixent l'inauguration pendant la présidence française. Simone Veil et Philippe Douste-Blazy ne pouvant faire le déplacement pour Londres, ils me confient le soin de prononcer au nom de la présidence française du Conseil européen leur allocution que je prépare avec leurs cabinets.

Le moment est symbolique, une première facette d'une politique de santé européenne se dessine. Même si les fondements juridiques de l'institution sont ceux de la libre circulation des médicaments, les missions confiées à l'agence en font une véritable instance de santé publique. De plus, le traité de Maastricht vient d'introduire dans le traité européen un titre X intitulé « Santé publique », en vertu duquel « la Communauté contribue à assurer un niveau élevé de protection de la santé humaine », qui constitue un embryon de compétences sanitaires pour la communauté européenne.

Les premières années de l'agence européenne sont incontestablement placées sous le signe de l'influence francaise malgré l'énergie déployée par les représentants de la MCA, la puissante agence britannique. Le directeur exécutif de l'agence européenne est un français. Fernand Sauer a fait une partie de sa carrière au ministère de la Santé à Paris. Pharmacien inspecteur, il a été en poste à la direction de la pharmacie et du médicament avant de rejoindre les services de la commission à Bruxelles. Spécialiste reconnu de la réglementation pharmaceutique, il devient dès la création de l'agence son premier directeur exécutif. Homme diplomate et courtois, il impressionne ses interlocuteurs par sa capacité à faire écho à chacun des arguments des douze délégations nationales, à tenir le cap malgré les interminables et incessantes prises de parole, à ancrer patiemment les éléments de la décision qui doit ressortir des débats. Sa courtoisie, son intelligence subtile, son aptitude à jongler entre les langues de ses interlocuteurs, lui donnent rapidement une autorité incontestée.

Le second poste de responsabilité au sein de l'agence est la présidence du comité des spécialités pharmaceutiques (CSP). Son titulaire est le véritable patron scientifique de l'agence, le grand horloger des procédures d'évaluation du médicament en Europe. Or Jean-Michel Alexandre, directeur de l'évaluation de l'Agence française du médicament, est élu à la présidence de ce comité. Il partage son temps entre Londres et Paris, entre Fernand Sauer et moi ! Malgré son caractère tempétueux, il parvient à constituer des équipes de haut niveau, disponibles et acquises à la cause de l'agence européenne[37].

Le pôle londonien du médicament devient suffisamment important pour que je décide en 1996 de programmer l'ouverture d'un bureau de l'agence française à Londres. Et le 26 mars 1997 Jean Guéguinou, ambassadeur de France en Grande-Bretagne inaugure, en présence de Fernand Sauer, ce bureau situé à proximité de l'agence européenne dans les docks de Canary Warf, le quartier futuriste de l'est de la capitale britannique. Le bureau composé de deux agents a pour vocation d'une part d'accueillir les équipes de l'agence française travaillant à l'agence européenne et d'autre part d'offrir aux industriels, de plus en plus localisés au Royaume-Uni, un guichet d'entrée dans l'agence française.

Au sein des administrations françaises, l'initiative surprend. Il n'est pas fréquent qu'un établissement public administratif dispose d'un service à l'étranger. Pourtant la démarche, après une phase d'interrogation, est bien comprise de mes interlocuteurs. Au ministère des Finances et de l'économie, la direction du budget soutient avec détermination le projet. J'insiste sur les perspectives de « concurrence administrative » que la construction européenne ne peut manquer de faire naître. Sensible à ces évolutions, la direction du budget se sent investie d'une mission de préparation des administrations françaises aux nouvelles règles du jeu qui s'esquissent. Le bureau de Londres de l'Agence du médicament leur donne l'occasion d'en faire une démonstration concrète.

Le réseau européen des agences du médicament met rapidement en lumière ses forces et ses faiblesses. Il démultiplie les capacités d'expertise et les dispositifs de vigilance. Il accélère les procédures d'évaluation pour les molécules les plus innovantes. Toutefois, en centralisant les processus de décision, il s'expose à la concentration des jeux d'influence qu'administrations, associations et lobbies pharmaceutiques peuvent être tentés d'exercer. En outre la prise de décision à 15, puis à 25, complexifie les procédures et comporte le risque de ralentir la réaction sanitaire en cas d'alerte. Progressivement un équilibre s'établit. Des mesures rigoureuses, inspirées en partie de l'expérience de l'agence française, sont prises pour garantir l'impartialité de l'expertise. Quant aux mesures d'urgence, une grande latitude est laissée aux agences nationales pour prendre des mesures conservatoires, par exemple la suspension d'une autorisation de mise sur le marché, dans l'attente de l'aboutissement de la procédure européenne.

La libre circulation des carences

Si le système européen du médicament s'organise dans les années 1990 dans des conditions compatibles avec la création de l'agence française, il en va différemment en ce qui concerne la législation applicable aux réactifs de laboratoire.

En 1993, dès les premiers mois d'activité de l'agence, il m'apparaît nécessaire de réformer le statut juridique des dispositifs médicaux de diagnostic in vitro, c'est-à-dire des réactifs de laboratoire et notamment des tests de dépistage. Nous préparons quelques articles législatifs pour renforcer la procédure d'évaluation initiale et donner une base juridique incontestable aux opérations de réévaluation des tests de dépistage après leur enregistrement comme aux décisions de retrait du marché de ceux dont les performances s'avéraient insuffisantes. Enfin le projet prévoit d'instituer un contrôle par inspection des entreprises produisant ces dispositifs médicaux.

Or je découvre avec stupéfaction qu'un projet de directive, préparé depuis de nombreuses années par les services de la Commission, soumet ces produits de santé à un simple système de certification. Dans un tel cadre les autorités sanitaires se bornent à fixer des normes de performances pour les réactifs. La certification ou le marquage CE autorise le fabricant à choisir l'organisme garantissant la conformité de ses produits aux « exigences essentielles » fixées par la réglementation. Si l'on peut comprendre l'intérêt de cette procédure minimale pour des biens de consommation courante, dans un souci de libre circulation des produits, il en va autrement s'agissant de dispositifs essentiels pour la protection de santé publique.

Pour résumer la situation, un industriel est supposé pouvoir enregistrer un test de dépistage du sida ou de l'hépatite C, sans que l'autorité nationale puisse s'y opposer dès lors que les performances revendiquées sont établies techniquement. Ainsi un test de dépistage ne détectant que 95 % des séropositifs pourrait être mis sur le marché alors que d'autres en identifient 99 sur 100. Bien sûr, il est vraisemblable que les laboratoires d'analyses de biologie médicale privilégieraient les tests les plus sensibles. Mais la responsabilité de l'État et de l'Agence du médicament, me paraît être de fixer la norme minimale de sensibilité des tests de dépistage autorisés et de s'assurer directement de leur fiabilité.

Je sollicite un entretien avec un fonctionnaire chargé de la préparation de la directive. Nous nous rencontrons lors de l'une de ses venues à Paris, dans un café situé à proximité immédiate du ministère de la Santé. Je lui expose mes arguments et lui fais part de ma détermination à obtenir une révision de la directive. La conversation est houleuse, pour ne pas dire hostile. Nous nous séparons sur un désaccord radical. De retour à Bruxelles, il raconte à un ami commun qu'il vient de rencontrer un fonctionnaire français, aussi « hermétique qu'inquiétant »...

Pourtant, convaincue du bien-fondé de la position de l'Agence du médicament, Simone Veil propose au Parlement une législation reprenant les principes que l'agence avait proposés. La loi du 18 janvier 1994 donne une base légale aux nouvelles règles d'enregistrement des réactifs de laboratoire, institue la réactovigilance et ouvre la possibilité d'inspections dans les entreprises fabriquant ces produits. Dans le même temps, la ministre engage le combat pour la révision du projet de directive européenne. Plusieurs réunions de travail avec le rapporteur du texte au Parlement européen, le professeur Alain Pompidou, permettent de faire progresser les positions françaises.

Le texte adopté plusieurs années après, le 27 octobre 1998, coupe la poire en deux. Il retient en partie la position française pour quelques catégories de tests, considérés comme particulièrement sensibles pour la protection de la santé publique, et valide l'approche libre-échangiste pour les autres groupes de réactifs. Son application est reportée aux 7 décembre 2003 et 2005 ! Demi-victoire et surtout demi-défaite de la santé publique qui incitent à exercer une vigilance permanente sur les réglementations communautaires comme nationales. Comment ne pas être amer lorsqu'en matière de sécurité sanitaire le plus petit dénominateur commun devient la règle.

Chapitre 5

L'impératif déontologique

En 1988 aux États-Unis, un laboratoire pharmaceutique produisant des médicaments génériques avait constaté que ses dossiers d'enregistrement soumis à la FDA étaient examinés dans des délais beaucoup plus longs que ceux de ses concurrents[38]. Ayant réuni des preuves de corruption d'agents de l'institution fédérale, il en a fait état devant une commission de la chambre des représentants. Une enquête officielle a permis de mettre en lumière des pratiques condamnables au sein de la division des génériques. Son responsable ainsi que plusieurs de ses collaborateurs avaient reçu des enveloppes de plusieurs milliers de dollars, des cadeaux de valeur – automobiles et ordinateurs – et avaient bénéficié de voyages luxueux financés par des d'entreprise ou des organisations professionnelles.

Quelques mois plus tard, une inspection d'essais de bioéquivalence, requis pour établir l'équivalence entre le médicament générique et la spécialité d'origine, mettait en évidence une fraude. Le médicament générique n'était pas utilisé dans les essais. Les tests comparaient la spécialité d'origine à elle-même ! Une enquête sans précédent était engagée pour apprécier l'ampleur de la manœuvre. Plusieurs milliers d'échantillons des génériques les plus courants étaient contrôlés et de très nombreuses anomalies et fraudes étaient mises à jour.

À la suite de ces révélations, plusieurs dizaines d'autorisations pharmaceutiques ont été retirées ou suspendues, des centaines de lots de spécialités génériques ont été rappelées. Des agents de la FDA ont été révoqués et la division des génériques a été entièrement réorganisée. Une trentaine de personnes ont été condamnées pour fraude ou corruption, certains se sont vus infliger des peines de prison de plusieurs années et des amendes de plusieurs millions de dollars.

La question de la déontologie de l'expertise a ainsi été posée brutalement dans le monde anglo-saxon de la pharmacie. Les revues scientifiques, à commencer par le *Lancet* et le *New England Journal of Medecine*, ont publié des lettres préconisant des procédures de déclaration des liens unissant les experts à l'industrie et la définition de règles pour la prise en charge des frais de congrès des experts par les entreprises.

Les débats sur l'impartialité de l'action publique sont sans doute aussi anciens que l'administration. L'ordonnance du « lundi après la mi carême » de Philippe le Bel n'affirmait-elle pas dès 1302 les règles de neutralité que devaient respecter les agents du royaume[39]. On y trouvait déjà l'interdiction pour les agents publics d'être intéressés aux affaires qu'ils traitent que ce soit en recevant des cadeaux ou en s'occupant de dossiers concernant des parents ou des amis !

A la fin des années 1980, le cadre juridique applicable aux agents publics comme aux experts était, en France, à la fois rigoureux et très général. Il était surtout méconnu ou malmené. Le code pénal et le droit de la fonction publique prohibaient bien évidemment trafic d'influence et corruption. Des dispositifs et des corps de contrôle existaient mais le manque de moyens, des habitudes de laisser aller et l'absence de procédures formalisées en limitaient l'efficacité, pour ne pas dire plus.

Les ambiguïtés de l'expertise

L'un des premiers chantiers que nous engageons, lors de la création de l'Agence du médicament, avec Jean-Paul Cano, alors directeur de laboratoire des contrôles de l'établissement, est la réorganisation des procédures d'enregistrement des réactifs de laboratoire. Ces réactifs servent à réaliser les analyses de biologie médicale. Les plus connus d'entre eux sont les tests de dépistage des grandes pathologies : sida, hépatites, toxoplasmose,...

En effet un rapport de l'inspection générale des affaires sociales venait de mettre en lumière des pratiques contestables. Ainsi les dossiers mis à disposition des industriels par l'administration portaient sur leur couverture une mention précisant si l'industriel était adhérent ou non du syndicat professionnel ! Je n'ai jamais su si cela avait une incidence sur le traitement des dossiers, mais l'habitude prise depuis des années était condamnable.

En juillet 1993, Jean-Paul Cano vient me présenter les résultats de la réévaluation des tests de dépistage du sida que nous avions lancée, quelques mois plus tôt, lorsqu'il était au LNS et moi au cabinet. Pour la première fois, une autorité sanitaire a réexaminé la sensibilité et la spécificité des tests de dépistage du VIH. La réglementation prévoit en effet l'enregistrement de ces réactifs de laboratoire, sur la base d'évaluations établissant leur sensibilité, c'est-à-dire leur capacité à détecter les personnes séropositives, ainsi que leur spécificité, à savoir leur aptitude à ne pas déclarer à tort des échantillons de sang séropositifs. L'enregistrement est acquis une fois pour toutes. Aucune procédure de réévaluation n'est prévue.

Avec l'évolution technique, des tests de plus en plus performants sont mis sur le marché sans pour autant que soient radiés de la liste des tests utilisables par les laboratoires d'analyses de biologie médicale ou par les centres de transfusion sanguine, des tests efficaces lors de leur enregistrement mais dépassés par les nouveaux réactifs disponibles.

Les résultats que me présente Jean-Paul Cano le confirment. Certains tests, toujours enregistrés en France, présentent une sensibilité légèrement inférieure aux derniers tests mis en service. Nous n'avons guère d'hésitation. En termes de santé publique, il est légitime de les retirer du marché. Aucun texte ne prévoit un tel retrait mais après tout, j'ai le souvenir de jurisprudences du Conseil d'État habilitant la ministre de la Santé à intervenir, même en l'absence de dispositions expresses, et surtout la décision peut éviter que quelques séropositivités ne soient pas détectées. Je préviens les ministres de la décision prise, les courriers sont adressés aux industriels, l'agence se prépare à assumer sa décision.

Une valse-hésitation sur la stratégie de communication, conduit le ministère et l'agence à gérer dans un contexte difficile l'inévitable inquiétude suscitée par la mesure. La crise est déclenchée. Certains industriels expriment leur mécontentement devant une procédure innovante et qui les a pris de court. Ils contestent la décision prise, mettent en cause la compétence de l'agence.

Le plus surprenant est sans doute la réaction de plusieurs experts. L'un d'entre eux me déclare : « Si j'avais su que des décisions seraient prises à l'issue de l'évaluation, je n'y aurais pas participé ». Et lors de la réunion tenue à l'agence avec les experts et les représentants des laboratoires, quelle n'est pas notre surprise de voir un industriel tenter de présider la réunion et de distribuer la parole, en faisant intervenir les experts à l'appui de ses propos. La séance est houleuse, conflictuelle. Les décisions ne sont pas remises en cause.

Mais cet épisode me conforte dans l'idée que l'établissement de règles déontologiques claires et rigoureuses est bien la troisième priorité de l'agence. Au même titre que la compétence scientifique et l'efficacité administrative. L'évaluation et le contrôle reposent fondamentalement sur l'expertise et la légitimité scientifique des services de police sanitaire.

De nombreux experts intervenant dans les procédures d'évaluation des médicaments ou des techniques médicales, sont attachés par des liens financiers à des entreprises ou des organismes du secteur, ou à l'un des multiples prestataires de services qui gravitent autour d'eux. Pourtant aucune règle précise n'a été définie pour identifier ces liens, s'assurer de l'absence de violation des règles de neutralité lors de l'examen des dossiers et a fortiori aucun garde fous n'a été mis en place pour contrebalancer ces pratiques.

Dès l'été 1993, je précise par note les règles qui doivent être respectées par les personnels de l'agence en cas d'intervention dans les nombreux colloques et séminaires pour lesquelles nous sommes sollicités. Je rencontre en août 1993 le responsable du service central de prévention de la corruption afin de développer des liens de travail et de bénéficier de ses conseils. En décembre 1993, je propose à Simone Veil, alors ministre d'État, ministre des Affaires sociales, de la santé et de la ville, et à ce titre chargée de la tutelle de l'agence, la mise en œuvre d'un programme de renforcement de la déontologie de l'expertise.

D'abord par l'institution immédiate, malgré l'absence de base juridique, d'un dispositif de déclaration d'intérêts pour les centaines d'experts intervenant dans les commissions siégeant auprès de l'agence. Ensuite par l'introduction de ces règles dans les lois et décrets régissant l'établissement. Enfin par la publication des déclarations d'intérêts afin de permettre un véritable contrôle de leur contenu et du respect des règles de non délibération des experts sur les dossiers dans lesquels ils ont un lien. Le soutien de Simone Veil et de son cabinet est plein et entier.

Je rencontre successivement les commissions de l'agence et leur expose les nouvelles règles du jeu. Je me souviens en particulier de la première de ces réunions, au cours de laquelle je me trouve face à la prestigieuse commission d'AMM, à sa quarantaine de membres, plus titrés les uns que les autres, scientifiques de renom pour la plupart, médecins ou pharmaciens consacrant du temps et de l'énergie à l'exercice austère de l'évaluation des dossiers d'AMM.

La réaction de la commission ne va pas de soi. La démarche peut être interprétée comme une marque de défiance, voire de suspicion, à leur égard. Le jeune et récent directeur général, dépourvu de toute légitimité pharmaceutique et dont la nomination a été contestée par l'industrie pharmaceutique, peut il exiger de connaître les activités rémunérées, extra hospitalières ou universitaires, de l'assemblée réunie dans la plus grande salle de l'agence à Saint-Denis ?

Pendant une demi-heure je présente les mesures, rappelle les principes généraux dont elles s'inspirent, argumente à propos des garanties qu'elles apportent à la crédibilité de l'évaluation, et donc à la tâche à laquelle tous les experts présents se sont attelés depuis de nombreuses années. À chaque instant je scrute leurs réactions. Je suis les froncements de sourcils et les hochements de tête qui accompagnent mes propos. Dès les premières interventions à la suite de mon exposé, je comprends que le mouvement lancé est irréversible. Plusieurs membres expriment leur soutien, pour ne pas dire leur soulagement. La question taboue est abordée. La démarche proposée paraît contraignante mais cohérente.

Le président de la commission, Charles Caulin, qui a été associé à la préparation du dispositif, assure la direction générale de son soutien indéfectible. Il sera durant les cinq années que je passe à l'agence un militant de la déontologie, un partenaire rigoureux de la réorganisation des procédures. A l'exception de quelques membres qui ont sans doute senti, que la multiplicité des liens d'intérêts qu'ils ont, affecterait leur posture, la commission adhère pleinement à la proposition, assez comminatoire il est vrai, qui leur est faite. Pour les autres commissions, le scénario sera à peu près le même comme si une « jurisprudence » de la commission d'AMM s'appliquait.

Quelques mois plus tard, en septembre 1994, la presse donne une publicité à ces mesures. *Le Monde* titre : « Madame Veil s'attaque à la corruption dans le secteur du médicament ». Et l'article détaille les mesures prises « dans la plus grande discrétion ».

Les déclarations d'intérêt sont ensuite rendues publiques. De nombreux journalistes viennent les consulter, suivis par les industriels désireux de surveiller leurs concurrents et les liens qu'ils peuvent entretenir avec les experts.

La tenue du registre des déclarations d'intérêt représente une activité importante. Elle est, dans un premier temps, assumée par mon assistante, puis confiée à la cellule de veille déontologique que je crée et confie à un magistrat. L'objectif est en effet non seulement d'obtenir les déclarations les plus complètes et de permettre un contrôle social mais également d'exercer des vérifications sur le déroulement des travaux des commissions.

Les dispositions que j'ai édictées sans base législative, ni même réglementaire, sur le fondement de mon pouvoir d'organisation du service public, sont, au cours des années suivantes, inscrites dans le code de la santé et étendues à l'ensemble des administrations de la santé publique[40].

Je crois sincèrement que l'agence a fait œuvre utile en introduisant sur le secteur de la santé de telles dispositions. Il nous est pourtant arrivé à plusieurs reprises d'être blessés par des articles de presse ou des échanges administratifs mettant en cause la rigueur de l'agence en ce domaine. J'ai même reçu un courrier insistant pour que nous appliquions strictement le dispositif que nous avions imaginé, de la part d'un organe du ministère également exposé à des risques déontologiques et qui ne se soumettait pas à de telles procédures ! Quant à la revue *Prescrire*, dont l'indépendance à l'égard de l'industrie pharmaceutique est la clé de voûte, elle s'est gaussée de la procédure de déclarations d'intérêt en publiant en décembre 1996 un petit dessin humoristique avec pour sous-titre : « Agence du médicament. Conflit avoué, conflit oublié » !

L'épisode le plus douloureux dans cette démarche a sans doute été la publication du rapport d'Edouard Zarifian sur les médicaments psychotropes en 1996. Le rapport fait la Une de *L'Express*[41] puis est largement diffusé sous la forme d'un ouvrage : *Le Prix du bien-être*. Le document, remarquable travail d'analyse sur la place des médicaments psychotropes dans le système de santé, met abruptement en cause l'Agence du médicament. Il dénonce les lacunes de l'expertise et les carences déontologiques de l'administration du médicament.

Alors que l'agence a permis pour la première fois au service public de constituer une expertise interne, de recruter de nombreux scientifiques, l'ouvrage dans une partie intitulée « les secrets de l'Agence du médicament », la présente sous un jour bien différent. « L'Agence française du médicament a adopté un fonctionnement différent de celui de ses homologues étrangers. Sa structure repose en effet, pour l'essentiel, sur des experts extérieurs et quasiment bénévoles là où d'autres pays européens et les États-Unis ont opté pour des professionnels intégrés à l'organisme et y travaillant à temps plein ».

De surcroît, si le rapport mentionne l'institution des déclarations d'intérêt au directeur de l'agence, il dénonce leur caractère secret : « Cette question ne devrait donc pas donner lieu exclusivement, comme c'est le cas aujourd'hui, à des déclarations qui, reposant sur la bonne volonté des experts, sont entourées d'un épais mystère et d'une grande confidentialité ». Pourtant, depuis fin 1994, les déclarations d'intérêt sont publiques. L'Agence du médicament est même, depuis son rapport d'activités pour 1995, le seul organisme public à publier en annexe de son bilan annuel, largement diffusé et remis à la presse, l'intégralité des liens d'intérêt déclarés par les experts qui siègent dans ses commissions et groupes de travail !

Très étonné qu'il ne soit pas fait mention des efforts de l'agence pour élaborer un cadre déontologique rigoureux, j'adresse une lettre au professeur Zarifian pour lui faire part de ma surprise et porter à sa connaissance certaines inexactitudes relevées dans le rapport. Je reçois par retour de courrier une lettre particulièrement aimable et chaleureuse, exprimant le regret d'avoir évoqué en fait les pratiques de la DPHM, soulignant les progrès accomplis par l'agence par rapport à l'administration précédente et m'assurant de son soutien. Je comprends que le rapport a été nourri du « regard » que portent sur l'agence certains fonctionnaires de la direction générale de la santé et du comité économique du médicament, auprès desquels Édouard Zarifian a travaillé. Nous nous rencontrons à Saint-Denis. De ces échanges sont nées une estime mutuelle et une précieuse amitié.

Les interrogations sur la déontologie du fonctionnement des agences ressurgissent régulièrement. L'indépendance de l'expert est, à n'en pas douter, une question essentielle pour le fonctionnement de la démocratie, dans des sociétés technologiquement développées et pour lesquelles les préoccupations de sécurité sanitaire sont majeures. Aucune procédure, aucune règle juridique ne peut la garantir définitivement. La dissimulation et la fraude peuvent toujours tenter les esprits les plus faibles ou les plus cupides. Et il est vrai que les secteurs où les enjeux financiers sont considérables, comme la pharmacie, sont exposés aux risques les plus grands.

Il reste que le développement de mécanismes comme les déclarations d'intérêt, de procédures transparentes d'examen des dossiers, la conjugaison d'un contrôle administratif et du contrôle social, l'efficacité des procédures judiciaires, parviennent à en limiter les effets pour autant que la détermination des autorités publiques soit manifeste. Mais rien n'est acquis. En quelques mois, la rigueur déontologique, la menace de sanctions, la transparence des procédures peuvent céder la place à un relâchement, à une connivence discrète sous couvert de partenariat, et progressivement au retour des vieux démons.

En revanche il y a une certaine injustice à ce que le secteur de la santé porte une réputation sulfureuse que les garde-fous mis en place ne parviennent pas à dissiper. Bien d'autres secteurs, soumis aux mêmes pressions, ouverts aux mêmes tentations et qui n'ont mis en place que tardivement et modestement des procédures de prévention de la corruption, ne souffrent pas de la même indignité.

La tentation de l'influence ne se traduit pas nécessairement dans le domaine du médicament par la défense indue, en commission, d'un dossier fragile. Il est en effet beaucoup plus discret et efficace pour un expert de souligner les risques plus ou moins établis d'une thérapeutique que de défendre l'apport thérapeutique de la molécule développée par un laboratoire avec lequel il est lié. L'attention des autorités sanitaires et des services de contrôle doit donc autant s'attacher aux liens indirects, aux intérêts que peuvent avoir des experts dans des entreprises concurrentes qu'à ceux concernant la firme dont le projet est examiné.

Ajoutons que les influences financières ne sont pas les seules en cause. Il est parfois plus difficile de déceler des phénomènes que je qualifierais de « corruption intellectuelle », et qui conduisent des experts, en l'absence de tout lien financier, à ne pas remettre en cause les travaux d'un collègue, plus souvent encore d'un universitaire de renom, par lequel ils ont été formés ou membre influent d'instances hospitalières ou statutaires, malgré les insuffisances méthodologiques ou techniques des études examinées. À l'instar de la connivence coupable qui peut parfois altérer le sens critique de membres d'un même corps, le monde universitaire et de la recherche recèle des liens qui échappent aux procédures objectives de déclaration d'intérêt.

Il faut enfin poser la question de la reconnaissance de l'expertise de sécurité sanitaire. D'abord par la rémunération de travaux réalisés. Aujourd'hui le défraiement des experts intervenant dans des procédures dévaluation est modeste, pour ne pas dire symbolique. Le quasi bénévolat, pour méritoire qu'il soit, instaure une relation déséquilibrée entre les autorités sanitaires et les experts. La déontologie et la rigueur de l'expertise ne pourraient qu'être accrues par l'institution de relations contractuelles, financièrement saines, entre les pouvoirs publics et les experts qui travaillent à leurs côtés. Il va de soi qu'une partie de ces rémunérations doit bénéficier aux hôpitaux ou aux centres de recherche, lorsque les expertises sont réalisées, dans le cadre de leurs fonctions, par des scientifiques qu'ils emploient.

Il est tout aussi indispensable de garantir la prise en compte des travaux d'évaluation, lors de l'appréciation des publications et productions scientifiques des chercheurs et des universitaires. À défaut, des professionnels de talent pourraient hésiter à s'engager dans les dispositifs de sécurité sanitaire, de peur d'être pénalisés dans leur carrière scientifique.

La confusion des genres

Mais l'exigence d'impartialité dépasse en matière de sécurité sanitaire les règles applicables aux individus. L'analyse des grandes crises de santé publique des années 1980 a mis en exergue les effets dramatiques du mélange des genres, qui prévalait dans les institutions sanitaires. L'habitude avait été prise au cours des années 1960 et 70, de confier à un même service administratif des missions relevant de logiques différentes. Parfois même des missions d'État étaient attribuées ou abandonnées à des structures industrielles ou associatives.

Jusqu'en 1993, la direction de la pharmacie et du médicament du ministère de la Santé a concurremment piloté la politique économique du médicament et exercé la police sanitaire sur le secteur pharmaceutique. Ainsi la même autorité fixait les prix de vente des produits pharmaceutiques après négociations avec les laboratoires, contribuait aux actions de développement du secteur pharmaceutique et siégeait même au conseil d'administration d'entreprises pharmaceutiques nationalisées, alors que parallèlement elle délivrait les autorisations de mise sur le marché des médicaments, assurait la pharmacovigilance et décidait de l'inspection des laboratoires ou des usines des mêmes entreprises !

Cette absence de distinction des fonctions, cruciale pour la neutralité du service et l'exercice rigoureux de la police sanitaire, a d'ailleurs prévalu jusqu'en 1999 au ministère de l'Agriculture où la direction générale de l'Alimentation exerçait tant les missions de développement des secteurs agricoles et agroalimentaires que leur contrôle. On peut d'ailleurs s'interroger sur la nécessité de dissocier les missions de développement du système hospitalier, de la direction de l'hospitalisation et de l'organisation des soins, et les fonctions de contrôle financier et sanitaire qu'elle exerce sur les hôpitaux. Et que dire de services publics, relevant d'autres ministères, qui pour ne pas exercer de missions de police sanitaire, sont néanmoins investis d'éminentes fonctions de police administrative sur les secteurs dont ils assurent le suivi et la promotion...

Quant aux exemples de structures auxquelles avaient été plus ou moins explicitement déléguées des fonctions régaliennes, ils sont malheureusement nombreux. Du centre national de la transfusion sanguine qui assurait en pratique l'élaboration des normes et décisions qu'il aurait, en tant qu'opérateur de la transfusion sanguine, à appliquer au comité permanent amiante, où se concentrait l'expertise sur les risques liés à l'amiante, en passant par l'association France hypophyse, l'existence de structures intermédiaires a souvent caractérisé les organisations administratives ayant été le cadre de drames de santé publique.

Le principe de pôles, en général associatifs, réunissant les principaux acteurs intéressés par une activité sanitaire pouvait sans doute se prévaloir d'un souci d'efficacité. En réunissant tous les partenaires, l'ambition était sans doute d'être plus rapide, plus réactif, plus souple dans l'action. La pratique a malheureusement démontré que dans ce type d'organisation, l'un des acteurs finissait par prendre le leadership, par s'imposer grâce à son expertise, ses moyens financiers ou ses capacités techniques. Et en l'absence d'une expertise indépendante et d'un pouvoir d'arbitrage exercé par une autorité publique, les pires dérives pouvaient se produire. C'est pourquoi les administrations se sont progressivement retirées, du moins sur le champ de la santé, des organisations bâties sur ce mode.

L'apprentissage de la transparence

La transparence est depuis une vingtaine d'années le leitmotiv des réformes administratives. Depuis la loi de 1978 sur l'accès aux documents administratifs, les services publics s'adaptent à cette exigence croissante.

Le monde associatif s'est engagé dans la même voie. En 1989, dix-huit associations et fondations créent le comité de la charte du don en confiance. Cet organisme a pour vocation de faire respecter une charte de déontologie garantissant une gestion rigoureuse et la transparence financière des structures faisant appel à la générosité publique qui adhèrent au comité.

À la même époque, Claude Evin diligente un contrôle de l'Igas sur l'intouchable association pour la recherche sur le cancer, l'ARC. L'enquête de l'Igas est interrompue, le 30 novembre 1990, par une décision du tribunal administratif de Paris. Le ministère décide de faire appel devant le Conseil d'État. Directeur adjoint du cabinet, je confirme auprès des journalistes qui appellent, la volonté du ministère « de procéder à ce type de contrôle ».

Un quatre pages, de grand format, est immédiatement diffusé par l'association. Son président évoque une « nouvelle offensive du ministère de la Santé », des « assauts répétés » qui « ont pris le tour d'une entreprise délibérée et revancharde qui vise à déstabiliser les personnes et les structures, à contester les résultats acquis et à compromettre la réalisation des projets ». Et la lettre me désigne nominativement ! Elle me vaut d'ailleurs des coups de téléphone indignés de parents et d'amis, donateurs de l'association. En 1994, l'ARC publie une lettre ouverte de 600 médecins et chercheurs défendant l'association et invitant les donateurs à ne pas céder aux « insinuations, rumeurs, faits non vérifiés ou rapports n'ayant pas d'existence administrative »[42].

La même année, la Cour des comptes engage un contrôle approfondi de l'ARC. Son rapport, publié en 1996 est accablant[43]. L'affaire de l'ARC éclate. La Cour des comptes révèle que 27 % seulement des sommes engagées par l'ARC en 1993 ont concerné la recherche. Près des deux tiers du budget de l'association étaient absorbés par des dépenses de communication, de collecte et de publicité. Et des sociétés sous-traitantes bénéficiaient des largesses de l'association. Les sommes en cause étaient considérables puisque l'association parvenait à collecter plus de 500 millions de francs par an.

La saisine de la Justice par la Cour des comptes a conduit à la condamnation du président de l'association à quatre ans de prison ferme, à 380 000 € d'amende pour abus de confiance et recel d'abus de biens sociaux et 15 millions d'euros de dommages et intérêts. Plusieurs dirigeants de sociétés liées à l'ARC ont également été condamnés[44].

Le monde des entreprises a, quant à lui, été marqué par une succession de scandales, qui ont conduit à un renforcement des législations sur la transparence financière. De l'affaire du Crédit Lyonnais en France et ses 130 milliards de francs de pertes à la crise provoquée par la faillite d'Enron aux États-Unis et la révélation en 2001 de milliards de dollars de dettes dissimulées dans une nébuleuse de 3 000 filiales, les secousses ont été fortes. Réglementations et codes de bonne conduite permettant aux autorités publiques et aux analystes de disposer d'informations crédibles et précises sur la vie des entreprises se sont multipliés. Le développement des marchés financiers s'est également accompagné de règles de transparence accrue dans le souci de protéger les actionnaires et les épargnants.

Le secteur de la santé n'échappe bien évidemment pas à cette demande de transparence, à cette attente du public qui s'exprime avec toujours plus de vigueur. Il reste que la protection du secret médical, nécessité absolue pour préserver la vie privée des personnes, mais plus encore leur dignité et leur intimité, impose de distinguer avec vigilance les informations qui relèvent légitimement du souci de transparence et celles qui doivent demeurer la propriété absolue de l'individu.

Si le quatrième pilier de la sécurité sanitaire est le principe de transparence, il faut en rechercher l'explication dans les vertus particulières que la transparence offre en ce domaine. Car au delà de l'obligation morale qui comme dans les autres domaines sous tend ce principe, la transparence est en matière de sécurité sanitaire un gage indispensable d'efficacité.

Ici encore, il faut revenir aux drames sanitaires qui ont endeuillé la fin du XXe siècle. L'opacité des structures de la transfusion sanguine, le monde clos dans lequel était gérée l'hormone de croissance, la résistance des institutions à évoquer les risques de contamination par la maladie de la vache folle, le confinement des expertises sur l'amiante, toutes les catastrophes de santé publique ont été marquées par le silence implacable qui les a préparées. À l'omerta administrative répondait le mutisme de l'institution médicale, au lobbying industriel faisait écho la pusillanimité de l'expertise.

Le devoir de contradiction

Il y a en matière de sécurité sanitaire un devoir de contradiction. Et les pouvoirs publics doivent s'attacher à faciliter l'expression des points de vue divergents. Il ne s'agit pas de prendre pour argent comptant toutes les inquiétudes, toutes les alarmes qu'une société peureuse peut engendrer. Mais il est indispensable d'y prêter attention, de les écouter, de les analyser, de s'assurer que les systèmes officiels d'expertise et de vigilance n'ont pas ignoré, occulté ou sous estimé certaines informations.

En avril 1992, des produits sanguins ont été suspectés de contamination par le virus de l'hépatite C. Le ministère de la Santé, qui ne disposait pas à cette époque de services d'expertise, a réuni, dès l'alerte donnée, trois experts de renom, parmi lesquels Didier Sicard, l'actuel président du comité national consultatif d'éthique. A l'issue cette réunion informelle, le ministère de la Santé a pris des mesures de police sanitaire allant jusqu'à la suspension de la distribution de certaines immunoglobulines. Or cette crise sanitaire avait été déclenchée par un article de presse, sans doute établi sur le témoignage d'un expert qui n'avait osé s'exprimer directement ou qui n'avait pas été entendu par la communauté scientifique.

Comment nier l'importance de telles informations ? Comment refuser de les prendre en compte parce qu'elles sont transmises par voie de presse ? Comment ne pas souhaiter que des alarmes dissidentes de ce type s'expriment chaque fois que cela est nécessaire ?

De plus, la transparence est une condition de la confiance. Le soupçon, éveillé par le *Wall Street Journa*l à la fin 2004, sur la possible dissimulation d'informations portant sur les risques cardiaques liés à la prise de l'anti-inflammatoire Vioxx, par le laboratoire le produisant, a jeté un doute sur la sécurité des médicaments[45]. L'industrie pharmaceutique a réagi en annonçant « la transparence sur les essais cliniques »[46].

L'engagement de mise en ligne sur Internet dans un premier temps d'un registre des essais cliniques, puis d'une base de données sur « les résultats des études cliniques terminées » doit permettre aux patients et à leurs associations de contrôler les résultats des recherches et de détecter les risques mis en évidence qui seraient sous estimés dans les procédures officielles. La quête de confiance a imposé la transparence.

Mais la transparence peut également être un outil de la réaction sanitaire en cas de crise. Tout retard dans l'information du public comme des professionnels, retarde la réaction de sécurité sanitaire, prolonge ou multiplie les risques. En ce domaine, la transparence est exigence éthique, nécessité scientifique et garantie sécuritaire. Mais la diffusion de l'information en cas d'alerte sanitaire est un exercice délicat. On navigue toujours entre une « sur réaction » du public entraînée par une information alarmiste, et une « sous réaction » insuffisante pour endiguer le risque.

Les craintes d'une épidémie de grippe aviaire ont conduit à l'automne 2005 le gouvernement à multiplier les messages destinés à avertir le public sur les risques potentiels tout en cherchant à le rassurer par l'adoption de mesures préventives. Articles de presse et émissions télévisées se sont succédés, au point de susciter, quelques semaines plus tard, des commentaires acerbes sur l'alarmisme des pouvoirs publics et des experts... La révélation au début de l'année 2006 du décès de plusieurs personnes en Turquie a redonné aux mesures de protection contre une éventuelle épidémie leur « légitimité médiatique » !

La responsabilité de la parole

Dans la gestion des crises, la communication des autorités sanitaires est un instrument redoutable. En 1977, un cas d'intoxication alimentaire grave a été attribué à la consommation de terrines de pâté. Le ministère de la Santé a publié un communiqué le 19 octobre mettant en garde contre la consommation de deux lots de ces produits. À la suite de ces événements, l'entreprise qui produisait les charcuteries a été confrontée à de graves difficultés économiques et a été mise en liquidation judiciaire. Le Conseil d'État, saisi d'une demande d'indemnisation par les dirigeants de la société a rejeté la demande, estimant que le ministre chargé de la santé avait, à juste titre, informé le public, même si aucune réglementation ne lui donnait expressément ce pouvoir[47].

La parole ministérielle peut donc être soumise au juge. En octobre 1988, j'en ai fait l'expérience au cabinet de Claude Evin. Nous étions confrontés au refus du laboratoire pharmaceutique produisant le RU 486, la pilule abortive, de continuer à fournir ce produit. L'entreprise était en effet soumise à de vives pressions aux États-Unis de la part des mouvements opposés à l'interruption volontaire de grossesse. Claude Evin a reçu les responsables du laboratoire et leur a enjoint de revenir sur leur décision. A l'issue de l'entretien, il a fait part à la presse de sa position en la résumant d'une belle formule : « Ce médicament est la propriété morale des femmes ». Un communiqué de presse a alors été rédigé. Il précisait que le ministre avait « mis en demeure » le laboratoire de reprendre la distribution du produit. Trois ans plus tard, le Conseil d'État a, à la demande de plusieurs associations, annulé la décision de mise en demeure contenue dans le communiqué[48]. Les textes ne donnaient pas au ministre le pouvoir de contraindre ainsi une entreprise pharmaceutique. Le verbe gouvernemental peut être illégal...

Quoi qu'il en soit, la transparence reste le meilleur moyen en cas de menace sanitaire de parvenir à une réaction adaptée. C'est en tout cas le principe qui nous a animés en 2001, lorsqu'après les attentats du 11 septembre, la menace bio-terroriste a été au cœur de l'activité du ministère de la Santé. Régulièrement, tous les deux ou trois jours, le ministre délégué à la santé, Bernard Kouchner, tenait un point presse, entouré des services du ministère mais également de représentants du service de santé des armées et du ministère de l'intérieur afin de présenter les mesures prises pour prévenir d'éventuelles attaques biologiques, chimiques ou nucléaires. Il donnait à cette occasion les informations dont nous disposions sur les nombreuses fausses alertes au charbon, que mauvais plaisantins, voisins aigris et proches rancuniers provoquaient en expédiant des enveloppes remplies de poudres ou de poussières.

Début octobre, une information était communiquée en urgence au cabinet. Les résultats de l'analyse d'une enveloppe de poudre transmise par les services de police au laboratoire d'analyse de la défense nationale étaient positifs. Le bacille du charbon y avait été détecté. Intense activité ministérielle pour évaluer le risque, préparer la riposte, accompagner les victimes. La question de la gestion de cette information a été immédiatement posée. Bernard Kouchner, après un échange avec Lionel Jospin, a rendu publique, sans délai, l'information lors d'une conférence de presse solennelle et émouvante, un vendredi en fin de journée.

Le ministre dans le style direct qui est le sien, a fait part des résultats des analyses, évoqué les hypothèses envisageables, une attaque bio terroriste d'une extrême gravité ou une contamination interne au laboratoire par une erreur de manipulation. Il en a appelé à la responsabilité de chacun, promis de donner en temps réel les informations qui lui parviendraient et, en tout état cause, de refaire le point publiquement le lundi suivant. L'information a été reprise sur les ondes, à la télévision et dans les journaux avec la même pondération. Des explications précises et crédibles l'accompagnaient. Aucune panique n'a été constatée. Quelques jours plus tard, Bernard Kouchner a pu annoncer à la presse que les enquêtes menées avaient montré qu'il s'agissait d'une contamination accidentelle par une souche détenue par le laboratoire de contrôle. La transparence avait permis de diffuser une information responsable.

Au-delà de l'information de crise, la transparence doit devenir une règle de fonctionnement du système de santé. Comment ne pas être frappé par le succès des « palmarès des hôpitaux », des classements des cliniques, qui fleurissent régulièrement à la Une des journaux et périodiques. Lorsque ces publications sont apparues, nombreux sont les professionnels, les gestionnaires et les responsables publics qui se sont émus de ces initiatives et ont mis en cause leurs méthodologies. Mais après tout pouvait on leur reprocher leurs imperfections alors que les pouvoirs publics étaient dans l'incapacité de donner au public des informations sur la qualité des hôpitaux et des cliniques. Quoi de plus légitime que de rechercher des données fiables sur la qualité des services hospitaliers quand on est confronté à une hospitalisation ? On peut même penser que cette demande visera aussi à l'avenir les praticiens exerçant en médecine de ville.

Or le système s'est refusé jusqu'à une date récente à apporter des informations, mêmes modestes, sur la qualité de ses prestations. Comment se renseigner sur la valeur d'un service autrement que par le bouche à oreille, d'autant plus avisé et disert que le demandeur est introduit dans le monde médical... Il faut rappeler que les médecins ne peuvent mentionner sur leur plaque ou leurs ordonnances que les titres acquis au cours de leur formation initiale, parfois vingt ou trente ans plus tôt, alors qu'un label décerné au titre de la formation continue ou de l'évaluation des pratiques constituerait une information au moins aussi pertinente pour leurs patients.

Et cette préoccupation vaut également pour les pouvoirs publics. Lors de son passage ministère de la Santé en 2001 et 2002, Bernard Kouchner tenait tous les mois une conférence de presse de sécurité sanitaire. Moment privilégié de rencontre avec la presse, permettant hors des situations d'urgence, de faire le point sur tous les dossiers de santé publique en cours et de répondre aux questions des journalistes. Nous nous installions à la tribune de l'amphithéâtre Pierre Laroque.

Entouré des membres de son cabinet et des directeurs d'administration centrale et des agences concernées par les questions de sécurité sanitaire, Bernard Kouchner répondait aux interrogations de la presse. Il donnait aussi souvent la parole à ses collaborateurs pour apporter des précisions ou des compléments. Lors de la dernière conférence de presse, il a tenu à ce que symboliquement une photo soit prise. Son « état-major de la sécurité sanitaire » s'est alors regroupé autour de lui sur les marches du bas de l'amphithéâtre. La plupart des institutions représentées sur la photo n'existaient pas dix ans plus tôt !

Chapitre 6

La crise au quotidien

Octobre 1993. Une enquête de pharmacovigilance met en évidence des atteintes hépatiques graves chez des patients auxquels avait été prescrite une spécialité anxiolytique mise sur le marché depuis peu. Je prends la décision de retirer le produit. La décision ne passe pas inaperçue. L'Agence du médicament a été créée sept mois plus tôt. Sa crédibilité est loin d'être assise.

A l'issue des débats nourris auxquels le dossier a donné lieu en commission nationale de pharmacovigilance, nous présentons avec Jean-Michel Alexandre à la presse la décision de suspension de l'AMM, en présence du laboratoire pharmaceutique. Le directeur de l'évaluation détaille toutes les données scientifiques disponibles. 104 cas d'atteintes hépatiques dont 67 % bénignes et 23 % sévères. Sur 14 cas d'hépatite fulminante, 8 ont nécessité une transplantation hépatique et six personnes sont décédées.

Le lien de causalité entre la prise du produit et la survenue d'hépatique est probable sans être tout à fait certain. Jean-Michel Alexandre souligne la difficulté à mettre en évidence un lien unilatéral compte tenu des autres prescriptions médicamenteuses très souvent associées au traitement. Toutefois, les données disponibles ont conduit à une décision, exigeante mais qui me semble justifiée, pour la protection de la santé publique. La perte de chiffre d'affaires pour le laboratoire est estimée à plusieurs centaines de millions de francs par an. Son cours en bourse chute dans les jours qui suivent de près de 8 %.

L'agenda des crises

Dès ses premiers mois d'existence, l'agence est contrainte de devenir ambidextre ! D'un côté, elle doit inscrire son activité dans la durée pour produire chaque année, dans le respect de procédures complexes, plusieurs dizaines de milliers de décisions. De l'autre, elle doit s'organiser pour faire face aux multiples situations d'urgence auxquelles elle est confrontée. En quelques cinq années, l'agence sera appelée à gérer des crises de première importance – du retrait des tests sida à celui de la Josacine –, mais également plusieurs alertes hebdomadaires, qui conduisent, dans de bien des cas, à des rappels de lots de médicament.

Les crises sanitaires « traditionnelles » s'ancrent en général sur les deux dispositifs de surveillance organisés autour du médicament : la pharmacovigilance et le contrôle qualité. On peut bien évidemment ajouter quelques crises sans fondement, fruit d'un affolement médiatique plus ou moins téléguidé, d'un règlement de comptes entre laboratoires ou experts.

Le contrôle qualité repose sur les systèmes mis en place au sein des entreprises pharmaceutiques pour détecter les anomalies de composition ou de qualité pharmaceutique. Les systèmes d'assurance qualité sont en général efficaces. Leur coût peut représenter près de 5 % des prix de revient du médicament. Jusqu'en 1992, aucune réglementation n'imposait formellement la déclaration des incidents ou des accidents liés à la fabrication des produits. La loi du 8 décembre 1992 a introduit dans le code de la santé publique une disposition rendant obligatoire pour les industriels la déclaration immédiate de toute action de retrait d'un produit ou de rappel de lots d'un médicament.

L'agence insiste d'ailleurs dès ses premiers mois d'activité pour que la réglementation soit renforcée et en 1995 un décret étend l'obligation de déclaration auprès des autorités sanitaires à tout « incident ou [...] accident survenu lors de la fabrication ou de la distribution (d'un) lot et susceptible d'entraîner un risque pour la santé publique ». Ainsi même si le laboratoire ne décide pas de retrait du produit, il est tenu d'informer l'agence de l'incident constaté. Laquelle peut ainsi apprécier la gravité du risque et, le cas échéant, imposer un retrait ou un rappel de produit à l'entreprise.

A la création de l'agence, je mets en place au service d'inspection une unité dédiée à la gestion des « accidents ». Son activité connaît au fil des années un essor remarquable. D'une soixantaine de signalements et d'une vingtaine de rappels de lots en 1992, on passe à plus de 160 signalements et 60 décisions de rappels en 1997. L'unité « accidents » assure une veille permanente sept jours sur sept et 24 heures sur 24. Les signalements sont reçus, analysés, parfois instruits par une inspection immédiate sur les lieux de production ou de distribution des produits. Le service d'inspection, en lien avec les autres départements de l'agence notamment ceux chargés de l'autorisation de mise sur le marché et de la pharmacovigilance, propose au directeur général les mesures que l'accident justifie.

Dans plus d'un tiers des cas, le signalement se traduit par une décision de rappel de lots. En pratique le laboratoire est tenu d'adresser aux pharmaciens, d'officine ou hospitaliers, un message d'alerte expliquant sommairement les raisons du rappel et une instruction permettant la récupération des produits suspectés. Ces rappels interviennent dans des situations variées. Parfois la découverte d'ampoules brisées dans des boîtes ou le constat de produits « précipitant » c'est-à-dire se transformant de leur forme liquide en des cristaux ou des matières solides. Dans d'autres cas, il s'agit du signalement de produits dont l'aspect ou l'odeur ne paraissent pas habituels à l'utilisateur, au pharmacien ou au médecin. Bien évidemment lorsque le produit est distribué à l'étranger, les autres agences et administrations chargées du médicament sont prévenues.

Nous découvrons au cours des premiers mois de l'agence quelques aspects de cette activité d'urgences répétées. La plus marquante est la concentration de 80 à 90 % des signalements le vendredi, pour ne pas dire le vendredi après-midi. Surprise statistique vite expliquée par des contacts avec des industriels et des pharmaciens. Ils nous confient, avec une certaine gêne, que bien évidemment des accidents sont découverts du lundi au vendredi, mais que souvent les entreprises tardent à les signaler à l'agence. Pas question pourtant de laisser passer le week-end sans avoir satisfait à leurs obligations légales !

Il faut inlassablement, dans les cercles pharmaceutiques, insister sur l'obligation de déclaration immédiate, rappeler que la réglementation s'est affinée et que le signalement ne porte pas sur la seule mesure décidée par le laboratoire mais sur l'incident lui-même. Des progrès sont constatés, mais la crise du vendredi soir demeure fréquente. Elle nous mobilise souvent jusqu'à une heure tardive. Elle suscite l'incompréhension des pharmaciens d'officine recevant régulièrement des alertes pendant le week-end. Elle peut compliquer le traitement de l'information par la presse, en l'absence les samedis et dimanches des journalistes les plus au fait des procédures.

Le minitel rouge !

Le reproche est souvent fait à l'agence de mettre en œuvre des procédures inappropriées. Non sans une certaine pertinence. L'agence est accusée par les professionnels de sur-réagir lorsqu'elle publie un communiqué de presse. Il est vrai que cette procédure est utilisée chaque fois que l'urgence nous semble le commander, même si nous sommes conscients des inquiétudes qu'une information grand public peut susciter. Mais c'est le seul moyen pour l'agence d'obtenir une réaction rapide en cas de risque pour la santé publique.

Pour les rappels moins alarmistes, la procédure dite « des enveloppes d'alerte » est en vigueur. Elle prévient l'ensemble des pharmaciens par un message « routé » par les distributeurs de médicament. La réaction prend deux à trois jours, elle est améliorée à plusieurs reprises par des dispositifs de fax. Internet n'est pas encore entré en action.

Insatisfait des conditions d'alerte des professionnels et d'information du public, j'insiste dès le début 1994 pour que soit en place d'un système télématique d'alerte. Afin d'aller vite, je retiens l'option la plus simple, la création d'un service minitel. La direction générale de la santé est réticente, favorable à un dispositif plus sophistiqué de contact direct avec les médecins et les pharmaciens. Je suis convaincu du caractère indispensable d'un tel réseau mais sa mise au point technique me semble complexe. Le projet n'aboutira réellement qu'au début des années 2000, grâce à la technologie du mail.

Quoi qu'il en soit, le minitel est créé : 36-17 Agmed. Philippe Douste-Blazy, ministre délégué à la Santé, soutient l'initiative et le 21 juin 1994 un communiqué de presse commun du cabinet du ministre et du directeur général de l'agence annonce la création d'un système d'alerte permanent. Les rubriques du service sont en nombre de quatre.

La pharmacovigilance et les autorisations de mise sur le marché afin d'informer sur les principales mesures de modification, suspension ou retrait d'une AMM. Ensuite la réacto-vigilance pour informer sur les décisions concernant les réactifs laboratoires et les tests de dépistage. La leçon du cafouillage de communication qui a entouré le retrait des tests du sida est retenue. L'agence doit communiquer directement sur ses décisions. En troisième lieu, les retraits de lots liés à la fabrication et la distribution des médicaments et enfin une rubrique générale permet de mettre à disposition des professionnels de santé et du public des informations relevant des autres domaines de compétence de l'agence.

La presse professionnelle accueille avec satisfaction ce qui constitue le premier service d'alerte de l'administration sanitaire : « Médecins à vos minitel »[49], « Professionnels de santé, tapez 36-17 Agmed »[50], « Un nouveau système d'alerte sur le médicament pour les pharmaciens »[51]. La presse générale souligne également l'événement : « Pour améliorer les relations entre les autorités et les professionnels de santé. Mise en place d'un système télématique d'alerte sanitaire »[52].

Je donne quelques interviews et invite les professionnels de santé, à commencer par les pharmaciens et les directeurs de laboratoires d'analyses de biologie médicale, à consulter le service minitel de l'agence chaque jour. Ainsi seront-ils certains de connaître en moins de 24 heures les décisions de l'agence. Leur réaction en sera facilitée. Ils seront moins exposés au risque, dont nous comprenons le caractère désagréable, de prendre connaissance d'une mesure de rappel de lots ou de produits par l'intermédiaire d'un utilisateur. La procédure, une consultation du service minitel, peut paraître contraignante. Une petite minute chaque jour !

Dans l'ensemble, la proposition est bien accueillie. Le nombre de consultations quotidiennes s'accroît. Pourtant une contestation inattendue est exprimée. Le courrier des lecteurs dans les journaux professionnels en témoigne. Un pharmacien fait ainsi le calcul facétieux, et d'ailleurs largement erroné, du coût de la connexion quotidienne au 36-17 Agmed pour un professionnel et conclut au vu du bilan financier établi : « On comprend mieux les propos de M. Tabuteau qui souhaite tous les jours une consultation « systématique » du 36-17 Agmed, une grande idée... » !

Le service minitel s'impose pourtant comme une garantie de la crédibilité de l'agence. La transparence est assurée sur toutes les mesures de retrait ou de rappel de produits. Les motifs en sont donnés sur un serveur accessible aux professionnels mais également à la presse et au public. On voit ainsi s'inscrire sur les pages télématiques de l'agence des messages comme celui-ci, datant de 1994 : « Suite à une information concernant un donneur de sang qui serait atteint d'une maladie neuro-dégénérative, il est demandé par mesure de précaution de ne pas utiliser les lots de produits sanguins stables suivants fabriqués à partir des dons de cette personne ». Suivent les références du produit, du lot, sa présentation et la date de validité. La procédure de rappel, complétée par une démarche des pharmaciens auprès des éventuels utilisateurs, gagne ainsi en efficacité.

Le drame de la Josacine

Une crise sans précédent marque le mois de juin 1994. L'agence du médicament est informée du décès d'une enfant après l'absorption d'un antibiotique très courant, la Josacine. Réunion d'urgence, analyse des données disponibles, l'incertitude est complète. Du cyanure semble avoir été trouvé dans le médicament à l'origine du drame. Acte criminel indépendant de la production du médicament, défaut de fabrication, acte de malveillance sur la chaîne de fabrication ou de distribution des flacons ? Aucune hypothèse ne peut être écartée.

La décision est prise de retirer tous les lots de suspensions buvables de Josacine fabriqués jusqu'à cette date, soit près d'un million de flacons[53]. L'information rendue publique par le laboratoire juste avant le journal de 20 heures, crée une panique aussi compréhensible qu'irrépressible. Tous les collaborateurs présents à Saint-Denis sont réquisitionnés. Un standard improvisé est organisé. Il faut répondre à tous les parents, dont l'enfant est fiévreux et vient d'absorber de la Josacine. Jusqu'à trois heures du matin, les appels se succèdent. Le laboratoire pharmaceutique est soumis à une pression encore plus grande. Pendant plusieurs heures, l'agence et le laboratoire ne peuvent se joindre, faute de lignes disponibles. Des lignes rouges seront créées ultérieurement, pour garantir en cas de crise le maintien d'une relation permanente. L'information des professionnels, la mise en alerte des centres anti-poisons se font dans des conditions chaotiques. Le dispositif de gestion de crise doit encore être amélioré.

Pendant de longs mois, l'incertitude demeure sur les conditions d'introduction du cyanure dans le flacon. Ni les inspections, ni les milliers d'analyses réalisées ne permettent d'établir d'anomalie sur la chaîne du médicament. Mais en l'absence d'éléments définitivement probants, l'agence décide de ne pas autoriser le retour sur le marché des lots rappelés. En octobre 1994, la suspension buvable de la Josacine est réintroduite dans les officines, mais il s'agit de nouvelles productions, d'ailleurs réalisées sur un autre site industriel.

L'affaire criminelle se conclut par la condamnation en 1997 à vingt ans de réclusion criminelle d'un proche de la famille de l'enfant par la cour d'assises de Seine-Maritime. Pourtant une contre-enquête du journal *Le Monde*, a jeté le doute sur certains éléments du dossier[54] et une requête en révision a été introduite devant la Cour de cassation par l'avocat de la personne condamnée, qui a toujours clamé son innocence. Acte criminel isolé, risque lié à la chaîne du médicament. L'agence a pris les mesures de précaution que la seconde hypothèse justifiait. Cela lui a été reproché a posteriori. Fallait il mettre au rebut des milliers de flacons d'antibiotiques pour se prémunir contre un risque que l'enquête semblait écarter ? Je considère encore aujourd'hui que l'incertitude qui entourait les faits justifiait la décision prise.

La traque des effets indésirables

Pour le reste, les crises les plus graves que traverse l'agence sont le fruit de ses missions de pharmacovigilance. L'autorisation de mise sur le marché est délivrée sur le fondement d'une évaluation des bénéfices et des risques du produit. Cette analyse ne peut, par nature, qu'être réalisée au vu des connaissances scientifiques générales et d'essais en laboratoire puis d'essais cliniques sur des personnes volontaires. Quelles que soit la rigueur, la minutie et la portée des recherches biomédicales, les données sur le médicament sont inévitablement lacunaires. Elles permettent de détecter, si les essais ont été bien conduits, les risques les plus fréquents mais laissent souvent dans l'ombre des effets plus rares. Échappent également dans une large mesure à ses études les problèmes d'observance du traitement constatés lorsque l'utilisation du médicament concerne de larges populations. Le respect du protocole du médicament est alors très éloigné de l'encadrement qui prévaut lors des essais cliniques.

La pharmacovigilance doit permettre d'identifier les effets indésirables des médicaments après leur mise sur le marché. Les professionnels de santé et les industriels sont tenus de déclarer au système national de pharmacovigilance, piloté par l'agence, les réactions aux médicaments qu'ils ont constatées. Chaque événement signalé fait l'objet d'une analyse par des centres régionaux de pharmacovigilance. Lorsqu'apparaissent des phénomènes inattendus, non conformes aux données retenues lors de la mise sur le marché, des enquêtes de pharmacovigilance sont conduites afin d'en apprécier la portée et de prendre des mesures correctrices éventuellement nécessaires.

Ces mesures peuvent consister en une modification de l'AMM, une restriction des conditions de prescription, un ajustement des doses ou des durées d'utilisation du médicament, et dans les cas les plus graves, à une suspension ou à un retrait de l'autorisation.

La pharmacovigilance est de 1993 à 1997 une priorité absolue de l'agence. Son organisation est renforcée en 1995 par les décrets du 13 mars et du 6 mai. L'agence française tient une place privilégiée dans la construction du système européen de pharmacovigilance qui se constitue autour de l'agence européenne située à Londres. La responsable de son unité de pharmacovigilance, Anne Castot, est à la manœuvre. D'un tempérament fougueux, elle mène ses équipes de Saint-Denis à Londres et de Londres à Saint-Denis, avec une conviction et une compétence, qui exercent un effet d'entraînement sur l'ensemble du système. Le nombre annuel des enquêtes double, les retraits et les suspensions de médicament passent de 2 à 5, 11 et même 25 en 1995. L'agence française s'impose comme l'un des piliers de la sécurité du médicament en Europe.

De nombreuses crises ponctuent ces années. Plusieurs fois par an, des restrictions ou des retraits d'AMM, placent l'agence au cœur de tempêtes sanitaires et industrielles.

La fin des coupe-faim

L'une des crises les plus lourdes de conséquences pour l'agence est sans doute celle des médicaments coupe-faim. Ces produits très largement utilisés en particulier dans les mois précédant l'été, permettent une perte de poids de quelques kilos. Leur marché potentiel est par conséquent considérable.

Au début des années 1990 des interrogations sont portées sur une éventuelle association entre la prise de ces médicaments et une pathologie très rare mais grave, l'hypertension artérielle pulmonaire. La démonstration de l'existence d'un lien significatif entre la prise d'anorexigènes et la survenue d'une telle pathologie est difficile. Les facteurs possibles de risque sont nombreux. Il faut une enquête épidémiologique internationale coordonnée par le professeur Lucien Abenhaïm, épidémiologiste de renom de l'université McGill de Montréal, qui deviendra ultérieurement directeur général de la santé, pour parvenir à la conclusion que ce lien est fortement probable et qu'il augmente avec la durée du traitement.

Dès mai 1994, au vu des résultats intermédiaires de l'étude épidémiologique, l'agence publie un avis aux prescripteurs insistant sur la nécessité de respecter strictement les indications, la posologie et la limitation de la durée de traitement à trois mois. Les résultats définitifs soumis à la commission nationale de pharmacovigilance en 1995 concluent à l'existence d'un lien significatif entre la prise d'anorexigènes et la survenue d'hypertensions artérielles pulmonaires primitives. Plusieurs dizaines de cas ont été observés. Or cette maladie rare, deux cas pour un million d'habitants, est particulièrement grave, souvent mortelle. Elle impose des perfusions continues et débouche, lorsque cela est possible, sur une greffe du cœur et des poumons.

Une mesure drastique est prise. Elle supprime en pratique la prescription des coupe-faim. Ces produits sont réservés, conformément aux conclusions de la commission d'AMM et de la commission nationale de pharmacovigilance estimant le rapport bénéfices/risques favorable dans ces pathologies, aux obésités majeures répondant à des critères médicaux stricts et pour des durées de traitements inférieurs à trois mois et ce, uniquement après l'échec d'un traitement diététique adapté.

De plus, les traitements ne peuvent être initiés que dans un service hospitalier spécialisé en endocrinologie, diabétologie ou médecine interne. La mesure réduit de 250 000 à 3 000 le nombre de boîtes de médicaments consommés chaque mois. Un arrêté ministériel, établi par la DGS en collaboration avec l'agence, interdit les préparations magistrales contenant les mêmes principes actifs.

Une procédure devant l'agence européenne est engagée. Les autorisations de mise sur le marché sont suspendues en 1997. La procédure européenne conduit au retrait des AMM en 2000. Des contentieux sanctionnent certaines procédures suivies mais ne remettent pas en cause le bien-fondé des décisions prises.

Alors que depuis 1995, les produits, largement issus de l'industrie française, sont quasiment interdits de prescription en France, la FDA leur accorde une autorisation pour le marché américain. La molécule y devient rapidement une « star ». En 1996, la « pilule miracle » fait la Une de *Time*[55]. Le laboratoire américain bénéficiaire de la licence de ces médicaments aux États-Unis voit s'ouvrir des perspectives commerciales exceptionnelles.

L'agence française est mise en cause, dans sa légitimité scientifique, pour son intransigeance jugée excessive par le laboratoire promoteur du produit. Par certains médecins également qui se sentent mis en cause par l'interdiction de prescrire un médicament auquel ils avaient habitué leurs patients. Par le public enfin. Des coups de téléphone d'incompréhension, souvent même de colère parviennent à l'agence. La « bureaucratie du médicament » est dénoncée, l'immixtion de l'administration dans le « colloque singulier » est jugée intolérable. Comment l'État peut-il « dicter » au médecin sa conduite ? « La pilule est efficace et sans danger, j'en prends depuis plusieurs années et mon médecin sait ce qu'il fait ! ». Parfois même, l'interlocuteur ajoute : « Le produit est en vente aux États-Unis. Je le commanderai sur Internet ».

Mais le 15 septembre 1997, la FDA fait machine arrière et retire l'autorisation des produits... Des anomalies cardiaques graves seraient imputables à la prise d'une association de médicaments comprenant un coupe-faim. Cette association était d'ailleurs interdite en France. La presse anglo-saxonne souligne la rigueur de l'agence française, et ses exigences en matière de sécurité sanitaire. Les équipes de Saint-Denis ont, dans un contexte particulièrement difficile, fait la preuve de leur compétence et de leur indépendance.

Parallèlement un débat sur la déontologie de l'expertise s'empare des revues scientifiques. Dès octobre 1996, *Nature Medecine* consacre un article aux conflits d'intérêts liés à ces produits[56]. Une polémique oppose même le *Lancet* et le *New England Journal of Medecine* à propos des médicaments anorexigènes[57].

Enfin, des procédures judiciaires sont engagées. Aux États-Unis, le laboratoire licencié doit faire face aux demandes d'indemnisation de plus de 50 000 patients. Le litige pourrait coûter à l'entreprise plus de 20 milliards de \$[58]. En France, la Cour de cassation confirme, par un arrêt de principe du 24 janvier 2006[59], la condamnation du laboratoire à verser à une victime 417 000 euros, prononcée par la Cour d'appel de Versailles en 2002[60].

La crise éventée

La crédibilité se l'agence lui permet parfois d'éviter la crise. En février 1994, un article du *Sunday Times* met gravement en cause un antibiotique très connu. « *Top-selling drug may have killed hundreds in Britain* », le titre alarmiste du journal britannique crée une panique bien compréhensible outre-Manche. Réunion de crise à Saint-Denis en ce dimanche qui s'annonçait paisible. Vérification des données de la pharmacovigilance : les chiffres publiés sont exacts. 113 personnes seraient décédées des suites des effets secondaires depuis l'introduction de la molécule au Royaume-Uni en 1969. Pour autant, ces effets secondaires graves sont connus, ils sont rares et exceptionnellement mortels. La pharmacovigilance estime à un décès par million de traitements les conséquences létales du produit. Or son intérêt thérapeutique est majeur notamment dans le traitement de certaines infections à germes sensibles ou pour la prophylaxie de certaines pneumopathies chez les patients infectés par le VIH. Au total, la communauté scientifique estime que le rapport bénéfices/risques du produit est incontestable.

L'agence publie un communiqué rappelant ces données. L'intransigeance de l'agence en matière de pharmacovigilance lui donne une certaine crédibilité. La presse française reprend les données du *Sunday Times* et les éclaire des informations diffusées dans le communiqué de presse de Saint-Denis. Aucune alarme du public n'est constatée. La crise a fait long feu.

Quatre ans et sept mois

Lors de ma nomination à l'agence, je m'étais fait la promesse de ne pas y rester plus de trois à cinq ans. Prémonition des épreuves qui s'annonçaient ? Conscience des risques de la fonction ? Conviction en tout cas que sur des secteurs où les crises se succèdent, où la vigilance doit être permanente, le temps érode les réflexes, ancre les habitudes, élime les capacités de réaction et d'innovation. Comme le guetteur perd de l'activité visuelle à trop fixer l'horizon.

Bien que la décision de quitter l'agence en 1997 ait été un crève-cœur, je ne la regrette pas. Pourtant, il a fallu du jour au lendemain, tourner la page sur une période qui reste pour moi exceptionnelle, laisser à Saint-Denis, Lyon, Montpellier et Londres des équipes qui m'ont tant appris, avec lesquelles j'ai partagé des moments de découragement, parfois même d'angoisse, mais aussi d'enthousiasme et de bonheur. Et puis voir cette agence, à laquelle je m'étais identifié, prendre son autonomie et poursuivre son chemin...

Mais je mesure aussi le poids des responsabilités que l'exercice du pouvoir de police sanitaire représente. Non par la charge de travail ; il en est bien d'autres tout aussi astreignantes. Mais par la pression psychologique et les tourments permanents que la prise de décision provoque. Lorsque l'évaluation scientifique est sans appel, le décideur est dans une situation relativement simple. Même si les oppositions sont nombreuses, les enjeux considérables, la meilleure décision pour la santé publique est identifiée.

Il en va différemment lorsque la science est impuissante à dégager une solution. Il faut prendre, en son âme et conscience, la décision qui paraît la meilleure. Retirer ou non le produit, l'autoriser ou non, avec les risques que les deux possibilités comportent inévitablement. Choisir entre deux attitudes qui l'une et l'autre auront des conséquences directes sur la santé de personnes. Avec pour obligation exclusive d'opter pour celle qui, en l'état des connaissances disponibles et recueillies, aura le plus d'effets bénéfiques en comparaison des risques qu'elle induit.

Pire encore, le décideur de santé publique est en permanence tenaillée par l'inquiétude du risque non identifié, des accidents non détectés, des contamination silencieuses. Or en matière de santé publique, les négligences, les délais d'intervention, l'absence de réaction engagent autant la responsabilité que les décisions prises. Les conséquences pour le public peuvent être aussi graves. Les « carences fautives » de l'État sont condamnables et condamnées, comme cela a été le cas dans les affaires du sang contaminé et de l'amiante[61]. La Justice sanctionne, à juste titre, pour ce qui a été fait comme pour ce qui ne l'a pas été. Une attention et une vigilance de tous les instants sont indispensables.

Si l'on ajoute à cela les attaques régulières dont le responsable d'une autorité sanitaire fait l'objet, les pressions qu'il subit directement ou indirectement, la fragilité de son poste, il ne me paraît pas raisonnable d'exercer de telles fonctions très longtemps. Il faut donc accepter de se retirer, au moment où l'on se sent le plus à l aise dans ses fonctions, où l'on a l'impression d'avoir la meilleure maîtrise de ses responsabilités. Quelles que soient les satisfactions qu'elles vous apportent, quel que soit l'attachement que vous puissiez avoir pour l'institution, ses missions et plus encore ses équipes.

Je conserve intact le souvenir de mes derniers moments passés à l'agence. La manifestation organisée pour mon départ, la présence de l'ensemble du personnel de l'agence, de ses principaux interlocuteurs, les discours de Charles Caulin et de Philippe Lamoureux, les nombreux témoignages d'amitié et peut-être même de reconnaissance, la larme que je n'ai pu retenir pendant mon allocution et le départ de Saint-Denis où je laissais des compagnons de cordée et de nombreux amis.

Plusieurs années après, je ne peux repasser devant l'immeuble du carrefour Pleyel sans ressentir une émotion particulière, sans revoir défiler des images de ces cinq années où nous avons construit la première agence de sécurité sanitaire.

L'AFSSAPS s'est en 1998 substituée à l'Agence du médicament, elle a quelque peu amendé le joli logo que nous avions conçu, elle a étoffé ses équipes et elle s'est insérée dans un dispositif plus large de santé publique. Depuis la création d'autres agences, elle incarne sans doute moins la sécurité sanitaire, dont elle a pourtant été le laboratoire.

Le retour des vieux démons ?

Même si la nostalgie peut affecter mon jugement, il me semble que le débat sur la sécurité sanitaire emprunte aujourd'hui des voies périlleuses. Comme si la page était tournée sur les drames du sang et de l'amiante, malgré les nombreuses victimes qui en subissent encore les conséquences. Le signe le plus inquiétant me paraît être le retour de l'idéologie de l'efficacité. Loin de moi l'idée de ne pas accorder autant d'importance au progrès, à l'efficacité thérapeutique, au développement des soins qu'à la prévention des risques iatrogènes et à la garantie de la meilleure sécurité sanitaire possible. C'est de l'équilibre entre efficacité et sécurité que doit procéder la décision en matière de santé publique comme en matière médicale.

Mais j'entends revenir des voix qui s'étaient tues. Ces voix qui au nom du progrès médical avaient conduit à la confusion des genres à l'origine de la plupart des catastrophes sanitaires de la fin du XXe siècle.

Confondre les fonctions de police sanitaire et les missions de développement du système de santé. Tel est le risque qui renaît. J'en veux pour preuve le projet avancé en 2003 de fusionner l'AFSSAPS et l'Agence de biomédecine, c'est-à-dire de donner au même établissement le rôle de promotion et de développement d'activités médicales de pointe et leur contrôle. Fort heureusement, les péripéties gouvernementales ont relégué le projet aux oubliettes.

Mais il n'est pas rare dans les colloques médicaux ou dans les cercles administratifs de voir exprimée l'idée selon laquelle les contrôles et les règlements sont devenus excessifs et la recherche médicale freinée par les inquisiteurs de la sécurité sanitaire. Un certain

« poujadisme » scientifique tente de remettre en cause l'exigence d'évaluation qu'une décennie d'efforts a cherché à imposer. L'attitude est sans doute très minoritaire mais elle exerce une influence croissante. Pourtant la plupart des équipes médicales reconnaissent l'utilité d'une confrontation avec leurs pairs pour apprécier le bien-fondé de la prise de risque qu'ils envisagent. Un scientifique déclarait lors du colloque tenu à l'Assemblée nationale à l'occasion des 10 ans de l'agence du médicament devenue l'AFSSAPS, que le débat avec les évaluateurs de l'agence lui avait permis de mieux définir et encadrer son protocole de recherche.

La fonction de sécurité ne peut être impunément reléguée au second plan. Elle est une fonction majeure dans les sociétés humaines. Elle justifie en partie l'organisation sociale. Et ce qui vaut pour la sécurité publique s'impose également en matière de sécurité sanitaire.

Je me souviens de ma rencontre avec David Kessler, le mythique patron de la *Food and Drug Administration* en juillet 1996. Le personnage ne manquait pas de singularité. Barbe rousse naissante, lunettes d'étudiant, il ne correspondait pas à l'image du *commissioner*, que l'histoire de la FDA a forgée. À la tête de la FDA depuis six ans, réputé pour son intransigeance, il assénait sa raison d'être : la sécurité. Il rappelait que l'agence américaine se devait de conserver crédibilité et confiance du public quelles que soient les circonstances. « La FDA ne doit avoir qu'une mission, la police. Etre le FBI de la santé ». La critique des ministères de l'agriculture ou de l'énergie était dans la suite de ses propos à peine voilée.

Pendant plus d'une heure d'entretien, il a dégagé une impression de sérénité et de légitimité. Pourtant cet homme, qui dirigeait les 9 000 agents de la prestigieuse agence créée en 1906 par le *Food and Drugs Act*, était attaqué de toutes parts, notamment au sein du puissant congrès. Au paradis de l'extrême libéralisme, ce personnage plutôt jeune et fluet incarnait le pouvoir régalien. Lors de sa démission quatre mois plus tard, le président Clinton lui a rendu un hommage appuyé : « *David Kessler represents the best that Americans can give in public service to their country* ».

Les lignes jaunes de l'indépendance

La question de l'indépendance des agences reste à mon sens l'une des plus délicates. L'indépendance à l'égard de l'industrie ne peut souffrir d'exception. Les responsables de l'agence, les évaluateurs sont en relation régulière avec les industriels. L'instruction d'une demande d'AMM nécessite de multiples réunions. Une crise de pharmacovigilance les conduit à travailler ensemble dans l'urgence. De ces activités peut naître une estime réciproque. Des liens d'amitié peuvent se tisser. Il faut pourtant que chacun reste dans son rôle, ne s'écarte pas de sa mission, ne se départisse pas de sa neutralité. Pour cela, les règles du jeu, les principes déontologiques doivent être sans ambiguïté.

Lors du premier nouvel an de l'Agence du médicament, j'ai fait retourner aux expéditeurs les cartons de vin ou de Champagne adressés par tradition et sans doute sans volonté maligne, à l'administration du médicament ! La surprise passée, après quelques explications pour dissiper les malentendus au sein de l'agence et avec certains industriels, chacun a compris la nécessité de mon attitude. L'année suivante ne sont parvenues à l'agence que quelques boîtes de chocolat.

D'autres aspects du débat sont plus difficiles à cerner. Articles de presse et rapports parlementaires mettent régulièrement en cause le financement de l'agence par des redevances et taxes perçues sur l'industrie pharmaceutique. Critique paradoxale d'un mode de financement qui a permis à l'administration de la santé publique de sortir de son état de paupérisation. Une part essentielle de la croissance de l'agence a été financée par ce biais. J'ai toujours insisté auprès des ministres sur la nécessité de préserver un financement significatif sur subvention d'État. Mais le désengagement budgétaire s'est poursuivi. L'agence a-t-elle pour autant perdu son indépendance ?

Sincèrement je ne le crois pas. Le prélèvement de taxes sur le chiffre d'affaires des laboratoires et même la perception de redevances lors du dépôt des dossiers ne me paraissent, à l'expérience, en rien peser sur les décisions prises. D'abord parce que ces ressources sont multiples et variées. Ensuite parce qu'il s'agit de quasi prélèvements obligatoires. L'État serait-il par nature corrompu parce qu'il perçoit l'impôt sur les sociétés ? Et les collectivités locales parce qu'elles lèvent la taxe professionnelle ? Enfin c'est faire peu de cas du caractère collectif des évaluations conduites, de leur logique scientifique et surtout de la morale individuelle des personnels de l'agence.

Les pressions car elles existent, tentent de s'exercer de façon beaucoup plus insidieuse et personnalisée. J'ai le souvenir d'un industriel qui avait souhaité me rencontrer à la suite de ma prise de fonctions à l'agence. A la fin d'un entretien où nous avions échangé des banalités sur l'évolution du système de santé, il m'a « confié » que les directeurs, avec lesquels il s'était bien entendu, avaient tous fait une brillante carrière ! Les années qui ont suivi ont dû le convaincre que je n'avais pas compris, ou voulu comprendre, son message...

L'industrie pharmaceutique souffre d'une réputation aussi controversée, pour ne pas dire sulfureuse, que paradoxale. N'est elle pas le secteur industriel qui a le plus contribué au recul des pathologies et à l'accroissement de l'espérance de vie ? Gagner de l'argent en vendant des produits de santé serait il moins légitime qu'en commercialisant des automobiles ou des téléphones portables ? Il reste que les enjeux financiers sont, sur ce secteur, considérables. De plus, les médicaments étant soumis à une réglementation complexe et sévère, les tentations existent de faciliter ou d'accélérer l'obtention d'une autorisation, et peut-être plus encore d'éviter une interdiction. Les manœuvres sont d'ailleurs tout aussi fréquentes pour contrecarrer le projet d'un concurrent, discréditer ses produits, retarder leur arrivée sur le marché.

Les voies légales sont fort heureusement les plus courantes. Le contentieux entre laboratoires est important. Mise en cause des brevets, dénonciation des pratiques, contestation des génériques, les tribunaux accueillent régulièrement des entreprises rivales.

Des pratiques condamnables ne sont pas exclues. À la fin des années 1980, les États-Unis ont connu le scandale des génériques. En Europe, l'affaire « Poggiolini » de 1991 reste dans les mémoires[62]. Le directeur italien de la pharmacie, également président du comité des spécialités pharmaceutiques a été conduit à la démission à la suite de malversations. Il a été condamné par la Justice italienne, ainsi que le ministre italien de la santé Francesco de Lorenzo, pour avoir reçu des pots-de-vin de laboratoires pharmaceutiques. Plusieurs milliards de Lires auraient été versées. Une dépêche de l'Agence de presse médicale a titré lors de la révélation de l'affaire : « Le trésor d'Ali Baba du professeur Poggiolini »[63].

Je n'ai pour ma part jamais été confronté à des tentatives de corruption. Peut-être les premiers pas de l'agence, ont-ils convaincu d'éventuels corrupteurs de la solidité et de la cohésion de ses équipes, de la rigueur de ses principes. En revanche les tentatives de déstabilisation dont j'ai pu être victime, ont parfois emprunté le chemin de la menace.

Le plus souvent sur la carrière. Le limogeage était pour demain ! Certains agissements étaient inacceptables. Le plus pénible a sans doute été les coups de fil anonymes, fréquents à certaines périodes, muets le plus souvent, prodiguant quelques rares fois des « conseils d'amis » : « Prenez garde à vous ». Je n'ai évidemment jamais pu en déceler l'origine. Leur répétition a pu être lassante, parfois même éprouvante. J'en avais d'ailleurs informé le directeur de cabinet du ministre.

Je garde de ces années une image très contrastée de l'industrie pharmaceutique. Pour connaître les dérives de quelques laboratoires, je sais aussi l'intégrité de nombreux autres et la rigueur scientifique de leurs équipes. L'industrie pharmaceutique est un peu comme la langue d'Esope. Elle peut être le pire des secteurs car ses déviances affectent la santé publique. Elle peut aussi être une industrie d'excellence capable de défendre ses dossiers et ses intérêts sans excès, ni mauvaise foi. Elle abrite de plus souvent des chercheurs qui sont de véritables « croisés » du progrès médical.

Il m'est arrivé de prendre des décisions lourdes de conséquences pour les laboratoires avec lesquels je dialoguais. Leur argumentation était précise, rationnelle, scientifique. Mais lorsque je leur faisais part du parti que j'avais retenu, dans la plupart des cas, ils mettaient en œuvre sans délai et sans rancœur les décisions prises. Elles leur faisaient parfois perdre du jour au lendemain plusieurs centaines de millions de francs de chiffre d'affaires, un pourcentage significatif de leurs résultats et quelques points de leur cours en bourse. Le responsable d'une très grande entreprise avait même ajouté avec élégance, après avoir appris une décision d'interdiction d'un de ses produits : « C'est votre décision ; ce sera désormais la nôtre ».

C'est pourquoi la diabolisation de l'industrie pharmaceutique, figure aussi fréquente dans la presse que dans le monde politique, est une facilité que je réprouve. Autant je suis partisan d'une sévérité extrême avec les entreprises sans éthique, d'une pression permanente sur le secteur pour garantir le respect des réglementations de sécurité sanitaire, autant je crois nécessaire de ne pas faire d'amalgame entre les entreprises du médicament qui respectent les règles du jeu et celles qui s'en affranchissent.

La question de l'indépendance de l'agence par rapport au pouvoir politique est plus délicate. Si l'indépendance scientifique doit être absolue, et le directeur général en est le garant, l'agence doit-elle constituer une autorité administrative indépendante ? On connaît le mouvement engagé depuis une vingtaine d'années en faveur de l'institution d'organismes indépendants non pas de l'État mais du pouvoir politique. Dégager des fonctions techniques ou scientifiques des querelles partisanes est une nécessité. Il reste que certaines missions sont régaliennes par nature. C'est le cas de la sécurité et par conséquent, de la sécurité sanitaire.

Le statut de l'Agence du médicament, issu de la loi du 4 janvier 1993, posait le principe d'un pouvoir concentré entre les mains du directeur général et exercé au nom de l'État. Aucune procédure ne permettait de se substituer au patron de l'agence. La loi du 18 janvier 1994 a simplement ajouté la possibilité pour le ministre de demander un réexamen de la décision par le directeur général, sa demande ayant un effet suspensif pendant quelques jours. L'équilibre des pouvoirs reposait sur la seule nomination du directeur général. Chaque semaine en conseil des ministres, le gouvernement pouvait remplacer le titulaire. Bien sûr avec le risque, si aucune faute ne lui était imputable, d'adopter une attitude politicienne que l'opinion publique condamne fermement en matière de santé.

Depuis la loi de 1998 et les décrets d'application, le directeur général est nommé pour une durée déterminée. Son mandat est de trois ans. En logique, même si les textes sont laconiques, il devrait en résulter une protection du titulaire de la fonction pendant cette durée, sauf manquement à ses obligations professionnelles ou mise en cause de la santé publique. Le remplacement sans avertissement et sans motif du directeur général de l'AFSSAPS, Philippe Duneton, en 2004 a montré les limites de la procédure. Spécialiste de santé publique, ancien membre du cabinet de Bernard Kouchner en 1992 et 1997, Philippe Duneton a réussi la transformation de l'Agence du médicament en AFSSAPS. Ses compétences lui ont valu d'être élu à la présidence de l'Agence européenne du médicament et de tenir une place enviée dans le réseau européen des « chefs d'agence ». Il est plus que regrettable qu'il n'ait pu aller au terme de son mandat alors qu'aucun grief ne lui était reproché. Le ministre de la Santé a même rendu hommage à son action à l'Assemblée nationale après l'avoir démis de ses fonctions. Singulière conception de l'indispensable autonomie scientifique des agences !

Compte tenu du poids des responsabilités qui incombent au directeur de l'agence, il paraît aujourd'hui nécessaire de le doter d'un statut protecteur. Il ne devrait pouvoir être évincé, en l'absence de motifs disciplinaires ou de carence en matière de protection de la santé publique, pendant la durée de son mandat. Un amendement législatif de quelques lignes suffirait pour introduire dans le code de la santé publique ces dispositions.

L'exercice de mes fonctions à l'agence m'a enfin souvent conduit à m'interroger sur mon adaptation au poste. N'était-il pas présomptueux de l'accepter à trente quatre ans ? Peut-on diriger un tel organisme scientifique sans être soi-même pharmacologue ou chercheur, du moins médecin ou pharmacien ? Avec le recul du temps, je mesure la prise de risque qu'impliquait mon expérience professionnelle limitée. La contrepartie a sans doute été un engagement sans réserve dans le projet. Mais je comprends que les observateurs aient été surpris et aient pu nourrir de sérieuses inquiétudes. Dans les premières semaines de l'agence, le responsable d'un laboratoire étranger que j'étais allé chercher dans la salle d'attente pour le recevoir, me demanda : « M. Tabuteau pourra-t-il me recevoir bientôt ? ». Il avait cru que j'étais l'assistant du directeur général...

Je suis en revanche convaincu que le fait de ne pas être scientifique était un atout. Il m'a d'abord été sans doute plus aisé de convaincre des scientifiques de renom de venir travailler à l'agence. Il ne pouvait y avoir de concurrence entre nous. Nous relevions de cursus différents, nous étions complémentaires. En outre, le fait de venir du Conseil d'État, de ne pas avoir été associé pendant des années, voire même des décennies, aux manifestations du secteur pharmaceutique, m'a donné une liberté de manœuvre exceptionnelle et m'a permis de remettre en cause des habitudes à l'instauration desquels je n'avais ni contribué, ni participé.

Quant aux décisions que j'ai été amené à prendre, elles ont toujours pu à l'issue de l'instruction des dossiers, se présenter sous une forme intelligible pour un non scientifique. Je me demande même si l'exigence intellectuelle visant à la rendre compréhensible par un non spécialiste, n'est pas indispensable à l'exercice de la police sanitaire. En outre, le rôle du directeur général est celui d'un arbitre entre les expertises. Il doit s'attacher à organiser la « contradiction » des experts, à susciter le débat, à faire émerger ou du moins à entendre les points de vue dissidents. Il y a un devoir d' « écoute des silences » pour reprendre la belle expression de Thierry Gaudin. Et cet office peut être rempli, aussi bien sinon mieux, par un directeur extérieur aux cercles de l'expertise.

Pour le reste, l'évolution du dispositif de sécurité sanitaire m'inspire deux regrets. Le premier est d'avoir été trop timoré dans la politique de communication de l'agence. Sans doute par une conception personnelle, et peut-être désuète, de l'obligation de réserve. Peut-être aussi parce que, dans le maelström de la création de l'agence, je n'ai pas su prendre le temps d'une réflexion sur la nécessité d'une communication active. De ce fait, l'agence n'a sans doute occupé la place qui devait être la sienne, lors de la création des autres agences en 1998.

Or et c'est sans doute le regret le plus vif, le dispositif de sécurité sanitaire ne me semble pas définitivement ancré dans l'organisation de santé publique. Il n'est en outre pas parvenu à imposer définitivement sa méthodologie et ses principes.

La remise en cause profonde du système de surveillance du médicament par les retraits du Staltor ou du Vioxx, en témoigne. Certaines règles doivent être revues pour restaurer la confiance.

À titre d'exemple, le renforcement du dispositif de suivi épidémiologique après l'autorisation de mise sur le marché s'impose. Les mesures prises pour assurer l'évaluation permanente du rapport bénéfices/risques pendant toute la vie du médicament restent timorées. Quelques études sur des produits sensibles ont été mises en place à l'occasion de la délivrance de l'autorisation de mise sur le marché. Mais cela est demeurée l'exception. Un tel suivi doit devenir une composante naturelle de l'AMM. Les plans de gestion du risque prévus par la nouvelle législation communautaire en offrent l'opportunité.

Mais cette nouvelle frontière de la réglementation du médicament ne doit pas faire oublier que la sécurité du médicament repose d'abord sur la vigilance des évaluateurs et des contrôleurs et sur leur détermination à ne tolérer aucun écart. L'efficacité de la police sanitaire dépend autant de la crédibilité des agences que de leur compétence. Il leur revient d'exercer une pression permanente sur le système du médicament et d'être, en fin de compte, les garantes de la transparence.

Chapitre 7

La renaissance de la santé publique

« Ce médicament est tératogène. Une contraception efficace est obligatoire chez les femmes en âge de procréer. Ce médicament est soumis à une surveillance particulière ». Tératogène c'est-à-dire susceptible de provoquer de graves anomalies dans le développement de l'embryon. L'encadré ne peut passer inaperçu. Dans le dictionnaire Vidal, le « grand livre rouge » des médecins sur le médicament, la rubrique de l'isotrétinoïne comporte une mise en garde exceptionnelle sur les risques de malformations que peut entraîner la prise de cet anti-acnéeux, aussi connu qu'efficace.

Le produit est réservé aux traitements des acnés sévères ayant résisté à un traitement classique d'au moins trois mois. Il provoque en effet des effets tératogènes particulièrement graves, identifiés avant sa mise sur le marché en 1982, et en 1986 pour la France, et qui peuvent être évités dès lors que le produit n'est pas utilisé par une femme pendant sa grossesse. Le risque de malformation est estimé à 30 %, en cas de prise au cours du premier trimestre de la grossesse. C'est pourquoi la notice du médicament et sa boîte avertissent clairement de la gravité du danger qu'il recèle. En outre des campagnes d'information des médecins ont été réalisées pour appeler leur attention sur les risques de sa prescription.

Pourtant, une enquête de pharmacovigilance conduite par l'Agence du médicament met en évidence en 1996 qu'en dix ans, plus de 300 grossesses sont survenues au cours d'un traitement par ce produit ou dans le mois qui a suivi son arrêt. L'enquête montre même que dans 16 % des cas, le médicament a été pris par des patientes déjà enceintes. La découverte de cette situation a conduit dans la plupart de ces situations à une interruption volontaire de grossesse. Les travaux de pharmacovigilance identifient parmi les causes de ce non-respect de l'AMM, l'utilisation du médicament par des patientes auxquelles il n'avait pas été prescrit mais aussi des prescriptions en dehors de l'indication de l'AMM et parfois même sans mise en place d'une contraception efficace.

Quelle décision prendre ? Interdire le produit paraît inapproprié compte tenu de son caractère irremplaçable pour les personnes atteintes d'un acné défigurant. Plus de 100 000 traitements sont prescrits chaque année en France. Les experts de l'Agence du médicament envisagent dans un premier temps de réserver la prescription du produit à certains spécialistes et notamment aux médecins dermatologues. Mais la nature du problème de pharmacovigilance me conduit à refuser cette option. Les médecins généralistes ou les gynécologues sont au moins aussi bien placés que les dermatologues pour savoir si la patiente est susceptible d'être enceinte.

Je propose au ministre de modifier le code de la santé publique et de prendre un décret en Conseil d'État permettant d'imposer dans l'AMM la réalisation d'examens biologiques particuliers, un test de grossesse en l'occurrence, et la signature de l'ordonnance par le médecin comme par le patient, afin d'attester de l'information sur les risques et de l'accord sur les soins et la contraception. Cette démarche de responsabilisation des utilisateurs est introduite dans la réglementation du médicament. Le texte est publié au *Journal officiel* du 2 février 1997. L'AMM est modifiée. La prescription du médicament chez une femme en âge de procréer est subordonnée à sa signature du protocole de soins de contraception et à la production d'une ordonnance comportant les trois mentions légales « test de grossesse récent », « accord de soins et de contraception » et « bonne compréhension du risque par la patiente » qui engagent le médecin prescripteur.

Une nouvelle enquête de pharmacovigilance menée en 1999 montre pourtant la persistance d'un usage du médicament contraire à l'AMM. 15 % des patientes n'auraient pas au préalable effectué de test de grossesse et 12 % n'utiliseraient aucune contraception[64]. En outre une étude réalisée auprès des pharmaciens montre que 34 % des ordonnances ne comportent pas l'intégralité des mentions requises.

De nouvelles mesures sont prises. La durée de prescription est limitée à un mois pour les femmes en âge de procréer. Il est interdit aux pharmaciens de délivrer la spécialité aux patientes si le test de grossesse, dont la réalisation doit être attestée par l'ordonnance, date de plus de sept jours. Une nouvelle campagne d'information des médecins est organisée...

La santé publique en jachère

Ainsi une autorisation de mise sur le marché, alertant sur les risques graves d'un médicament, ne suffit pas à garantir la sécurité sanitaire. Pourtant dans d'autres pays, notamment dans le nord de l'Europe, de tels dérapages dans l'utilisation des produits pharmaceutiques sont beaucoup plus rares. Plusieurs raisons peuvent expliquer ces différences de comportement. Mais le facteur principal est certainement le piètre statut de la santé publique en France. Le peu de considération dans lequel est tenue cette discipline depuis le début du XXe siècle, l'assimilation commode des prescriptions de santé publique à des ingérences bureaucratiques dans l'activité médicale et la forfanterie d'un public prompt à braver les avertissements et enfreindre les réglementations, ont empêché l'éclosion d'un « esprit » de santé publique chez les professionnels comme dans la population.

Pendant le XIXe siècle, les progrès de la médecine ont été à l'origine d'un débat politique nouveau. Quel doit être le rôle de l'État dans la protection de la santé des populations ? L'hygiène publique qui est « l'art de conserver la santé des hommes réunis en société » selon la définition donnée en 1829 par les Annales d'hygiène publique et de médecine légale[65], a opposé les tenants d'une intrusion des pouvoirs publics dans la sphère sanitaire aux défenseurs de la propriété privée et de la liberté individuelle. Peut-on imposer l'assèchement des marais, rendre obligatoires des travaux dans les logements insalubres, prescrire le raccordement à l'égout des habitations ?

À plusieurs reprises, des textes ont dessiné les contours d'une organisation de la santé publique. Des arrêtés des 10 août et 18 décembre 1848 ont donné l'avantage aux hygiénistes, dans la foulée du mouvement révolutionnaire. Ils prévoyaient la création d'un comité consultatif d'hygiène publique auprès du ministère de l'agriculture et du commerce et de conseils d'hygiène et de salubrité dans chaque arrondissement. La terrible épidémie de choléra de 1849 qui reste le symbole de cette époque, de cette « ère des défenseurs », a conduit au vote de la loi du 13 avril 1850 sur les logements insalubres. Les ravages de la maladie justifiaient que l'État impose des règles dans les quartiers les plus déshérités. La peur des épidémies a permis de surmonter le tabou du droit de propriété. L'autorité municipale s'est vue confier le pouvoir d'enjoindre au propriétaire d'un logement déclaré insalubre « par mesure d'ordre et de police, d'exécuter les travaux jugés nécessaires »[66]. La mise en œuvre de la législation a pourtant été très décevante. La contrainte sur les propriétaires est restée légère. À Paris de 1850 à 1891, moins de 4 000 condamnations ont été prononcées pour plus de 80 000 constats de carence[67]. De surcroît, les amendes infligées en cas de contravention étaient minimes et n'incitaient pas les propriétaires à réaliser les travaux nécessaires.

L'hygiénisme de la fin du XIXe siècle a obtenu une victoire à la Pyrrhus avec le vote de la grande loi de santé publique du 15 février 1902. Le texte posait le principe de règlements sanitaires nationaux et départementaux, consacrait la création d'instances publiques d'expertise sanitaire et imposait l'obligation de la vaccination antivariolique. Mais les acquis fragiles de ce mouvement ont été rapidement remis en cause au début du XXe siècle. La loi de 1902 n'a été qu'imparfaitement appliquée. Les règlements sanitaires n'ont pas été pris ou sont restés squelettiques.

Une nouvelle épidémie dramatique, celle de la grippe espagnole de 1918, a débouché sur la création du ministère de la Santé en 1920. Rapidement, l'organisation des soins est devenue la priorité. Les politiques de prévention des risques ont cédé la place, au fur et à mesure des progrès médicaux, à l'idéologie du « tout curatif ». Le soin est devenu l'alpha et l'oméga du système de santé. La médecine française a acquis une position privilégiée dans l'avancement des progrès thérapeutiques. Des centres d'excellence se sont constitués, les « premières » médicales se sont succédées, les lois hospitalières ont accompagné l'édification d'un système hospitalier dense et performant. Comment ne pas s'en féliciter ? Comment ne pas en mesurer les avancées pour la population ?

Pourtant, subrepticement, progressivement, cette médecine conquérante a étouffé les maigres pousses de santé publique que l'hygiénisme avait fait éclore dans notre pays. L'« ère des bâtisseurs » s'est imposée. Les lois de 1941 et 1970 ont planifié le développement des structures hospitalières. La carte sanitaire a été inventée pour programmer la construction sur l'ensemble du territoire d'hôpitaux en nombre suffisant et garantir à tous un accès de proximité à des soins de qualité. La création de la sécurité sociale en 1945 a enfin rendu possible le développement d'une médecine de ville performante et accessible au plus grand nombre. Le nombre de médecins est passé de 20 000 au début du XXe siècle à 200 000 à sa fin.

Mais ces évolutions ont privilégié délibérément le soin et une approche individuelle de la protection de la santé. Le colloque singulier résumait l'intervention médicale. La qualité des soins reposait pour l'essentiel sur la compétence, la diligence et la prudence du praticien. Ni les sociétés savantes, ni les cercles d'expertise, ni les autorités sanitaires ne sont parvenus, à supposer qu'ils aient essayé, à faire prévaloir une approche collective des questions de santé. L'évaluation des thérapeutiques et des pratiques est restée embryonnaire.

Comment s'étonner que l'autorisation de mise sur le marché d'un médicament soit souvent perçue comme un certificat administratif et non comme un protocole thérapeutique, et dans certains cas, comme celle de l'isotrétinoïne, méconnue pour ne pas dire plus, par les patients et même certains professionnels ? Comment s'étonner que la circulaire de 1983 de la direction générale de la santé sur la sélection des donneurs de sang destinée à limiter les prélèvements de sang contaminé par le sida ait été largement ignorée ? Comment s'étonner de notre propension nationale à la consommation d'antibiotiques qui a favorisé l'émergence de souches microbiennes résistantes ? En 1997, la France était le premier pays pour la consommation des antibiotiques en médecine de ville, avec des doses par habitant deux fois supérieures à celles constatées au Royaume-Uni, en Autriche, en Allemagne ou en Suède[68].

En 2001, Bernard Kouchner, ministre délégué à la Santé, a souligné le paradoxe de la situation : « Les défenseurs de la santé publique sont encore considérés comme des empêcheurs de tourner en rond, pas seulement par les médecins mais aussi par le public »[69]. Et pourtant, l'épidémie de sida et le drame de la transfusion sanguine, avaient transformé dix ans plus tôt la perception des enjeux de santé publique et conduit à l'émergence de la sécurité sanitaire. S'était ainsi ouverte l' « ère des enquêteurs » ou des « détectives de la santé » pour reprendre le titre du livre de Jacques Drucker, épidémiologiste de renom et premier directeur de l'institut national de veille sanitaire.

Les derniers jalons

Jusqu'alors la santé publique était restée confinée dans des cercles relativement fermés, restreints et divisés. Partagée entre l'épidémiologie universitaire et la lutte contre les grands fléaux de santé publique, elle n'avait su trouver ni une organisation cohérente, ni une dynamique de développement.

Dans le rapport de l'inspection générale des affaires sociales sur la santé publique, Hélène Strohl écrivait en 1987 que cette discipline était la « parente pauvre de la médecine et de la pratique médicale ». Son évocation suscitait sourires et références ironiques aux campagnes de lutte contre l'alcoolisme ou la tuberculose des années 1950 et 1960. Avec beaucoup d'injustice d'ailleurs. « Je pousse bien car je ne bois jamais ni vin ni cidre ni bière », « vaincre la tuberculose n'est qu'un jeu grâce au BCG », « moi, je suis vacciné contre la poliomyélite ». Ces conseils sanitaires, popularisés par voie d'affiches ou de timbres, ont, en dépit d'un graphisme suranné et de slogans inutilement moralistes, accompagné des programmes efficaces de lutte contre les grandes maladies et contribué aux progrès de l'état de santé de la population après la Deuxième Guerre mondiale[70].

Aujourd'hui encore, les bataillons de la santé publique sont clairsemés. Ses acteurs tout d'abord. Des médecins et pharmaciens inspecteurs en nombre insuffisant, des praticiens conseils, médecins du travail et médecins de protection maternelle et infantile relevant d'institutions diverses et parfois concurrentes, des infirmiers, cadres administratifs, chercheurs, ingénieurs et techniciens talentueux mais esseulés.

Ses institutions ensuite. Des acteurs associatifs, à commencer par les comités d'éducation pour la santé et les observatoires régionaux de la santé, engagés et efficaces mais financés chichement par les pouvoirs publics, quelques services universitaires isolés, une école nationale insuffisamment intégrée dans l'univers des grandes écoles et des universités. La santé publique n'a pas pu imposer sa marque sur le système de santé, malgré l'action volontariste de la société française de santé publique, créée le 28 juin 1877 sous la dénomination de « société de médecine publique et d'hygiène professionnelle ».

Révélateur est, à cet égard, le statut de l'épidémiologie dans notre pays. Or cette discipline est essentielle pour la protection de la santé publique. Elle développe les méthodologies visant à connaître et décrire l'état de santé des populations, à déterminer les causes des pathologies ou des accidents et à évaluer et définir les interventions nécessaires pour en limiter les effets. Le médecin anglais John Snow en demeure le symbole. Il a développé au XIXe siècle une méthode visant à identifier la source des épidémies par l'observation des cas, l'étude des modes de vie et des habitudes alimentaires des malades. Il est devenu célèbre en parvenant à déterminer, en 1854, l'origine d'une épidémie de choléra dans le district de Soho à Londres. Son enquête lui a permis d'identifier une pompe à eau publique de Broad Street, où s'approvisionnaient les victimes. Après mise hors d'usage de la pompe le 8 septembre 1854, l'épidémie a cessé de se répandre. L'épidémiologie d'investigation était née. La santé publique passait aussi par des enquêtes de terrain.

Dans le film *Alerte* de Wolfgang Petersen avec Dustin Hoffman, l'un des médecins confrontés aux premiers d'un redoutable virus s'écrie : « Appelez moi le service de la santé publique, tout de suite ». Les enquêteurs, dans leurs combinaisons jaunes de cosmonautes de la santé publique, interviennent, auréolés du prestige des grandes agences fédérales et parviennent, in extremis bien sûr, à sauver la population. Scénario inconcevable pour un film français...

En dépit de la qualité des scientifiques qui les ont développés, les services d'épidémiologie n'ont pas acquis en France les lettres de noblesse que peuvent avoir aux États-Unis les *centers for disease control and prevention* (CDC). Créé en 1950, le CDC d'Atlanta est devenu la référence mondiale en matière d'épidémiologie.

Initialement dédiés aux maladies transmissibles, les CDC sont désormais compétents en matière d'environnement, de médecine du travail, de promotion de la santé, de dépistage et de vaccination. Les CDC animent en outre des programmes de formation de professionnels à l'épidémiologie. Plus d'une centaine d' « officiers d'épidémiologie » sont formés chaque année.

En France, l'épidémiologie reste une discipline, sinon marginale du moins décalée, dans les facultés de médecine. Et comme le soulignait en 1999 quelques mois avant sa nomination à la direction générale de la santé, Lucien Abenhaïm, professeur d'épidémiologie et de biostatistiques à l'université McGill au Canada : « La France ne dispose d'aucune école de santé publique offrant un programme doctoral comparable à ceux des grands pays : les États-Unis en ont une vingtaine, dont la *Harvard School of Public Health* ou John Hopkins, l'Angleterre dispose de la prestigieuse *London School of Hygiene*, même la Hollande a un programme d'épidémiologie de niveau international, à l'université Erasmus »[71].

Nous avons souvent avec Lucien Abenhaïm évoqué les conditions d'un essor de la santé publique dans le système de santé français. Nous nous sommes connus à l'Agence du médicament, lorsqu'il coordonnait l'enquête internationale de pharmacovigilance sur les risques des médicaments anorexigènes. Professionnel de renommée internationale, il a accepté en août 1999 la proposition que je lui ai faite, au nom de Martine Aubry et de Bernard Kouchner, de devenir directeur général de la santé. Nous avons alors de nouveau travaillé en étroite collaboration. Les discussions étaient animées, souvent contradictoires, toujours confiantes. Lucien Abenhaïm a joué un rôle important dans le renouveau de l'administration sanitaire et dans la préparation de la loi du 9 août 2004 relative à la santé publique.

« Défense d'afficher »

La santé publique s'est pendant longtemps identifiée à la lutte contre les fléaux sociaux pour reprendre la terminologie de l'ancien code de la santé publique. Ces actions, à commencer par celles dirigées contre le tabagisme et l'alcoolisme, ont donné lieu à des bras de fer musclés avec des lobbies puissants, sous le regard d'une opinion publique le plus souvent dubitative. À l'exception de l'action de Pierre Mendès-France, de la loi Veil de 1976 et de la loi Evin de 1991, les tenants d'une politique volontariste de lutte contre la consommation de tabac et d'alcool ont essuyé bien des échecs.

Dans leur appel de 1989, à l'origine du rapport qui leur est confié par Claude Evin alors ministre de la Solidarité, de la Santé et de la Protection sociale et qui conduira à sa célèbre loi, les professeurs Dubois, Got, Grémy, Hirsch et Tubiana dénoncent les obstacles qu'ils rencontrent dans leur action. Ils soulignent en particulier : « Les grands désastres de la santé publique constituent des catastrophes « en miettes » qui ne mobilisent pas l'opinion » et ils ajoutent : « Les intellectuels de notre pays ne s'intéressent pas aux problèmes de santé publique »[72]. Affaires de spécialistes, débats d'experts, ces questions n'ont accès ni aux podiums politiques, ni aux tribunes médiatiques.

En septembre 1989, le directeur général de la santé, Jean-François Girard demande à rencontrer Claude Evin. Il veut lui présenter un travail original réalisé sous l'égide de sa direction et du service statistique du ministère. L'homme est dynamique, jovial, virevoltant comme à son habitude. Derrière ses lunettes rondes, ses yeux sont plus malicieux que jamais. Il annonce avec fierté au ministre : « C'est la première fois que nous disposons d'un bilan complet de l'état de santé des Français ». Le document qu'il pousse sur la table en direction du ministre est volumineux.

Le rapport intitulé « La santé en France, faits majeurs, grandes tendances » présente et analyse les principaux indicateurs sanitaires. Il met en évidence l'accroissement spectaculaire de l'espérance de vie. De 1977 à 1987, elle a augmenté de plus de deux ans. Le rapport retrace également l'évolution des grandes pathologies. Le cancer est devenu la deuxième cause de mortalité, et le cancer du poumon est de loin le plus meurtrier. Il est responsable chaque année de 20 000 décès par an, et les prévisions tablent sur un chiffre de 30 000 au cours des années 1990. Le texte souligne enfin l'importance des inégalités sociales en matière de santé. À 35 ans, un professeur a une espérance de vie de neuf ans supérieure à celle d'un manœuvre. Et ces inégalités de santé tendent à s'accroître.

Quelques jours plus tard, le rapport est rendu public et fait la Une des journaux. Avec la création du Haut comité de la santé publique en

1991, le principe d'une analyse régulière de l'état de santé de la population s'impose. En 1994 et en 1998, l'initiative est renouvelée, la santé publique a son « rapport ».

Le débat sur la loi Evin marque sans doute la dernière étape du cheminement laborieux de la santé publique dans notre pays pendant l' « ère des bâtisseurs ». L'homme orchestre du projet est Jérôme Cahuzac. Chirurgien brillant, au caractère trempé et au tempérament impétueux, Jérôme Cahuzac est l'un des premiers conseillers techniques à avoir rejoint le cabinet de Claude Evin, jeune ministre délégué à la santé et à la protection sociale, auprès de Michel Delebarre dans le premier gouvernement Rocard.

Je me souviens, lors de mon entretien de recrutement par le directeur de cabinet Jean René Brunetière en mai 1988, d'avoir été impressionné par l'éclectisme et l'effervescence de Jérôme Cahuzac. Pendant cette courte demi-heure, il avait trouvé le moyen d'interrompre à trois reprises le rendez-vous. D'abord pour soumettre au directeur de cabinet une décision d'interdiction de tétines pour biberons, ensuite pour évoquer un déplacement du ministre, enfin pour préparer un projet de circulaire précisant les conditions médicales d'accès à la fonction publique ! À chaque fois l'échange était précis et concis, le jeune médecin paraissait manier l'outil administratif avec la même dextérité que le scalpel. J'étais ressorti de cet entretien avec les plus grands doutes sur ma capacité à exercer de telles fonctions...

À la suite de l'appel de ceux que nous allions gratifier du surnom affectueux des « cinq sages de la santé publique », Jérôme Cahuzac leur ménage un rendez-vous avec Claude Evin. Le contact est chaleureux, les hérauts de la lutte contre le tabagisme et l'alcoolisme découvrent un jeune ministre entreprenant, déterminé et ouvert à des propositions audacieuses. Quelques mois plus tard, en 1989, les sages rendent leurs propositions : doublement des taxes sur le tabac, interdiction de la publicité sur le tabac et limitation de la publicité sur l'alcool, protection des non-fumeurs dans les lieux publics clos, dépistage des cancers et encadrement de la consommation des tranquillisants.

Fin mars 1990, Claude Evin présente en conseil des ministres un ensemble de mesures inspirées de leur plan. Les annonces sont accueillies avec scepticisme. Les projets visant le tabac ou l'alcool ont, par le passé, été si nombreux, les réalisations si rares.

La loi « liberticide » !

Le cabinet s'engage dans une série de consultations. Avec les défenseurs du projet. Les syndicats médicaux s'engagent sans ambiguïté, malgré l'âpreté des négociations sur la convention médicale et les relations chaotiques avec le ministre. Un appel est lancé. Il recueille la signature de plusieurs membres de l'Académie des sciences, du président du conseil national de l'ordre des médecins, de représentants du centre international de recherche sur le cancer et des centres de lutte contre le cancer, des associations de lutte contre le tabagisme, des syndicats professionnels et de nombreux médecins libéraux et hospitaliers, à titre individuel.

Le cabinet travaille en lien étroit avec les parlementaires favorables au projet. L'engagement personnel de Jean-Michel Belorgey, député de l'Allier et président de la commission des affaires culturelles, familiales et sociales de l'Assemblée nationale, est un soutien de poids pour l'équipe. Il a publié avec Claude Pigement et Frank Serusclat dès le mois de décembre 1989 un point de vue intitulé : « La santé publique et l'honneur des socialistes »[73] et est un avocat résolu du plan de lutte contre le tabagisme et l'alcoolisme.

La concertation est également permanente avec les opposants au projet. Représentants du monde viticole, des entreprises du tabac, des publicitaires, se succèdent avenue de Ségur. Les parlementaires des régions productrices de vin mais aussi d'implantation des usines de cigarettes font valoir les risques politiques du projet. Jérôme Cahuzac argumente, informe, négocie. La presse hésite. Une partie de ses ressources publicitaires est en jeu mais l'objectif de santé publique est incontestable. Dans l'ensemble, elle soutient le projet et donne une place croissante aux arguments de santé publique. Le débat gouvernemental est tout aussi vif. La SEITA, organisme d'État producteur de tabac, voit ses intérêts menacés. Certains bureaux du ministère des Finances défendent ses positions. L'arbitrage de Matignon est rendu. Claude Evin a gain de cause.

Le calendrier s'accélère. 6 juin 1990, examen du projet de loi en conseil des ministres. 25 juin, ouverture du débat devant l'Assemblée nationale. Claude Evin peut se prévaloir à la tribune du soutien de l'académie nationale de médecine, de plus de 350 médecins et chercheurs parmi lesquels les professeurs Jean Bernard, Jean Dausset, Maurice Tubiana et de nombreuses organisations professionnelles. Il rappelle les 110 000 morts prématurées imputables chaque année au tabagisme et à l'alcoolisme et ajoute que les 65 000 morts dues au seul tabac seront 160 000 trente ans plus tard si rien n'est fait.

Il conclut ses propos par une invitation au courage : « Le projet de loi qui vous est aujourd'hui soumis implique des choix courageux. Je ne doute pas que vous ferez le choix de la vie ». Ladislas Poniatowski résume l'argumentation des opposants : « Votre projet pèche par légèreté, il va mettre en difficulté des secteurs entiers de notre économie : la publicité et l'affichage, les producteurs de vin, les fabricants de cigarettes et débitants de tabac, la presse, la radio, le cinéma, le sponsoring sportif et le mécénat culturel »[74]. La discussion divise les groupes politiques. La défense des intérêts viticoles justifie les attaques les plus virulentes. Un parlementaire, Pierre-Rémy Houssin, mène son combat contre le texte en revendiquant ses motivations : « Je ne cache pas être le représentant d'une région qui est l'ambassadrice de la France grâce au cognac qui a rapporté 15,2 milliards de devises étrangères en 1988-1989 contre 14,3 pour Airbus ». La presse salue l'attitude du ministre : « M. Evin tient bon sur son projet de lutte contre le tabagisme et l'alcoolisme »[75]. Pendant tout le débat parlementaire, les opposants au texte invoquent l'inefficacité des interdits, le caractère liberticide du projet ou la nécessité de remettre sur le métier l'ouvrage.

La presse souligne l'embarras puis la mobilisation des parlementaires socialistes des régions viticoles contre les dispositions limitant drastiquement la publicité pour le vin. Au Sénat, l'opposition est frontale, le texte vidé de sa substance. Dans la nuit du 16 octobre 1990, un amendement exclut le vin des dispositions interdisant la publicité directe ou indirecte en faveur des boissons alcooliques. Coup de théâtre, le texte est adopté par une majorité à laquelle ont contribué les sénateurs socialistes des régions viticoles. Le président des caves coopératives de l'Hérault exprime sa satisfaction : « C'est une bonne et saine réaction de la part de nos parlementaires »[76]. Le débat en commission mixte paritaire, qui réunit députés et sénateurs, permet de revenir à un texte proche de celui élaboré par le gouvernement, avec le soutien de sénateurs d'opposition comme Jean-Pierre Fourcade et Charles Descours.

À la fin de l'année, le texte est définitivement adopté. L'opposition dépose un recours devant le Conseil Constitutionnel et fait resurgir le débat qui avait occupé tenant et opposants de l'hygiénisme au XIXe siècle. La protection de la santé publique contre la liberté d'entreprendre et le droit de propriété. Un siècle et demi plus tôt, on brandissait le droit de propriété pour s'opposer à l'assèchement des marais ou au raccordement à l'égout des habitations. En 1990, ce sont le droit des marques, composante du droit de propriété, et la liberté de l'entreprise de recourir à la publicité pour faire face à la concurrence, qui sont avancés pour dénoncer l'inconstitutionnalité de la loi.

Mais le Conseil Constitutionnel rend une décision boomerang qui érige le principe de protection de la santé publique en « impératif » de valeur constitutionnelle et réfute la totalité de l'argumentation des parlementaires d'opposition.

Les sages du Palais-Royal considèrent que le 11e alinéa du préambule de la Constitution du 27 octobre 1946, selon lequel : « La nation [...] garantit à tous [...] la protection de la santé » et qui a été repris par la Constitution de 1958, justifie que, dans cet objectif, des atteintes puissent être portées au droit de propriété et à la liberté d'entreprendre. On peut en filigrane de leur décision déceler l'ironie avec laquelle ils ont accueilli certains griefs outranciers de la saisine. Leur analyse d'un argument est accompagnée de guillemets révélateurs : « Considérant que pour les auteurs de la saisine l'interdiction absolue de propagande ou publicité concernant le tabac a un caractère de gravité qui dénature le sens et la portée du droit de propriété ; qu'il s'agit, selon eux "d'une véritable expropriation" ; que la liberté d'entreprendre se trouverait pareillement dénaturée » !

Le texte est publié au *Journal officiel*. La loi n° 91-32 du 10 janvier 1991 abandonne immédiatement sa numérotation officielle pour devenir la loi « Evin ». Le débat de santé publique est loin d'être clos. Chaque décret d'application donne lieu à un bras de fer, où les lobbies échaudés par le débat parlementaire, déploient des trésors d'ingéniosité pour énucléer les règles résultant de la loi.

Dès le début de l'année 1991, des organismes professionnels de « cigarettiers » et de fabricants de boissons alcoolisées mais aussi des représentants d'annonceurs et du secteur de la publicité, s'engagent dans une stratégie de longue haleine visant à revenir progressivement sur les principales dispositions de la loi. Quinze ans après l'adoption du texte, des amendements surgissent encore au cours des débats parlementaires sur la santé ou la sécurité sociale pour autoriser l'affichage publicitaire en faveur des boissons alcooliques comme en 1994 ou en 2004 pour permettre les références aux caractéristiques qualitatives du produit.

La métamorphose de la santé publique

Les crises de santé publique, la prise de conscience des conséquences dramatiques de l'indigence, de l'incohérence et de l'imprudence de notre organisation, remettent en cause les certitudes médicales, les hiérarchies administratives et les priorités politiques. La sécurité sanitaire fait irruption en 1992 sur le champ de la santé publique. Elle bouscule et propulse dans le même temps l'épidémiologie et les politiques de lutte contre les fléaux sanitaires. Elle impose une réflexion nouvelle sur les enjeux de la réduction des risques pour la santé de l'homme.

Avec pour priorité évidente la sécurité des produits de santé. Produits sanguins bien sûr mais aussi produits pharmaceutiques et réactifs de laboratoire. Mais l'ambition est plus large. Nous préparons avec Florence Veber, Martin Hirsch et Gilles Duhamel, une conférence de presse consacrée à « l'organisation du système de santé publique ». Elle se tient le 18 juin 1992. Bernard Kouchner présente les cinq fonctions de la santé publique, qui sont détaillées dans le dossier de presse : surveiller, contrôler, expertiser, évaluer, recommander. Le programme de travail du Haut comité de la santé publique est décliné.

Le ministre dévoile ensuite l'organigramme de la santé publique. Les services du ministère et les instances d'expertise sont regroupés sous les cinq fonctions précédemment identifiées. La création d'un réseau national de santé publique est annoncée. Un groupement d'intérêt public associant la direction générale de la santé, la direction des hôpitaux, l'INSERM et l'école nationale de la santé publique est constitué. La tête du réseau est située à Saint-Maurice dans les locaux de l'établissement public national. L'objectif est de doter la France d'un dispositif de surveillance épidémiologique dont l'ambition implicite est de se rapprocher des CDC d'Atlanta.

Une Agence française du Sang est mise en place pour garantir la sécurité de la transfusion sanguine. La place de l'Agence nationale pour le développement de l'évaluation médicale (ANDEM) est redéfinie. L'agence créée en 1989 devra évaluer les stratégies médicales mais également les pratiques professionnelles. Cette mission ne sera d'ailleurs mise en œuvre que beaucoup plus tard après l'adoption de la loi de financement de la sécurité sociale pour 1999.

Les autres structures prennent place dans la nouvelle organisation ministérielle. Le conseil supérieur d'hygiène publique de France et le comité de sécurité transfusionnelle nouvellement créé concourent à la mission d'expertise. Le laboratoire national de la santé et le service central de protection contre les radiations ionisantes interviennent comme instruments de contrôle.

Le ministre annonce en outre la refonte du code de la santé publique. Je préside dans la foulée la première réunion du groupe de travail chargé de préparer la révision de la « bible juridique » de la santé publique. Le chantier n'aboutira qu'en 2000 avec la publication de la nouvelle version du code.

L'année 1992 me semble avoir marqué une rupture dans les politiques de santé. La place de la santé publique se redessine sous le coup de l'affaire du sang contaminé. Les effets de cette métamorphose se font sentir progressivement. Des lois, des agences, des plans symbolisent au cours de la décennie suivante la transformation de la chenille en papillon. D'une discipline laborieuse, parfois même poussiéreuse, toujours regardée avec commisération va émerger une préoccupation politique majeure, une priorité de l'action publique.

La comparaison du code de la santé publique des années 1990 et du code actuel témoigne avec éclat de cette rupture. Entre la loi de 1902 et la fin des années 1980, le champ de la santé publique évolue peu, les dispositions hygiénistes héritées du XIXe siècle, par exemple en matière de logements insalubres, forment avec la lutte contre les « fléaux sociaux », l'ossature du code. L'expression de lutte contre les fléaux sociaux, quelque peu datée, vise principalement la lutte contre la tuberculose, les maladies vénériennes, l'alcoolisme, les maladies mentales, la toxicomanie et le cancer. Le reste du code réglemente l'exercice des professions médicales et paramédicales, les hôpitaux et l'usage des médicaments.

En une dizaine d'années, le code triple de volume, il s'enrichit de parties consacrées aux droits des malades, à l'élaboration de la politique de santé, à la sécurité sanitaire des produits et des actes médicaux, aux pratiques posant des questions bioéthiques comme l'assistance médicale à la procréation, les greffes, les thérapies cellulaires ou géniques.

Les nouvelles frontières de la santé publique

Mais le changement le plus fondamental résulte de l'extension du concept de santé publique. La définition de la santé publique est, par nature, délicate. Le dictionnaire Robert la décrit comme « les connaissances et techniques propres à prévenir les maladies, à préserver la santé, à améliorer la vitalité et la longévité des individus par une action collective ». Et la rubrique croit nécessaire d'ajouter une longue parenthèse ainsi rédigée « mesures d'hygiène et de salubrité, dépistage et traitement préventif des maladies, mesures sociales propres à assurer le niveau de vie nécessaire ». Acception particulièrement restrictive de la santé publique, qui ne semble plus correspondre aux réalités médicales, sociologiques et politiques.

Comment dissocier la prévention de la thérapeutique, comment imaginer que les soins ne constituent pas une composante essentielle de la santé publique, comment exclure la lutte contre la iatrogénèse, à savoir la sécurité sanitaire, du champ de la discipline ? On sait d'ailleurs qu'une proportion significative des consultations de médecine de ville est consacrée à la prévention. La rencontre avec le médecin, provoquée par une maladie bénigne ou un accident, est souvent l'occasion de conseils de prévention par exemple en matière de tabagisme ou de diététique. Elle peut également permettre de déceler un cancer ou une maladie chronique. Une étude du ministère de la Santé évaluait, en 2006, les dépenses de prévention « cachées », c'est-à-dire les dépenses incluses dans le coût des soins par les comptes de la santé[77], à près de 5,8 milliards d'euros.

La « nouvelle » santé publique bouscule également les limites du système de santé, quand elle ne les franchit pas. Elle impose, avec de plus en plus de vigueur, une approche transversale des enjeux sanitaires. Par exemple en matière de réduction des risques. Les actions conduites concernent bien sûr les risques iatrogènes, comme les accidents médicaux, les effets indésirables des médicaments ou les infections nosocomiales. Mais le débat sur la sécurité sanitaire en a élargi le champ. Les risques alimentaires, environnementaux, de la route font partie intégrante de la santé publique.

Comment ne pas être impressionné par le bilan spectaculaire de la sécurité routière depuis le lancement du programme présidentiel de 2002 ? Plus de 3 000 vies par an ont été épargnées, sans oublier les dizaines de milliers de traumatismes et d'invalidités évités. Quelle autre politique de santé publique peut se targuer de résultats aussi rapides ? Aboutissement, par une décision politique, du combat resolu et, pendant trop longtemps ignoré ou dénigré, des associations et des croisés de la santé publique, dont Claude Got est, à juste titre, le symbole. Leur action a permis, à force de réglementations volontaristes, d'actions de prévention et de répression, de progrès technologiques, de faire passer le nombre de tués sur la route chaque année de plus de 16 000 au début des années 1970 à moins de 5 000 en 2005.

Et cette approche multisectorielle de la santé publique est sans doute l'une des caractéristiques essentielles des transformations intervenues. La politique de santé s'est affranchie du système de santé ! Les clivages institutionnels et administratifs ont commencé à s'effacer devant la santé publique. Résistances et retardements sont encore fréquents. Le nucléaire reste confiné dans une sphère technicienne. L'interdiction des distributeurs d'aliments sucrés ou chocolatés dans les collèges a été en 2004 dénoncée par certains comme une immixtion intolérable de la santé publique dans l'alimentation. L'aide médicale d'État, indispensable pour soigner les étrangers en situation irrégulière, est remise en question au nom des carences de la politique d'immigration et la santé au travail recherche toujours un dispositif efficace, indépendant et protecteur. Mais l'impératif de protection de la santé publique est devenu un enjeu politique.

Ainsi revisitée, la santé publique recouvre toutes les composantes de la protection de la santé. Elle puise ses concepts et ses méthodes dans l'épidémiologie et la statistique, dans les disciplines médicales mais aussi dans les sciences humaines, et particulièrement dans la sociologie et l'anthropologie. Enfin elle bénéficie des apports de la démographie et de la géographie et s'enrichit des développements du droit et de l'économie de la santé.

Pour en donner une vision synthétique, la politique de santé publique vise à « la promotion des actions favorables à la santé comme à la réduction des risques la menaçant »[78]. Elle doit garantir la cohérence de ses quatre composantes fondamentales, les soins, la prévention des maladies « naturelles », la réduction des risques induits par la société et la promotion de la santé. Médecine hospitalière et médecine de ville. Médecine scolaire et médecine de PMI. Médecine du travail et médecine de sécurité sanitaire. Lutte contre les fléaux sociaux et programmes de prévention. Éducation pour la santé et éducation thérapeutique. Epidémiologie et vigilance environnementale ou alimentaire. Sécurité routière et politique de périnatalité. Prise en charge sanitaire des exclus et médecine de catastrophe... Les terrains de la santé publique ne manquent pas.

La santé publique ne se réduit donc ni aux actions de prévention, de dépistage et d'éducation pour la santé, ni même aux interventions du système de santé : cabinets libéraux, hôpitaux, centres de médecine préventive et administrations sanitaires. Elle relève d'une démarche collective, profondément politique, puisqu'elle doit innerver l'ensemble de la société. Sous son égide doivent trouver place des mesures aussi diverses que la limitation du sel dans l'alimentation, la réglementation de la sécurité au travail, la surveillance de la pollution des villes, la lutte contre les infections nosocomiales, l'accès aux soins des populations les plus démunies ou la médecine « sans frontière ».

L'assurance maladie composante de la santé publique

La politique de santé publique doit également commander l'organisation du système de santé. Évidence qui, au regard des pratiques passées, prend des allures de provocation. L'ouverture et la fermeture des services hospitaliers, comme l'installation de scanners ou d'IRM, ont toujours donné lieu à des débats, parfois même des conflits, dans lesquels les considérations de santé publique avaient bien du mal à prévaloir. Sans oublier les errements dans la fixation du numerus clausus des études médicales ou la répartition des postes entre les différentes disciplines universitaires et professionnelles.

La transparence doit être la règle. Au sein des conférences régionales de santé et de la conférence nationale, professionnels de santé et associations de patients peuvent imposer un débat rationnel. Mais les assemblées des collectivités locales et le Parlement ont une responsabilité première pour l'expression de choix politiques fondés sur les priorités de santé publique.

Dernière exigence, la pleine articulation de l'assurance maladie et de la politique de santé publique. La délimitation du champ du remboursement, du fameux « panier de soins » pour reprendre une expression à laquelle les déficits de la sécurité sociale ont donné une notoriété inattendue, comme le choix du niveau des prélèvements obligatoires consacrés à la dépense de santé, doivent procéder d'une démarche de santé publique. Parce que les ressources sont limitées, leur usage appelle une évaluation et en tout état de cause une délibération collective. Il y a peu de choix dans une société démocratique qui le justifient avec autant d'évidence.

L'assurance maladie doit devenir une composante à part entière de la politique de santé publique. Pour des raisons symboliques mais aussi pratiques, le droit de l'assurance maladie devrait être intégré dans le code de la santé publique et ne plus relever comme aujourd'hui du code de la sécurité sociale[79].

Le « schisme » des thérapies cellulaires

Au sein même du système de santé, la notion de santé publique ne s'est imposée que progressivement. L'élaboration de la loi du 1er juillet 1998 illustre les obstacles et les chausse-trapes auxquels ont dû faire face les artisans de la récente reconnaissance de sa place dans les politiques publiques.

Les thérapies cellulaires visent à injecter à un patient des cellules qui lui ont été prélevées ou qui proviennent d'un donneur, après les avoir triées, sélectionnées et traitées. Ces techniques peuvent également être pratiquées à partir de cellules animales. Les applications de ces thérapeutiques sont nombreuses. On peut, par exemple, transférer des cellules du pancréas qui fabriquent l'insuline chez des personnes diabétiques dont les cellules correspondantes sont déficientes. On peut aussi se servir de cellules de la moelle osseuse pour régénérer le sang de patients subissant des chimiothérapies lourdes.

Les thérapies géniques sont, quant à elles, des traitements réalisés grâce à l'introduction d'un gène étranger dans l'organisme. L'ambition peut être de remplacer un gène déficient ou de fabriquer une protéine afin par exemple de stimuler les défenses immunologiques.

Fin 1994, les progrès des thérapies cellulaires et les espoirs suscités par les thérapies géniques conduisent les pouvoirs publics à s'interroger sur les conditions d'évaluation et d'encadrement de ces procédés. Des réflexions sont engagées au sein de l'Agence française du sang par Patrick Hervé. Je demande à Jean-Paul Cano de mener une étude pour l'Agence du médicament. Au vu de ces analyses, Philippe Douste-Blazy confie dans un premier temps à Jean-Paul Cano et au professeur Alain Fischer un rapport sur les perspectives de la thérapie génique, puis à Dominique Maraninchi, cancérologue de renom, une mission sur les thérapies cellulaires.

Ces travaux mettent en lumière les enjeux de sécurité sanitaire liés au développement de thérapeutiques innovantes mais susceptibles, en raison de leur action sur les cellules humaines et a fortiori sur les gènes, de receler des risques sanitaires considérables, particulièrement pour les thérapies géniques. D'abord par l'utilisation des vecteurs viraux ou non viraux qui servent à introduire le gène, mais aussi par leurs effets potentiels sur le patrimoine génétique des personnes. La nécessité d'une procédure d'évaluation et de contrôle de ces pratiques est évidente.

De février à octobre 1995, le sénateur Huriet pilote une mission d'information réunissant des chercheurs, des représentants de l'administration et de l'industrie, chargée de définir les conditions du développement et de la sécurité sanitaire des produits de thérapies géniques et cellulaires. À l'issue de ces travaux, un rapport est adopté par la commission des affaires sociales du Sénat. Le constat est inquiétant. Pour Claude Huriet, « la sécurité sanitaire des thérapies cellulaires n'est aujourd'hui pas garantie »[80]. Le texte de la proposition de loi qui lui est annexée, définit ces thérapies et retient le principe d'un statut propre aux produits qui en sont issus. En outre, elle propose d'instituer une autorité unique pour évaluer et contrôler l'ensemble de la chaîne thérapeutique, des essais à la mise en œuvre des thérapies. Enfin, elle confie à l'Agence du médicament ces missions.

En ce qui concerne les thérapies géniques, le rapport est, dans l'ensemble, bien accueilli. La notion de « gène médicament » s'est progressivement imposée. Pour le spécialiste incontesté de la question, Axel Kahn : « objectivement, la thérapie génique correspond au premier changement de statut de l'ADN qui, de responsable de maladies, devient médicament »[81].

Les propositions sénatoriales concernant les thérapies cellulaires provoquent en revanche un bras de fer révélateur des carences et des hésitations du système. D'un côté, les acteurs du système transfusionnel, de l'autre les partisans de l'encadrement des thérapies cellulaires calqué sur celui du médicament qui est proposé par la mission conduite par Claude Huriet. Les opposants au projet dénoncent la standardisation des thérapeutiques que provoquerait le statut de médicament s'il était conféré aux produits issus des thérapies cellulaires. La prestigieuse et influente fédération française des donneurs de sangs bénévoles, forte de ses 600 000 membres, avance des raisons éthiques pour s'opposer au projet. « Le passage sous un statut de médicament introduit une logique de profit qui est à l'opposé de nos convictions »[82]. Elle ajoute « nous sommes partisans pour les cellules d'un statut similaire au statut des produits labiles », c'est-à-dire des produits sanguins traditionnels.

L'enjeu de pouvoir apparaît en filigrane. A qui seront confiés l'évaluation et le contrôle de ces thérapies nouvelles ? A l'Agence française du sang (AFS), qui pilote le système transfusionnel au sein duquel nombre de thérapies cellulaires sont développées, ou à l'Agence du médicament, autorité de police sanitaire sans lien avec le système transfusionnel ?

De manière inhabituelle pour une structure administrative, l'Agence française du sang s'immisce dans le débat parlementaire. Elle fait feu de tout bois pour se voir reconnaître le statut d'autorité de contrôle de ces produits. L'AFS souligne que les thérapies cellulaires relèvent d'« une démarche avant tout thérapeutique et non pharmaceutique » ! L'argument déterminant pour elle, tient au fait que « chaque produit administré dans le cadre de la thérapie cellulaire est défini dans le cadre d'un protocole pour un malade donné »[83]. Le protocole est donc unique et vise pour chaque patient des « « objectifs différents ». Elle met même en cause la qualité du travail parlementaire. Le rapport du sénateur Huriet serait « mal documenté » ![84] Curieuse conception de l'obligation de réserve.

Pourtant le projet ne vise ni à introduire une quelconque rémunération pour l'utilisation du sang des cellules ou des organes comme le redoute la fédération des donneurs de sangs bénévoles[85], ni à standardiser les protocoles et à soumettre les thérapies cellulaires à une autorisation de mise sur le marché comparable à celle en vigueur pour le médicament. Il s'agit seulement de mettre en place d'une procédure d'évaluation et d'autorisation spécifique aux thérapies cellulaires et d'en confier la responsabilité à l'Agence du médicament.

Une proposition de loi, reprenant les conclusions de la commission, est, malgré le conflit, déposée par Jean-Pierre Fourcade, le président de la commission des affaires sociales, Claude Huriet et une vingtaine d'autres sénateurs. Le débat parlementaire avive les polémiques médicales et les querelles administratives. Les attaques virulentes dont fait l'objet Claude Huriet, les courriers qu'il reçoit, le conduisent à faire une mise au point solennelle au cours du débat parlementaire.

Le 12 décembre, il prend la parole : « Ayant été personnellement mis en cause sur cette interprétation, vous comprendrez que j'y réponde avec quelque passion car j'estime que, dans un débat de cette nature et comportant un tel enjeu, tous les arguments ne sont pas permis... Nous ne sommes ni tenus par un lobby, qu'il s'agisse de celui de l'industrie pharmaceutique ou de celui de la transfusion sanguine, ni stupides. Nous voulons garantir la sécurité sanitaire de ces produits et favoriser leur développement ».

La crainte exprimée dans les tribunes qui fleurissent dans la presse, repose sur un syllogisme trompeur. Puisque l'Agence du médicament sera compétente, les produits issus de ces thérapies seront des médicaments. Puisqu'ils seront des médicaments, ils seront soumis à une logique de profit. Le projet de texte ouvrirait donc, selon ses opposants, une « brèche importante... dans le principe de non profit du corps humain » pour reprendre l'inquiétude exprimée par la présidente de la fédération française de donneurs de sangs bénévoles[86].

En s'engageant sur cette voie, l'AFS met en lumière une malfaçon de la loi du 4 janvier 1993 qui a réformé l'organisation de la transfusion sanguine. L'AFS s'est en effet trouvée investie par ce texte de deux compétences inconciliables, d'une part la gestion du système de transfusion sanguine et d'autre part de la mission régalienne de sécurité sanitaire des produits sanguins labiles. Elle se trouve ainsi juge et partie, chargée du développement des activités de transfusion, au sein desquelles les thérapies cellulaires trouvent souvent leur place, et de l'évaluation et du contrôle de ces mêmes activités. Dès lors, comment distinguer parmi les voix qui s'expriment au titre de l'agence, celles qui procèdent d'une démarche exclusive de protection de la santé publique et celles qui manifestent les préoccupations de scientifiques intéressés par le développement des thérapies cellulaires et qui voient d'un mauvais œil l'intervention de l'Agence du médicament sur laquelle ils n'ont aucune prise ?

Au cours des premiers mois de l'année 1996, la discussion parlementaire se poursuit dans un climat tendu. *Le Figaro* rend compte des débats sous le titre « la bataille de la thérapie cellulaire »[87]. Le texte sénatorial, amendé, est finalement adopté dans le cadre d'une loi portant diverses mesures d'ordre sanitaire et social et statutaire, « DMOS » dans le jargon administratif et parlementaire, le 28 mai 1996. Le compromis établi entre le Sénat et l'Assemblée nationale, sous la houlette de Claude Huriet et de Jean-François Mattéi, consacre le statut de médicaments pour les produits issus des thérapies géniques et instaure un régime spécifique d' « autorisation de procédé thérapeutique » pour les produits de thérapie cellulaire. L'évaluation et le contrôle de ces thérapies sont pour l'essentiel confiés à l'Agence du médicament...

La deuxième loi de sécurité sanitaire

Mais la polémique laisse des traces. L'idée d'une réorganisation du système de sécurité sanitaire s'impose. D'abord parce que de nombreux produits de santé échappent au dispositif. Certains comme les dispositifs médicaux relèvent de la direction des hôpitaux dont ce n'est ni le métier, ni la vocation, d'autres comme les milieux de culture ne sont soumis à aucune réglementation et à aucun contrôle.

Ensuite parce que la confusion des rôles de l'Agence française du sang est désormais évidente. Une réforme dissociant ses fonctions de police sanitaire de celles de promotion du don de sang et de développement de la transfusion sanguine doit être réalisée sans retard.

Dans la foulée de l'adoption du DMOS, le Sénat constitue une mission d'information sur « les conditions du renforcement de la veille sanitaire et du contrôle de la sécurité sanitaire des produits destinés à l'homme en France ». La mission est présidée par Charles Descours, son rapporteur est Claude Huriet... Les auditions se succèdent, le champ d'investigation est large : sécurité des produits de santé, sécurité des produits alimentaires, veille épidémiologique.

Auditionné par la mission, j'insiste pour ma part sur les risques liés aux produits échappant au contrôle de structures spécialisées. Je mets en garde la mission de ce que j'appelle le « syndrome du lampadaire », c'est-à-dire la propension du système de sécurité sanitaire à se concentrer sur des risques mêmes infimes concernant des produits placés sous les projecteurs d'une agence et à se désintéresser de risques, potentiellement beaucoup plus graves, liés à des produits demeurés dans l'ombre, car échappant à leurs compétences. Certes en principe, ces risques relèvent de la direction générale de la santé. Mais cette administration centrale n'a à cette époque ni la compétence, ni les moyens d'assurer cette surveillance. Je cite l'exemple des milieux de culture qui deviendront les produits thérapeutiques annexes. La priorité doit être de confier le contrôle de l'ensemble des produits de santé à une structure unique.

Les conclusions des travaux parlementaires sont rendues publiques en janvier 1997. Elles sont sans ambiguïté. La mission propose la création de deux institutions, l'une chargée du contrôle des produits de santé et l'autre de la sécurité sanitaire des produits alimentaires. Le principe d'une unification de l'évaluation et du contrôle de tous les produits relevant du système de santé sous l'égide de l'Agence du médicament signe la reconnaissance du travail accompli à Saint-Denis depuis 1993. En outre la mission préconise la création d'un institut de veille sanitaire, destiné à se substituer au réseau national de santé publique. Enfin la coordination des missions de sécurité sanitaire doit être confiée à un comité national réunissant les administrations et les agences concernées. En adoptant ce rapport, la commission des affaires sociales du Sénat conclut à la nécessité du dépôt rapide d'une proposition ou d'un projet de loi mettant en œuvre ces recommandations.

Pendant plusieurs mois, nous travaillons à l'Agence du médicament en lien avec Pierre Bivas et Gilles Lecoq, conseillers techniques aux cabinets de Jacques Barrot et d'Hervé Gaymard, à la préparation de la proposition de loi que les sénateurs entendent déposer. Le projet de texte est enregistré à la présidence du Sénat le 28 avril 1997. La donne politique change alors brutalement.

La dissolution de l'Assemblée nationale prononcée par le Président de la République débouche sur une majorité parlementaire de gauche. Quatre ans après la défaite sévère de 1993, un gouvernement se forme sous l'égide de Lionel Jospin.

La préoccupation de sécurité sanitaire, l'importance de la santé publique sont affirmés par le Premier ministre dans sa déclaration de politique générale. Aquilino Morelle, ancien membre du cabinet Bernard Kouchner en 1992 et auteur d'un ouvrage remarqué sur la santé publique, participe à la rédaction du discours. La contribution de l'avenue de Ségur que nous avons rédigée avec Martin Hirsch, n'est pas ignorée par l'hôtel Matignon. Les mots que nous espérons sont prononcés. Lionel Jospin affirme l'importance de la mission de sécurité sanitaire et annonce la mise en place d'une « agence de sécurité sanitaire » avant la fin de l'année.

Autour de Bernard Kouchner, de retour avenue de Ségur en qualité de secrétaire d'État à la santé, une équipe constituée du nouveau cabinet et de responsables de l'Agence du médicament se met immédiatement au travail. Gilles Duhamel, Philippe Lamoureux, Martin Hirsch et moi reprenons le texte de la proposition de loi, rédigeons des amendements, élaborons avec la direction générale de la santé des dispositions réformant les statuts des produits de santé.

Deux questions-clés se posent. Le gouvernement doit-il déposer un projet de loi ou s'appuyer sur la proposition de loi élaborée par des sénateurs d'opposition ? Faut-il créer une agence unique pour les produits de santé et l'alimentation ou confirmer le principe de deux agences retenu par le texte sénatorial ?

La question du vecteur législatif est rapidement résolue. Bernard Kouchner propose au Premier ministre de partir de la proposition sénatoriale. Les relations confiantes qu'il entretient avec Claude Huriet et le souvenir de la création de l'Agence du médicament sur amendement sénatorial l'incitent à ne pas ignorer les travaux du palais du Luxembourg pour cause d'alternance politique. En outre sur les questions de sécurité sanitaire, une démarche consensuelle paraît envisageable au Parlement. Enfin la proposition de loi a déjà été déposée, la procédure parlementaire peut donc s'engager immédiatement. L'objectif de mise en place de l'agence avant la fin de l'année fixé par le Premier ministre plaide en faveur de la proposition de loi sénatoriale. La décision est prise. La gauche conduira l'une de ses premières réformes sur la base du texte élaboré par la mission parlementaire. Le fair-play politique du ministre est salué par l'opposition au Sénat.

Sur la seconde question, les arbitrages gouvernementaux sont plus difficiles. Bernard Kouchner défend le principe d'une agence unique, sur le modèle de la FDA. Son but est triple. Donner au plus vite une pleine légitimité à l'agence de sécurité sanitaire, lui permettre d'acquérir rapidement une masse critique suffisante et surtout, préserver les missions de sécurité alimentaire des lobbies professionnels.

En quelques semaines, les tensions entre le ministère de l'agriculture et le ministère de la Santé s'avivent. Au sein même du cabinet du Premier ministre les opinions sont partagées. Malgré la déclaration de politique générale évoquant « une » agence de sécurité sanitaire, malgré le programme du parti socialiste prévoyant la création d'une structure ayant en charge « la surveillance de l'alimentation, de l'eau, de l'air, des médicaments et des produits biologiques », la thèse du secrétaire d'État à la santé se heurte à un front du refus.

Le ministère de l'agriculture se refuse à tout partage de compétences avec la santé. Certains conseillers en font même une affaire personnelle. Le ministère de l'économie et des finances, compétent au titre de la consommation et de la répression des fraudes, voit d'un mauvais œil l'émergence d'une structure d'expertise susceptible de concurrencer, voir même de contredire ses propres laboratoires. Il s'interroge sur le risque de voir certains de ses services être placés sous l'autorité conjointe du ministère de la Santé.

L'arbitrage est rendu par le Premier ministre. Deux agences seront créées. Le ministre de la Santé partagera la tutelle de l'agence de sécurité sanitaire des aliments avec les deux autres ministres. La « grande » agence a, selon les commentaires recueillis par la presse à Matignon, été jugée trop complexe « administrativement »...

Pourtant une étape est franchie. La santé publique s'immisce sur le champ de l'alimentation. La mission de sécurité sanitaire sera inscrite dans la loi. La santé publique est objet d'arbitrages politiques au plus haut niveau.

La réorganisation de la santé publique

Le débat sur la proposition de loi s'ouvre le 24 septembre 1997 au Sénat. La réforme tire les conséquences de l'épisode de l'encadrement des thérapies cellulaires. La suppression de l'Agence française du sang est votée. Ses missions de police sont confiées à l'Agence du médicament transformée en Agence française de sécurité sanitaire des produits de santé. Ses activités de gestion de la transfusion sanguine et de développement du don de sang sont confiées à une nouvelle structure mise en place par la loi, l'établissement français du sang.

Malgré quelques derniers soubresauts, le principe d'un contrôle de la sécurité de la transfusion sanguine par une agence indépendante, l'AFSSAPS, est définitivement posé.

Les discussions sont plus houleuses en ce qui concerne la création de l'Agence française de sécurité sanitaire des aliments. Le conflit se noue sur l'intégration de l'Agence des médicaments vétérinaires, précédemment incluse dans le centre national d'études vétérinaires et alimentaires (CNEVA). Les ministères de l'agriculture et des finances entendent faire de l'AFSSA une structure d'expertise légère. Au contraire, au ministère de la Santé, il nous semble nécessaire de donner à la nouvelle agence une masse critique suffisante. L'intégration du CNEVA en offre l'opportunité.

Ce centre réunit plusieurs centaines de chercheurs, de scientifiques et techniciens. Il dispose d'une expertise reconnue même si elle est dédiée à des missions variées, expertise pour le compte de l'État, évaluation des médicaments vétérinaires mais aussi recherche dans le cadre de contrats avec l'industrie agroalimentaire ou le secteur agricole.

L'enjeu est d'importance. Privée des laboratoires du CNEVA, l'AFSSA aura du mal à recruter les meilleurs experts, à exercer ses fonctions de vigilance, à être insérée dans la communauté scientifique. Par ailleurs le risque de concurrence stérilisante entre le CNEVA et l'AFSSA est réel. Enfin le médicament vétérinaire relève d'une législation analogue à celle du médicament humain, est traité au niveau européen au sein de l'Agence européenne pour l'évaluation du médicament. L'agence française chargée de la police sanitaire de ce produit doit s'inscrire dans une configuration institutionnelle cohérente avec celle existant pour le médicament humain.

Le débat traverse les groupes politiques opposant plus souvent parlementaires médecins et parlementaires vétérinaires que gauche et droite. Des amendements gouvernementaux s'opposent à l'intégration de l'Agence des médicaments vétérinaires dans l'AFSSA. Claude Huriet intervient avec vivacité pour refuser ces dispositions qui feraient « de l'Agence de sécurité sanitaire des aliments une coquille vide, un simple club d'experts ».

Finalement le Sénat vote avec une voix de majorité l'absorption du CNEVA par la nouvelle agence ! Le secrétaire d'État à la santé, qui avait fait état sans son enthousiasme habituel de la position du gouvernement défavorable à l'amendement, n'est pas plus chagriné que cela de ce revers gouvernemental... Le lendemain la proposition de loi est adoptée à l'unanimité moins l'abstention du groupe communiste.

À l'Assemblée nationale en janvier 1998, le projet donne lieu à de nouveaux rebondissements. Si le débat sur l'Agence de sécurité alimentaire est relativement apaisé, les parlementaires adoptent à l'unanimité un amendement fusionnant les établissements de transfusion sanguine en un seul opérateur national. Mais surtout le champ de la sécurité sanitaire s'élargit. André Aschieri, député écologiste, et Jean-François Mattéi, parlementaire UDF, demandent la création d'une agence de sécurité sanitaire sur l'environnement. À l'issue des navettes parlementaires, un article impose au gouvernement d'étudier dans un délai de six mois la question de la création d'une telle agence. La proposition de loi sur la veille et la sécurité sanitaire chemine et est finalement adoptée définitivement et dans une quasi unanimité le 18 juin 1998. Elle devient la loi du 1er juillet 1998.

Le système mis en place transforme profondément l'organisation de la santé publique en France. Il repose sur un principe de surveillance « stéréophonique ». D'un côté l'institut de veille sanitaire, chargé de suivre l'état de santé de la population, d'identifier les pathologies et les causes d'accident, de l'autre les agences dédiées à la surveillance des risques qu'ils soient liés aux produits de santé, à l'alimentation ou à l'environnement. De la confrontation des données épidémiologiques et des fruits des systèmes de vigilance doit résulter la meilleure sécurité sanitaire. Le comité national de sécurité sanitaire, placé sous la présidence du ministre de la Santé, réunit les ministres chargés de l'agriculture, de la répression des fraudes et ultérieurement de l'environnement, les administrations concernées et les agences.

Le dispositif de surveillance des risques est complété par la création de l'Agence française de sécurité sanitaire de l'environnement par la loi du 9 mai 2001, à la suite du rapport parlementaire d'Odette Grzegrzulka et d'André Aschiéri. Cette nouvelle agence n'est cependant toujours pas parvenue à trouver sa place, victime selon le constat amer de Claude Huriet « d'une malformation congénitale »[88]. Elle demeure malheureusement fragile, faute d'avoir atteint une taille critique. La démission en 2005 de son directeur scientifique, Denis Zmirou-Navier, ancien président de la société française de santé publique, témoigne de l'instabilité de l'organisation retenue en matière de sécurité environnementale[89].

Et l'enjeu est d'autant plus grand que la protection contre les risques environnementaux est sans doute l'un des défis majeurs de la santé publique pour les prochaines années. Comment ne pas regretter que l'AFSSE n'ait pas, à l'instar de l'AFSSA, bâtie sur le CNEVA, absorbé, comme cela avait été envisagé, l'Institut national de l'environnement industriel et des risques (INERIS) et l'Institut français de l'environnement (IFEN) ? Leurs missions étaient superposables ou conciliables et leur expertise, reconnue, aurait donné à la nouvelle institution toutes les chances de s'imposer. Les arbitrages gouvernementaux et le débat parlementaire en ont décidé autrement. Une note optimiste cependant. L'AFSSE a vu en 2005 de ses compétences étendues à la sécurité au travail. Elle est devenue à cette occasion l'AFSSET ! Il lui revient désormais de coordonner l'expertise des pouvoirs publics dans un domaine où les risques sanitaires sont considérables[90]. Puisse ce nouveau challenge lui permettre de s'imposer comme un pôle de référence.

Mais mon plus grand regret demeure le choix fait dans le domaine du nucléaire. Il a conduit, contre l'avis du ministère de la Santé, à isoler la protection contre les risques nucléaires de la surveillance des autres risques environnementaux. Un institut de radioprotection et de sûreté nucléaire (IRSN) réunit depuis 2001 les services de l'Office de protection contre les rayonnements ionisants et ceux de l'institut de protection et de sûreté nucléaire. Une direction générale de la sûreté nucléaire et de la radioprotection, relevant des ministres de l'environnement, de l'industrie et de la santé, pilotait le dispositif avant d'être transformée en Autorité de sûreté nucléaire par une loi du 13 juin 2006. « Splendide isolement » du nucléaire qui contraste avec l'effort de pluridisciplinarité qui a caractérisé la construction du nouveau système de santé publique. Curieuse alliance du ministère de l'Environnement et de celui de l'Industrie contre « l'impérialisme » supposé de la santé.

Il est vrai que le service central de protection contre les radiations ionisantes (SCPRI) s'était discrédité lors de l'accident de Tchernobyl. Il est tout aussi certain que le ministère de la Santé exerce la cotutelle sur l'IRSN. Mais il existe un tel déséquilibre entre les équipes prestigieuses et étoffées de la sûreté nucléaire et les effectifs clairsemés de la radioprotection que les réformes de 2001 et de 2006 risquent de provoquer l'étiolement de l'expertise médicale et d'aboutir, à terme, à la marginalisation des autorités sanitaires en un domaine aussi sensible que peu transparent. Les conditions dans lesquelles cette réforme a été accomplie me laissent un goût amer. Comme si la réorganisation de la santé publique s'était arrêtée aux grilles d'enceinte des centrales nucléaires. Une réforme de la sécurité sanitaire environnementale reste à faire.

Quoi qu'il en soit, le renouveau de la santé publique est en marche. Les lois de 1993 et 1998 ont ouvert la voie. Mais le mouvement se poursuit. Les alertes sanitaires se succèdent, et donnent le sentiment d'une multiplication des dangers. Tout foyer de méningite en France entraîne le déclenchement d'un plan de prise en charge et de vaccination des personnes menacées.

En janvier 2002, quinze cas de méningite, dont neuf dû au méningocoque C, ont été identifiés dans le département du Puy-de-Dôme. Pour la première fois, le ministère de la Santé a décidé d'organiser une campagne de vaccination de masse contre la méningite C. La décision a été prise par Bernard Kouchner sur proposition du directeur général de la santé Lucien Abenhaïm et au vu de l'avis du comité technique vaccinal. Après une conférence de presse du ministre, le directeur général de la santé a été chargé de déployer le dispositif avec la direction régionale des affaires sociales et la direction départementale du Puy-de-Dôme. La presse a été l'un des acteurs de l'opération. Pour vacciner, dans les meilleurs délais, les 80 à 100 000 jeunes de 2 mois à 20 ans concernés par la mesure, il a fallu mobiliser professionnels libéraux, médecins scolaires, centres de protection maternelle et infantile, crèches et centres de vaccination.

Lucien Abenhaïm a fait un déplacement remarqué dans le Puy-de-Dôme. Télévisions, radios, presse ont suivi les opérations. Santé publique « en live » ! Les journaux télévisés ont montré le directeur général de la santé à sa descente de l'avion. La presse a publié les photos d'une scène de vaccination en sa présence. La santé publique a été médiatisée. Elle y a gagné en efficacité et en célérité.

L'Europe de la santé

La France n'a pas été isolée dans son mouvement de réorganisation de la santé publique. La communauté européenne lui a emboîté le pas. Pourtant pendant longtemps la santé est restée étrangère aux compétences de l'Europe. Aucune disposition du traité de Rome ne confiait d'attributions à la Commission ou au Conseil des ministres pour intervenir en matière de santé publique. À l'exception de quelques mesures sur la protection de la santé et la sécurité sur le lieu de travail, prises sur le fondement du traité instituant la communauté européenne du charbon et de l'acier (CECA), les seules dispositions communautaires en matière de santé visaient à la libre circulation des personnes et des produits. Ainsi en 1965 a été édictée une directive harmonisant les règles de délivrance des autorisations de mise sur le marché des médicaments et depuis les années 1970 plusieurs directives européennes ont posé le principe de la libre circulation des professionnels de santé en Europe.

De rares initiatives comme « l'Europe contre le cancer » à la fin des années 1980, puis plus tard « l'Europe contre le sida », ont ouvert les budgets européens aux programmes de santé publique.

L' « aiguillon » de la vache folle

Jusqu'en 1996, la porte de la santé publique n'était qu'entrouverte dans les instances communautaires. Aux côtés de l'Agence pour l'évaluation des médicaments, s'organisaient l'observatoire européen des drogues et des toxicomanies créé en 1993 à Lisbonne et l'Agence européenne pour la sécurité et la santé au travail installée à Bilbao en 1994.

La maladie de la vache folle a précipité la commission et l'administration bruxelloise dans leur première véritable crise sanitaire. Leur gestion a été contestée, au point de voir le Parlement européen menacer la commission d'un vote de défiance. La démission de la commission en 1999 a marqué une rupture dans la construction de l'Europe. Comme l'affaire de la transfusion sanguine en France, la crise de la vache folle a remis en cause une approche à dominante gestionnaire des questions de santé. Plus exactement, elle a mis en évidence les travers d'une vision principalement économique des enjeux de santé publique. La protection de la santé doit l'emporter sur la libre circulation. La scène européenne n'échappe pas au dilemme traditionnel de l'équilibre entre la sécurité et la liberté.

Après ce traumatisme, les transformations ont été rapides. Le titre du traité de l'union européenne consacré à la santé publique, devenu titre XIII, a été considérablement développé. Le texte a ainsi précisé : « l'action de la communauté, qui complète les politiques nationales, porte sur l'amélioration de la santé publique et la prévention des maladies et des affections humaines et des causes de danger pour la santé humaine. Cette action comprend également la lutte contre les grands fléaux, en favorisant la recherche hors cause, leur transmission et leur prévention ainsi que l'information et l'éducation en matière de santé ».

La santé publique est entrée par la grande porte dans le champ communautaire. Et les années suivantes ont confirmé ce changement de perspective. En 1999, les compétences santé ont été regroupées au sein d'une nouvelle direction générale de la santé et de la protection des consommateurs (DG-SANCO). La commission a constitué un Haut comité de santé publique afin de rapprocher les politiques nationales de santé, un comité de sécurité sanitaire pour lutter contre le bioterrorisme et un comité pharmaceutique pour approfondir une politique du médicament.

Un règlement européen du 28 janvier 2002 a créé une autorité européenne de sécurité des aliments, agence d'expertise chargée de l'évaluation des risques pesant sur la chaîne alimentaire. Trois ans plus tard, un centre européen pour la prévention et la surveillance des maladies, l'ECDC, a été mis en place. L'AFSSA et l'institut de veille sanitaire ont désormais leurs homologues européens. Le fonctionnement en réseau des agences de sécurité sanitaire, expérimenté, ici encore, par les agences du médicament, se généralise.

Parallèlement huit programmes de santé publique ont été lancés sur le cancer, les toxicomanies, le sida et les autres maladies transmissibles, les maladies rares, la surveillance de la santé, la promotion de la santé, les maladies liées à la pollution et les causes d'accidents et de blessures.

Les politiques nationales de santé sont dès lors appelées à évoluer, à se rapprocher, à défaut de s'harmoniser. Le partage entre les orientations communautaires et les priorités nationales n'ira pas sans poser question. Plus encore que dans les domaines économiques, la subsidiarité est une nécessité impérieuse. On sait à quel point les particularités et les inégalités régionales sont fortes en matière de santé. La régionalisation des politiques constatées dans la plupart des États ne doit pas être remise en cause par une politique communautaire centralisée et la tentation d'une uniformisation des systèmes.

En revanche, un socle européen pour la santé permet de disposer d'un potentiel de recherche et développement incomparable et de coordonner des programmes de prévention et de soins à une échelle sans précédent.

Pour en tirer le plus de profits, le fonctionnement en réseau semble une nécessité. La tentation de constituer un monopole d'expertise au niveau communautaire pourrait engendrer des effets redoutables. La concentration des cercles de pouvoir et des circuits d'information accroît les risques de corruption ou d'aveuglement collectif.

Au contraire, l'existence de pôles nationaux met chaque agence ou administration, qu'elle soit communautaire ou étatique, en situation d'observation de la part des autres et de contrôle à leur égard. De cette vigilance permanente peut naître l'alerte sanitaire, la correction d'un programme de santé mal conçu ou la révision d'une recommandation médicale erronée. En outre une telle organisation démultiplie la veille assurée par les associations, facilite la diffusion des informations et en fin de compte, l'exercice d'un contrôle social efficace.

La canicule

C'est une administration renforcée et un ministère puissant qui sont pris au dépourvu par la canicule de l'été 2003.

Jean-François Mattéi dispose des pleines compétences qui avaient fait défaut à ses prédécesseurs. L'administration de la santé est dotée de moyens sans précédent. L'institut de veille sanitaire surveille l'état de santé de la population et les agences les risques liés aux produits ou aux milieux de vie.

Pourtant, entre le premier et le 20 août 2003, près de 15 000 personnes décèdent des suites de la canicule. Les températures exceptionnelles, l'isolement des personnes les plus fragiles, en particulier des personnes âgées, les moyens limités des services sociaux ou d'aide à domicile comme des établissements d'accueil, surtout pendant les congés, expliquent sans doute les ravages de la chaleur estivale. Dès la fin du mois d'août, des cafouillages administratifs et ministériels sont invoqués.

Le débat se focalise sur l'alerte et met en cause l'institut national de veille sanitaire. Ainsi le système de vigilance sanitaire de l'État aurait failli. Il est vrai que si l'institut avait tiré la sonnette d'alarme, la réaction de l'État aurait été plus précoce et mieux coordonnée. Mais il en aurait été de même si un autre service s'était inquiété du sort des personnes isolées ou fragilisées par la maladie ou l'âge.

Or il n'était nul besoin de disposer d'un réseau d'experts, de relevés épidémiologiques savants, des moyens d'un institut national. La consultation du thermomètre pouvait suffire à mettre en alerte, comme cela se fait en hiver pour le déclenchement des plans « grands froids ». Les agences et les réseaux d'expertise ont pour mission première de traquer et de déceler les risques cachés. La justification des ressources scientifiques mobilisées tient à la difficulté de l'évaluation du risque. Leur vocation est la pathologie inconnue, l'agent transmissible non conventionnel, le virus émergent, la découverte précoce de l'épidémie, l'identification des facteurs de risque des cancers, la connaissance des maladies rares, ... Peut-on accabler les seuls experts de ne pas avoir prêté une attention suffisante aux graduations du thermomètre ?

Je me suis souvent demandé à quelles dates les climatiseurs mobiles proposés par les services généraux du ministère de la Santé, notamment pour les bureaux du cabinet, avaient été mis en action. Je reste convaincu que, sans être expert chacun était susceptible de poser la bonne question. Il appartenait, à tout le moins, au cabinet comme aux services centraux du ministère d'être attentifs aux coups de téléphone que les services hospitaliers ou les DDASS ne devaient pas manquer de passer.

La commission d'enquête de l'Assemblée nationale sur les conséquences sanitaires et sociales de la canicule a sous la plume de son président, Claude Evin, souligné, dans son rapport du 25 février 2004, que le drame de la canicule révélait l'absence de mise en cohérence des deux approches de la santé publique en présence. D'un côté une approche de sécurité sanitaire reposant sur une méthodologie de l'évaluation et de la gestion des risques. Toute inquiétude, toute alerte, quelle qu'en soit l'origine, appelle une analyse des enjeux et, le cas échéant, une riposte. L'approche est empirique, profondément « politique » dans la mesure où elle ne suppose pas au préalable une certitude scientifique. L'autre approche, qualifié d'« épidémiologique » par le rapport, propose une organisation fondée sur des modèles et l'exploitation des statistiques. Approche scientifique, indispensable pour la protection de la santé publique à moyen et long terme, trop longtemps négligée dans notre pays, mais dont le parti pris technique paraît inadapté aux cas de crise non identifiés par le système.

Le bon sens, la vigilance spontanée, doivent parfois prendre le pas sur les enseignements de la science, sur les clignotants déclenchés par des « seuils » d'alerte définis mathématiquement. L'avant-propos du rapport de la commission rappelle cruellement les propos tenus lors des auditions par un responsable de la santé publique : « Le modèle n'était pas le bon ». Certaines crises peuvent être perçues avant leur démonstration statistique ou épidémiologique.

La boussole de la direction générale de la santé

Dans le maelström qui s'est emparé de la santé publique depuis une quinzaine d'années, la direction générale de la santé n'est pas parvenue à s'imposer comme un point d'ancrage. Pourtant les discours ministériels rappellent à l'envi, et très légitimement, qu'elle est au cœur du dispositif. Pourtant les agents qui la constituent, font montre d'autant d'attachement au service public et de compétence que de disponibilité et d'abnégation. Crise après crise, les soirées de travail succèdent aux week-ends d'astreinte. De projets de loi en plans de santé publique, les notes de synthèse s'accumulent et les concertations se multiplient.

Les effectifs de la direction ont été renforcés. Ils ont doublé depuis 1992. Professionnels de santé et cadres administratifs sont venus étoffer les services. Une réorganisation conduite en 2000 a défini les nouvelles missions de l'administration centrale. La DGS dispose de tous les atouts pour être le navire-amiral de la flotte de la santé publique et de la sécurité sanitaire. Pourtant rien n'y fait. Les directeurs généraux ne s'attardent pas dans leurs fonctions. Depuis le départ de Jean-François Girard en 1997, le poste a été vacant à quatre reprises. La direction subit en permanence mises en cause et sarcasmes. Elle ne parvient pas à s'imposer comme le centre de gravité de la santé publique en France.

Sa position centrale paraît plus souvent la desservir que lui donner l'autorité d'un chef d'orchestre. Le DGS souffre d'abord de l'émiettement historique des compétences sanitaires de l'État. Jusqu'à la création de l'AFSSA, la sécurité de l'alimentation relevait du ministère de l'Agriculture et des services de la répression des fraudes. Pour l'environnement et le nucléaire, la puissance des ministères de l'industrie et de l'environnement faisait de l'avenue de Ségur l'alouette de la fable.

Quant à la protection de la santé sur les lieux de travail, elle était dévolue au ministère du Travail et de l'Emploi. Avec pour conséquence, une béance dans l'organisation de la santé publique. Je me souviens avoir, en 1993, proposé à Bernard Kouchner, au moment de quitter le ministère de la Santé, de tenir une conférence de presse sur le bilan de son action et d'ouvrir tous les dossiers de santé publique devant les journalistes. Pour la préparation du dossier presse, le cabinet s'est employé à faire « remonter » toutes les questions de santé publique pendantes et à confectionner un dossier presse détaillé et pédagogique.

La rencontre avec la presse s'est tenue le 26 février 1993. Prévue pour une heure, elle a donné lieu à trois heures d'échanges passionnés entre le ministre et les journalistes spécialisés, souvent fins connaisseurs des dossiers de santé publique. Le dossier presse qui leur a été remis comportait de nombreuses fiches. Sécurité transfusionnelle, sida, hépatite C, maladie de Creutzfeldt Jakob, encéphalopathie spongiforme bovine, prothèses mammaires, saturnisme... Même les inquiétudes liées aux risques d'apparition de cancers chez les personnes vivant à proximité de lignes à haute tension ou les cas d'épilepsie causés par l'usage des jeux vidéo, étaient évoqués.

Malgré ce souci d'exhaustivité, aucune fiche sur l'amiante. Le plus grand drame de santé publique était absent de cet inventaire. La DGS ne l'avait pas inscrit. Non par ignorance, l'un de ses membres participait aux travaux du comité permanent amiante... Mais parce qu'institutionnellement, il relevait des compétences du ministère du Travail. Les risques liés à l'amiante étaient perçus comme des risques professionnels, ils étaient traités comme tels. L'expertise était ailleurs. Dans les instances relevant des partenaires sociaux comme l'INRS, au sein de la prestigieuse direction des relations du travail avec laquelle la DGS n'envisageait nullement d'entrer en concurrence.

Un rapport sénatorial d'octobre 2005 a délivré un terrifiant diagnostique. 35 000 décès ont été causés par l'amiante entre 1965 et 1995. 60 à 100 000 morts sont attendus dans les 25 prochaines années. La maladie « professionnelle » a provoqué une catastrophe de santé publique[91].

Les écueils de la coordination

Lorsque les agences de sécurité sanitaire se mettent en place, la DGS est confrontée à la difficulté de trouver de nouvelles marques. Bien que l'Agence du médicament soit l'héritière de la direction de la pharmacie et du médicament, elle adopte une attitude ambiguë dès la création de l'établissement. Entre rivalité et envie, sans doute liées aux moyens dont l'agence dispose progressivement et alors même que la direction générale de la santé voit ses effectifs augmenter à peu près au même rythme. Mais la loi ne lui permet pas d'exercer la tutelle sur l'agence, du moins en matière de santé publique, puisqu'elle a délégué au directeur général un pouvoir propre de police sanitaire.

En revanche la DGS se trouve investie d'un pouvoir de tutelle sur l'Agence française du sang. Elle l'exerce sans ménagement et s'habitue à disposer d'un pôle d'expertise externe, compétent et dépendant. La création des autres agences de sécurité sanitaire en 1998 et 2001 impose la DGS comme coordinateur naturel de l'action sanitaire.

Pendant plusieurs années, le ministre maintient toutefois un lien direct avec les agences en présidant tous les 15 jours une réunion, souvent au petit-déjeuner, de sécurité sanitaire rassemblant le directeur général de la santé et le directeur des hôpitaux ainsi que l'ensemble des directeurs d'agence. Un tour de table permet d'identifier les problèmes en cours, les risques d'alerte qui se profilent et de partager l'information et la vigilance. Les agences interviennent sur leurs champs de compétence, la DGS a la lourde charge des autres questions.

Au fil de ces réunions, se dessinent spontanément les lignes de force du rôle de la direction générale de la santé. Il lui revient d'assurer la coordination entre les différentes institutions mises en place, de prendre en charge les risques non couverts par les agences mais surtout de proposer au ministre une stratégie et une politique de santé fondées sur une analyse prospective de l'évolution des besoins, des connaissances et des possibilités financières. Pour ne prendre qu'un exemple, la DGS est le pilote naturel de toute politique sur la nutrition. Éclairée par l'expertise de l'AFSSA et de l'institut de veille sanitaire, elle peut conduire, avec l'aide technique de l'institut national de prévention et d'éducation pour la santé et des autres ministères concernés, une politique de long terme de lutte contre les conséquences sanitaires d'une alimentation déséquilibrée, trop sucrée, trop salée, trop grasse...

Enfin la DGS doit être le garant des droits des personnes dans le système de santé, et notamment de la sécurité et de la qualité des soins. Elle doit être l'aiguillon, l'interlocuteur et, si nécessaire, le contradicteur des directions de moyens du ministère, la direction de l'hospitalisation et de l'organisation des soins et la direction de la sécurité sociale. L'exigence de transparence et d'information sur le système de santé repose, pour ce qui concerne les pouvoirs publics, sur sa compétence et sa détermination.

En creux, se confirme le bien-fondé de la réforme des administrations centrales réalisée en 2000. À la DGS le pilotage stratégique du système de santé, à la direction de l'hospitalisation et de l'organisation des soins la mise en œuvre des moyens nécessaires pour atteindre les objectifs fixés.

Lors de sa prise de fonctions, Jean-François Mattéi décide de confier le pilotage direct des agences à la DGS. Au directeur général de la santé revient le soin de présider les réunions de sécurité sanitaire. Les agences se sentent tenues à distance. L'unité d'action du système de santé publique s'étiole. Les pleins pouvoirs accordés au DGS butent sur le manque de légitimité de la structure. La crise de la canicule souligne les insuffisances de l'articulation entre les différentes composantes du dispositif.

Une clarification du rôle de chacun est indispensable. La DGS doit se recentrer sur le rôle irremplaçable qui est le sien, être le stratège de la politique de santé et le protecteur des droits des personnes. Avec en corollaire, la nécessité d'établir une relation de pleine confiance avec les agences, de bénéficier de leur expertise, sans céder à la tentation de se substituer à elles. Défi redoutable et crucial[92].

Les drames sanitaires du futur se nouent aujourd'hui, les scandales de demain se fomentent dans de savants *business plans* sous couvert de traditions culturelles ou de modernisme exacerbé. Les combats à mener ne manquent pas, les lobbies et les opposants sont de taille. Toutes les forces de la santé publique doivent être rassemblées. À la DGS de relever le défi. Au ministre de la Santé d'exercer pleinement ses lourdes responsabilités.

Chapitre 8

La quadrature de l'assurance maladie

« Dépenses de santé : le choc Evin - Juppé », la Une du *Quotidien du médecin* du 4 avril 1990 résumait de manière prémonitoire les débats sur la maîtrise des dépenses de santé. Durant deux heures de discussions animées, le jeune ministre des Affaires sociales du gouvernement Rocard et le brillant secrétaire général du RPR ont échangé arguments et statistiques, opposé le plan Seguin de 1987 et la réforme de la biologie médicale de 1989.

Au-delà des programmes politiques, ce sont deux conceptions de la maîtrise des dépenses de santé qui s'exprimaient. Claude Evin plaidait pour une régulation portée par les professionnels de santé, Alain Juppé invoquait l'indispensable responsabilisation des assurés sociaux. D'un côté, ce que les experts appellent la maîtrise de l'offre, de l'autre côté la maîtrise de la demande. Le clivage est ancien.

En préparant le dossier de Claude Evin pour le « grand débat » du *Quotidien du médecin*, j'avais repris les principales déclarations qui avaient émaillé les États Généraux de la sécurité sociale de 1986, la préparation et la mise en œuvre du plan Seguin, mais aussi la campagne présidentielle de 1988. La maîtrise des dépenses de médecine de ville y avait tenu une place importante. Je n'imaginais pas que cette question allait occuper le devant de la scène sociale pendant quinze ans.

La « responsabilisation » des assurés sociaux

La médecine de ville porte encore aujourd'hui les stigmates de son conflit originel avec l'assurance maladie. À l'issue de la Première Guerre mondiale, la France a recouvré sa souveraineté sur les départements de l'Alsace et de la Moselle. Mais le régime d'assurance maladie issu des réformes bismarckiennes de la fin du XIXe siècle, n'a pas été remis en cause. Ainsi une région a bénéficié avant les autres d'une protection sociale contre la maladie.

En 1924, dans la foulée de la victoire du cartel des gauches, le gouvernement a formé le projet de généraliser cette couverture sociale à l'ensemble du territoire. Un projet élaboré quatre ans plus tôt et qui s'inspirait directement du régime en vigueur en Alsace Moselle a servi de vecteur législatif. Il organisait une médecine de caisse, instituait le tiers payant et limitait dans certains cas la liberté de choix des assurés.

La réaction du corps médical a été immédiate. Malgré certaines divergences entre les jeunes syndicats et unions de médecins autorisés depuis la loi de 1892, la profession est parvenue à bloquer l'application de la loi adoptée le 5 avril 1928. Dès le 30 novembre 1927 ses différentes composantes s'étaient réunies pour un congrès des syndicats médicaux. Au cours de cette réunion, une « charte médicale » avait été élaborée. Elle posait cinq principes fondamentaux : le libre choix du médecin par le malade, le respect du secret professionnel, la liberté thérapeutique, l'entente directe sur les honoraires et les soins et la liberté d'installation ! Quelques mois plus tard le 6 décembre 1928, la confédération des syndicats médicaux français avait été créée. Elle a assuré pendant plusieurs décennies la représentation unique de médecins libéraux[93].

Les principes définis dans un contexte de crise et de conflit social, ont été progressivement inscrits dans les textes officiels. La loi de 1928 n'est pas entrée pas en vigueur. Elle a été remplacée par la loi du 30 avril 1930 qui a rétabli l'entente directe et institué un simple tarif de responsabilité des caisses... Le code de la sécurité sociale comporte encore de nos jours, en son article de référence L 162-2, l'énoncé des « principes de déontologie fondamentaux que sont le libre choix du médecin par le malade, la liberté de prescription du médecin, le secret professionnel, le paiement direct des honoraires par le malade, la liberté d'installation du médecin ».

Édifiée en 1945, l'assurance maladie a établi ses bases sans anticiper la « médicalisation » de la société. La médecine n'avait pas encore pris son essor, les hôpitaux étaient encore souvent des hospices et les médecins des « notables » consultés avec parcimonie. Lors de la mise en œuvre à la Libération du programme du Conseil National de la Résistance, le système de santé comptait à peine plus de 30 000 médecins, six fois moins qu'en 2002, et le nombre de lits d'hôpital, environ 300 000, était la moitié de ce qu'il serait en 1990. La sécurité sociale consacrait l'essentiel de ses dépenses, plus de 50 %, à la branche famille. Les dépenses de l'assurance vieillesse étaient modestes, peu de retraités avaient suffisamment cotisé pour bénéficier d'une pension significative.

Jusqu'à la fin des années 1980, les politiques de maîtrise de la demande ont été à l'honneur. Au cours des « 30 glorieuses », l'assurance maladie transformait les conditions d'accès aux soins dans la société française. Le niveau de remboursement des dépenses de santé s'accroissait fortement. Il était de 44 % en 1960 et de plus de 76 % en 1980. Et lorsque sous le coup du ralentissement de la croissance économique et de l'emballement concomitant des dépenses de santé, les gouvernements ont été confrontés aux premiers déficits de la branche maladie, les mesures prises ont visé à augmenter le ticket modérateur, c'est-à-dire le montant payé par l'assuré social, sa mutuelle ou son assurance complémentaire.

L'effet comptable pour l'assurance maladie était immédiat. La mesure avait en outre pour vertu de « responsabiliser » l'assuré. Implicitement, les pouvoirs publics soupçonnaient les dépenses de santé de dissimuler des gaspillages dus au consumérisme des patients. Puisque les soins étaient remboursés, la tentation serait grande d'en abuser. Le mythe du nomadisme médical, du patient multipliant les consultations, plus tard les examens médicaux apparaissait. Mythe car toutes les études réalisées sur ce thème montrent que les assurés sociaux multipliant les consultations chez des médecins de même spécialité sont très peu nombreux. Une enquête de 2001 estimait les surcoûts liés au nomadisme à un pour 1000 des remboursements[94].

Les limites et les effets pervers du ticket modérateur sont pourtant bien connus. Comme le rappellent avec humour certains économistes de la santé, l'augmentation du prix des cercueils ne diminue pas le nombre des décès ! Lorsque les problèmes de santé sont réels, la responsabilisation de l'assuré n'a guère de sens. Elle est néfaste sur un plan sanitaire et source d'inégalités intolérables. Une étude réalisée aux États-Unis a même mis en évidence l'influence du niveau de prise en charge sur le taux de mortalité à cinq ans des personnes âgées[95].

En outre la dépense de santé se caractérise par sa très forte concentration. 15 % de la population représentent 72 % des dépenses. 5 % des assurés, les plus gravement malades, sont même à l'origine de 51 % des dépenses et de 60 % des remboursements de l'assurance maladie[96]. Quant aux six derniers mois de la vie, ils représentent à eux seuls près de 10 % des dépenses. La maîtrise de la demande ne peut donc avoir d'effets « modérateurs » que sur une part très limitée de la consommation.

Néanmoins les mesures de dissuasion économique ont régulièrement fleuri. En 1983 a été inventé le forfait journalier. Chaque personne hospitalisée devait verser 20 F. par jour d'hospitalisation. Et ce montant a été fortement revalorisé à l'occasion de plans d'économies. Il a été porté à 50 F. en 1992, à 70 F. en 1996 et enfin de 13 à 16 € sur trois ans par le plan de Philippe Douste-Blazy et de Xavier Bertrand en 2004. Il est pourtant bien peu vraisemblable que des assurés sociaux se fassent hospitalisés sans raison. L'alibi de la responsabilisation dissimule aisément la nécessité comptable.

L'explosion de la démographie médicale, le maillage dense et volontariste du territoire par des centres hospitaliers de plus en plus performants, les progrès fascinants de la médecine, de la biologie puis de la génomique, et la transformation des attentes de la population en ce domaine ont profondément modifié les termes du débat sur la maîtrise des dépenses de santé.

Les soins[97], qui en 1960 représentaient 3,5 % de la richesse nationale – le produit intérieur brut (PIB) des économistes – absorbaient, en 2005, 8,8 % de celle-ci soit deux et demie fois plus ! Le secteur de la santé représente aujourd'hui plus de 11 % du produit intérieur brut (PIB). La dépense courante de santé a atteint 191 milliards d'euros en 2005[98]. En termes d'emplois, la sphère sanitaire et sociale occupe 2 800 000 actifs et à lui seul le secteur de la santé en compte plus de 1 800 000. Ainsi près de 12 % des emplois relèvent en France de ces activités.

Ce secteur, créateur de richesse, lieu d'investissements, source d'emplois – au demeurant peu délocalisables –, est trop souvent perçu, à tort, comme un frein au développement économique. Il pâtit du discrédit supporté par les prélèvements obligatoires. Pourtant, sur un plan strictement économique, l'enjeu est moins le statut juridique de la dépense, individuelle, assurantielle ou obligatoire, que sa pertinence et sa rationalité. Qu'une chimiothérapie anticancéreuse soit financee par l'impôt, les cotisations sociales, des primes d'assurance ou les revenus d'un ménage, qu'importe dès lors qu'elle est médicalement justifiée et rationnellement tarifée. La question centrale est donc celle de la justification médicale et de la rationalité du prix.

Or la difficulté, en matière de santé, tient à la complexité des connaissances médicales. Le « consommateur » est dans l'incapacité d'apprécier la qualité de la prestation. Quant aux tarifs médicaux, ils font souvent l'objet d'une opacité singulière. Comment justifier dans un système qui se veut libéral que l'information sur les prix soit taboue ? En janvier 2006, plusieurs syndicats médicaux ont protesté contre la mise en place par les caisses d'assurance maladie d'un système d'information des assurés sur les honoraires des médecins ![99]

Dans un tel contexte, les prix sont inévitablement le fruit d'évaluations médico-économiques difficiles, de rapports de forces et de conflits d'intérêts. Il ne faut jamais perdre de vue que la dépense de santé a une triple nature. Elle est à la fois soins, revenus et prélèvements obligatoires. Le remboursement de cette dépense par l'assurance maladie garantit la protection de la santé, procure des revenus aux hôpitaux et aux professionnels de santé, réduit les ressources des entreprises et des ménages !

Et la question qui revient inlassablement est celle de la justification de la progression des dépenses. L'évolution est elle « imposée » par le progrès médical, la conséquence des abus d'assurés sociaux déresponsabilisés ou la résultante d'une augmentation erratique des revenus des professions de santé ?

L'interrogation est d'autant plus légitime que le système français est sans doute celui qui présente le plus grand nombre de degrés de liberté. Les hôpitaux publics malgré leurs contraintes proposent aux personnels médicaux un cadre d'exercice garantissant leur indépendance et aux autres agents le statut protecteur de la fonction publique. Les professionnels libéraux ne sont, quant à eux, à l'exception des infirmières et des pharmaciens, soumis à aucune contrainte lors de leur installation. Leur liberté d'exercice et de prescription est la plus étendue rencontrée dans les pays ayant une assurance maladie. Les assurés sociaux sont, pour leur part, libres dans le choix des professionnels libéraux qu'ils consultent, même dans le cadre du médecin traitant, et leurs obligations à l'égard de l'assurance maladie sont des plus diaphanes.

Quelle est en outre la justification d'une régulation des dépenses sur un secteur créateur de richesses, plébiscité par le public et protecteur des libertés ? L'interrogation sur le bien-fondé de la régulation peut paraître iconoclaste ou triviale. Pour réduire les impôts et les cotisations sociales, bien sûr...

Mais on pourrait tout aussi bien justifier l'augmentation des dépenses par le choix des ménages, des malades, des consommateurs de recourir aux soins. Ce d'autant qu'il en résulte, comme on l'a vu, de l'investissement, des emplois, de la création de richesse.

Une première raison peut à l'évidence être trouvée dans l'obligation de stabiliser les prélèvements obligatoires pour respecter les critères du pacte de stabilité européen. Critère juridique, objectif communautaire, motif de raison.

Plus fondamentalement, l'équilibre de l'assurance maladie dépend d'un double facteur, l'évolution de ses dépenses et celle de ses recettes. Or les secondes sont directement liées à la croissance économique, à l'évolution des salaires et des revenus. Elles sont la résultante de la politique publique globale et de la conjoncture économique. En cas d'écart entre les ressources et les dépenses, les déficits engendrés se traduisent par une réduction du taux de prise en charge par la collectivité des dépenses de santé. Et une divergence durable peut remettre en cause l'égalité d'accès aux soins en augmentant les sommes restant à la charge des malades. Le niveau de remboursement dépend ainsi directement de la capacité des mécanismes de régulation à maintenir le lien entre les dépenses et les ressources.

Enfin la maîtrise des dépenses peut, à la condition délicate d'être pertinente, constituer l'un des rares ressorts de la qualité des soins. La concurrence est en effet incapable d'imposer un rapport qualité/prix sur le secteur de la santé. L'asymétrie de l'information qui caractérise la relation médicale rend illusoire toute possibilité du patient d'apprécier la qualité du diagnostic ou des soins, d'évaluer le « juste prix » de la prestation ou du médicament et plus encore de le négocier au plus près. Nous identifions en général le « bon médecin » à sa disponibilité et son amabilité, rarement à sa capacité à dépister précocement un cancer ou à soigner efficacement un diabète. Et que dire de notre aptitude à différencier les médicaments en fonction de leur utilité...

L'existence d'une contrainte financière ou budgétaire impose une réflexion sur les choix à faire, les investissements à réaliser, les traitements à privilégier, les stratégies thérapeutiques à suivre. Elle invite à évaluer les techniques et les pratiques, à établir et suivre des protocoles, à rationaliser la prévention et les soins, à renforcer la formation continue. Elle constitue, avec la rigueur intellectuelle de la communauté médicale et la conscience individuelle des professionnels de santé, la seule pression s'exerçant sur le système pour éviter les doublons, supprimer les prestations obsolètes, remettre en cause les tarifs inadaptés, faire bénéficier la collectivité des gains de productivité que les progrès autorisent.

L'illusion des besoins de santé

Depuis une quinzaine d'années, le débat public sur la maîtrise des dépenses oppose la maîtrise médicalisée à la maîtrise comptable. Espièglerie sémantique dont il est bien difficile de sortir. La maîtrise comptable veut désigner une démarche aveugle, pénalisante pour les professionnels et dangereuse pour les patients. Elle révèle l'intention malfaisante de politiques doctrinaires et de technocrates obtus, prêts à tout pour réduire la dépense à un pourcentage ! Des reversements du plan Juppé aux ajustements de la valeur de lettres clés des mesures Evin ou Aubry, tous les modes de régulation collective ont encouru les foudres des censeurs de l'approche comptable.

A l'opposé, la maîtrise médicalisée peut se parer des vertus de la science médicale. Elle vise à éliminer les actes inutiles, les prescriptions injustifiées et ainsi à concentrer l'effort financier sur les nécessités thérapeutiques. Elle se nourrit des résultats de l'évaluation et doit s'incorporer au comportement individuel de chaque praticien. L'établissement de références médicales opposables dans le cadre de la loi Teulade de 1993, l'établissement de référentiels de bonnes pratiques et leur promotion par les conventions médicales, la définition de contrats de bon usage des soins ou du médicament participent de cette démarche. La particularité de la maîtrise médicalisée est de ne pas prévoir de conséquences au non-respect des objectifs fixés et sans doute, de ce fait, de rassurer ses thuriféraires !

Et si ce couple devait être le yin et le yang de la régulation ? La maîtrise dite médicalisée apparaît comme une évidence. Bien soigner, soigner au meilleur coût, ne devraient pas relever d'une démarche particulière mais s'inscrire naturellement dans l'acte de soins. Le code de la sécurité sociale prévoit de longue date que l'activité médicale doit s'exercer dans « la plus stricte économie compatible » avec l'efficacité du traitement.

Tout intéressement collectif au bon fonctionnement du système de santé doit-il, pour autant, être exclu par principe ? Les deux approches de la régulation ne sont pas contradictoires mais au contraire complémentaires. Elles doivent seulement dans les deux cas privilégier la qualité des soins et non un objectif économique abstrait. C'est une question de bon sens, de réalisme mais aussi de responsabilité.

Un second débat s'est également imposé depuis l'institution de l'Objectif national des dépenses d'assurance maladie, l'ONDAM, par la réforme constitutionnelle de 1995. Cet objectif devrait être établi en fonction des « besoins de santé ». Noble ambition. Quoi de plus logique que de définir les moyens à partir des besoins ?

Il ne fait pas de doute qu'une telle approche est légitime et praticable lorsque la notion de besoin est clairement cernée au plan épidémiologique. Du nombre de personnes souffrant d'insuffisance rénale ou d'hypertension, on peut déduire les besoins en consultations médicales, en médicaments, en hospitalisations. L'exercice est utile, il permet d'adapter les moyens aux nécessités thérapeutiques mais aussi de déterminer le nombre de malades qui ne sont pas suivis dans des conditions satisfaisantes.

Il paraît en revanche illusoire de parvenir à une agrégation de l'ensemble des besoins de santé permettant de déterminer le niveau optimal des dépenses. Bien des recours au système de soins ne peuvent être quantifiés. Sont-ils pour autant inutiles ? Doivent-ils ne plus être pris en charge ? Paradoxalement la préconisation des tenants d'une approche par les besoins de santé, notamment certains syndicats médicaux, conduirait, s'ils étaient pris au mot, à mettre en place le système le plus bureaucratique que l'on puisse imaginer. Comment croire qu'une grande « matrice carrée » puisse agréger la totalité des besoins de santé, l'ensemble des motifs de consultation ou de consommation médicale ? La noblesse de la médecine est de répondre aux demandes des personnes en souffrance, quels qu'en soient les motifs et les modalités d'expression. Elle ne peut être résumée par un jeu d'équations aussi complexe soit-il.

Dans un système d'assurance maladie fondé sur la solidarité, le financement devrait être le fruit d'une délibération collective, d'un choix politique fondamental. Et cette exigence démocratique ne peut être assimilée à un quelconque rationnement des soins. Elle traduit simplement l'existence de contraintes et la nécessité d'assumer collectivement et de manière responsable leurs conséquences. Depuis 20 ans, la maîtrise des dépenses de santé a pourtant provoqué d'innombrables conflits, déstabilisé gouvernements et organisations syndicales, créé un sentiment d'exaspération chez les professionnels de santé et d'inquiétude chez les assurés sociaux.

La rupture du plan Seguin

Le plan Seguin a, bien involontairement, été à l'origine d'une transformation des politiques de maîtrise des dépenses de médecine de ville. Non par sa facture qui était traditionnelle, mais par ses conséquences politiques et sociales. Mis en place par le décret du 31 décembre 1986, il avait pour ambition de réduire les dépenses liées aux affections de longue durée (ALD). Ces ALD recouvrent dans le jargon de la sécurité sociale les pathologies les plus graves, du diabète au cancer. Elles représentent une part considérable des dépenses d'assurance maladie. En 2005, une personne ayant une ALD avait une consommation de soins dont le coût est 9 à 10 fois supérieur à celui d'un assuré social sans ALD. Plus de 40 % des personnes de plus de 60 ans sont en ALD.

Le plan Seguin a abrogé les dispositions qui permettaient aux personnes ayant des dépenses de santé élevées, sans pour autant être atteintes d'une pathologie grave, de bénéficier d'une prise en charge à

100 %. Les polypathologies, dont souffrent pour l'essentiel des personnes âgées, étaient précédemment assimilées à une affection de longue durée. On parlait de la 26e maladie, de la maladie économique, qui venait s'ajouter aux 25 grandes pathologies répertoriées par la sécurité sociale. La 26e maladie a été supprimée.

En outre le plan de « rationalisation de l'assurance maladie » de 1986 a imposé aux médecins et aux patients de distinguer l'ALD des autres maladies. Ainsi pour reprendre l'exemple donné par le ministre de l'époque, un assuré social atteint d'un cancer ne pouvait plus être pris en charge à 100 % pour les soins liés à une grippe. Seuls les soins associés à l'affection grave demeuraient gratuits.

Ces deux mesures ont affecté directement et brutalement les personnes âgées et les grands malades. Pendant plusieurs mois une contestation s'est organisée, des manifestations de rue ont rassemblé associations de malades, mouvements mutualistes et professionnels de santé. Des médecins ont refusé d'appliquer certaines mesures gouvernementales. L'impact social et politique de la réforme a été à la hauteur des « économies » réalisées.

La réforme de décembre 1986 s'est traduite pour sa première année d'application par une économie de plus de 11 milliards de francs. Elle est entrée dans l'histoire de l'assurance maladie comme la réforme la plus drastique de la prise en charge des soins de médecine de ville. Bien sûr par l'effet comptable des mesures prises par le gouvernement de Jacques Chirac. Plus de 5 milliards de francs ont été économisés du fait la baisse du remboursement des médicaments à « vignette bleue », de la distinction entre l'affection de longue durée remboursée à 100 % et les autres pathologies et de la réduction du nombre de personnes prises en charge à 100 %. Mais le bilan publié par la caisse nationale d'assurance maladie en 1988 a mis en lumière l'importance de l'impact qu'il a eu sur les comportements.

L'écho des mesures dans la presse, l'attention portée à la limitation de la consommation médicale, ont entraîné une réduction des remboursements de près de 6 milliards de francs, due au fléchissement du nombre des consultations ainsi qu'à la réduction des prescriptions et des arrêts de travail. L'effet psychologique a été aussi puissant que les mesures techniques. Et les vingt années qui ont suivi ont confirmé l'incidence du discours politique sur l'évolution de dépenses Une campagne électorale mettant en cause la légitimité de la maîtrise et les dépenses dérapent. L'annonce à grand fracas d'une rigueur accrue dans la gestion de l'assurance maladie et les dépenses marquent le pas.

Marquée par 18 mois de conflits sociaux, le plan Seguin a occupé une place de premier ordre dans la campagne pour l'élection présidentielle de 1988. Dès la nomination du gouvernement de Michel Rocard, la révision du plan Seguin était à l'ordre du jour.

Au cœur du ministère de la sécurité sociale

Lorsqu'en 1988 la gauche est revenue au pouvoir, j'achevais les quatre années de service au sein du Conseil d'État que les règles du corps imposent, légitimement d'ailleurs, aux auditeurs issus de l'ENA. La coïncidence me réjouissait. Je confiais à des amis mon souhait de participer à l'action politique qui s'annonçait et ma prédilection pour les questions de santé et de sécurité sociale. La nomination de Michel Rocard comme Premier ministre aiguisait mon envie de rejoindre les équipes ministérielles qui se constituaient.

Après quelques jours de silence téléphonique qui m'ont fait craindre de ne pas être de l'aventure, j'ai reçu plusieurs propositions de poste en cabinet ministériel. J'avoue mon enthousiasme. Le cabinet permettait d'approcher le sommet de l'État, ce levier de l'action politique et, dans mon esprit, de la transformation sociale. Il m'offrait l'opportunité de conjuguer action publique et engagement politique. Mes espoirs d'adolescent, mes convictions de citoyen, mes aspirations administratives se concrétisaient. J'étais au pied du mur, de ce mur de réalités et de projets auquel je m'étais si longuement, si laborieusement et si volontairement préparé.

Deux propositions m'avaient été faites sur le champ social. Marie-Thérèse Join-Lambert, qui venait d'être nommée conseiller social du Premier ministre, m'invitait à rejoindre l'équipe de Matignon dirigée par Jean-Paul Huchon et à prendre en charge auprès d'elle, en qualité de conseiller technique, le secteur de l'emploi et du travail. Le projet dépassait toutes mes espérances. Accéder au cœur de la machine gouvernementale. L'hôtel Matignon, offrait des possibilités exceptionnelles d'action.

L'autre proposition m'avait été formulée par Jean-René Brunetière, auquel le jeune ministre délégué chargé de la santé de la protection sociale, Claude Evin, venait de confier les rênes de son équipe, à commencer par le soin de la constituer. Le poste envisagé était celui de conseiller technique chargé de l'assurance maladie et des professions libérales de santé.

Je choisissais, non sans hésitation, de rejoindre l'équipe embryonnaire du jeune ministre délégué. La volonté d'être en prise directe avec l'action ministérielle m'avait fait préférer « le 8 avenue de Ségur » à la prestigieuse « rue de Varenne ».

Claude Evin n'avait pas de ministère autonome. Ministre délégué, il était placé sous la tutelle ministérielle du ministre des Affaires sociales et de l'emploi, Michel Delebarre. Cette situation, dont je devais mesurer quelques années plus tard, auprès de Bernard Kouchner, le caractère inconfortable pour ne pas dire invivable, ne devait pas durer. Un mois plus tard, Michel Rocard constituait son deuxième gouvernement après la victoire de la gauche aux élections législatives de juin 1988 et proposait à François Mitterrand de promouvoir Claude Evin et de le nommer ministre à part entière.

Le 22 juin 1988, le député de Loire Atlantique était propulsé, à trente neuf ans, à la tête d'un portefeuille considérable : solidarité, santé et protection sociale. Sans oublier les fonctions de parole du gouvernement dont ce proche du Premier ministre était également chargé. Claude Evin était un militant du social, un spécialiste de l'action sociale et des questions hospitalières. Dès sa nomination, il manifestait une approche pragmatique mais déterminée des affaires sociales. Il était entouré de quatre secrétaires d'État et ministres délégués. Léon Schwarzenberg était chargé de la santé, Théo Braun des personnes âgées, Michel Gillibert des personnes handicapées et Hélène Dorlhac de la famille.

Cinq personnalités sans expérience ministérielle composaient ainsi le pôle « solidarité » du gouvernement. Les nouveaux ministres devaient trouver leurs marques, constituer leurs équipes, apprendre à travailler ensemble. Les mois d'été seraient mis à profit pour y parvenir... C'était du moins le scénario imaginé à la fin du mois de juin 1988. Le film devait être bien différent.

Quelques jours après leur nomination, le 5 juillet, les ministres tenaient, dans les salons du deuxième étage du ministère, une première conférence de presse afin de se présenter et d'évoquer les dossiers auxquels ils entendaient se consacrer en priorité. Après une allocution d'ouverture, Claude Evin donnait la parole au ministre délégué à la santé, Léon Schwarzenberg. Celui-ci, se détachant du texte élaboré avec son directeur de cabinet Georges Chacornac, improvisait un discours ambigu sur l'usage de drogues. Il évoquait devant des journalistes médusés Baudelaire et l'opium, la création artistique et les drogues douces, et envisageait une « distribution de drogue à condition que cela n'encourage pas la toxicomanie »[100].

Sans véritables propositions politiques, Léon Schwarzenberg refermait avant de l'avoir ouvert, et malheureusement pour de nombreuses années, le difficile dossier de la législation sur la consommation du cannabis. Plus de quinze ans après, la question de la révision de la loi de 1970 faisant du consommateur épisodique un délinquant reste largement taboue. Une intervention brillante, enjouée mais précipitée et désordonnée avait enterré le projet que le médiatique ministre délégué à la santé avait souhaité promouvoir. Le calendrier politique, la sensibilité de l'opinion publique, la décision gouvernementale avaient leurs règles. On ne pouvait impunément y déroger.

Léon Schwarzenberg quittait le gouvernement cinq jours après y avoir été nommé. La première bourrasque politique du gouvernement Rocard avait secoué le pôle des affaires sociales. Je vivais ces événements, sans en discerner tous les ressorts. Je découvrais le « temps » de l'action ministérielle. Soudain, haché, imprévisible.

Les trois années qui allaient suivre confirmeraient l'impression de ces premières heures. Crises et réformes s'entremêleraient, conflits sociaux et joutes politiques se succéderaient. Dès le mois de septembre 1988, la grande crise des infirmières mettrait à rude épreuve le cabinet et le ministère.

La révision du plan Seguin

Mais en ce début d'été 1988, le dossier qui nous occupe est la réforme du plan Seguin. Nous y travaillons avec Dominique Lefebvre et Pierre-Louis Bras. Le premier, membre de la Cour des comptes, sera le pilote, au cabinet de Claude Evin, de la préparation de la loi créant le RMI avant de rejoindre l'équipe du Premier ministre.

J'ai connu le second à l'ENA. Fils d'agriculteurs et ancien élève d'HEC, Pierre-Louis Bras est un haut fonctionnaire atypique. Il combine curieusement une approche rationnelle et technique, certains de ses interlocuteurs diraient même austère, des dossiers et un sens des réalités et des rapports sociaux, qui le dote d'une intuition politique aussi rare que précieuse. D'un naturel anxieux et perfectionniste, il peut tenir d'interminables réunions techniques avec les services de la direction de la sécurité sociale pour peaufiner un projet de décret. Mais il sait aussi devenir le conseiller omniscient du ministre de la sécurité sociale pendant les débats parlementaires et improviser d'improbables réponses aux questions les plus obscures.

Il prend en charge au cabinet les questions de financement de la sécurité sociale. Nous allons, pendant trois ans, participer ensemble aux réformes du gouvernement en matière de protection sociale : création de la CSG, convention médicale, réforme de la biologie médicale, livre blanc sur les retraites...

Le 1er juillet 1988, Claude Evin présente les mesures retenues pour la révision du plan Seguin. Le remboursement à 100 % des médicaments à vignette bleue, c'est-à-dire normalement remboursés à 40 %, est rétabli. En outre la gratuité des soins est étendue aux « personnes souffrant de plusieurs affections et dont l'état de santé nécessite des soins réguliers et coûteux ». En revanche, la notion de maladie « intercurrente » pour reprendre le jargon du plan Seguin n'est pas supprimée. La prise en charge à 100 % des ALD n'est pas à nouveau étendue aux autres maladies de l'assuré social qui en bénéficie[101].

Nous sommes de nouveau confrontés fin 1988 au débat sur la maîtrise des dépenses de santé, à l'occasion de la renégociation de la convention médicale. Les relations entre les médecins libéraux et les caisses de sécurité sociale sont en effet régies depuis 1971 par une convention qui définit les conditions dans lesquelles les feuilles de soins sont établies, prévoit le financement par l'assurance maladie de certaines cotisations sociales des professionnels et fixe leurs tarifs. Ce contrat présente des caractéristiques tout à fait originales puisqu'il est soumis à l'approbation des ministres chargés de la sécurité sociale et des finances, et que son approbation lui confère des « effets réglementaires » comme disent les juristes. Cela signifie que la convention devient par l'effet de l'arrêté interministériel qui l'approuve une véritable réglementation applicable aux médecins conventionnés mais aussi à tous les assurés sociaux.

Sa négociation qui intervient tous les quatre ans met face à face les syndicats médicaux et les caisses d'assurance maladie. Depuis la loi du 9 août 2004, la négociation est conduite pour la sécurité sociale par le directeur de la nouvelle union nationale des caisses d'assurance maladie. Précédemment, les discussions relevaient des présidents des caisses, et principalement du président de la caisse nationale d'assurance maladie des travailleurs salariés, représentant du syndicat force ouvrière jusqu'en 1995, puis de la CFDT après le changement de majorité de gestion intervenu à la suite du plan Juppé.

La convention de 1985 expire en 1989. La préparation de cette échéance invite à un bilan du dispositif conventionnel. Une conclusion s'impose. La question des tarifs est comme toujours au centre des préoccupations. La lettre clé qui définit la valeur unitaire de l'acte médical est fixée à 85 F. pour la consultation du généraliste. Elle est en revanche de 125 F. pour les spécialistes. Le clivage n'a sans doute jamais été aussi grand entre les deux composantes du corps médical. La demande de revalorisation pour les généralistes traduit autant une quête de reconnaissance sociale, une volonté d'identité professionnelle, qu'une revendication économique.

La liberté tarifaire

Mais le débat tarifaire ne se résume pas, pour la première fois, à l'augmentation attendue de la valeur des lettres clés. En 1980, la convention médicale a introduit une innovation sans précédent, sous l'influence du gouvernement de Raymond Barre et de son conseiller imaginatif et entreprenant, Dominique Coudreau. Jusqu'alors tous les médecins conventionnés exerçaient sous le régime des tarifs opposables. Les tarifs des consultations, des visites et des actes techniques étaient ainsi fixés par la convention médicale et devaient être strictement appliqués. Seuls quelques praticiens bénéficiaient, mais à titre dérogatoire, d'un droit permanent à dépassement – le DP – , qui les autorisait à fixer librement le prix de leurs actes.

Concession conventionnelle destinée à permettre aux médecins les plus titrés, notamment aux chefs de services hospitaliers, d'avoir une activité libérale le plus souvent au sein de l'hôpital et de percevoir des honoraires très supérieurs à ceux prévus par la convention. Le système avait connu quelques dérives et octroyé ce privilège tarifaire à des médecins distingués par des commissions dont la rigueur sélective avait été contestée. Environ 5 % des médecins bénéficiaient de ce régime exceptionnel.

Quoi qu'il en soit, en 1980, la convention a mis fin au système du DP et instauré pour tous les médecins un régime nouveau, le secteur 2, dans lequel un praticien peut exercer en pratiquant des tarifs totalement libres, moyennant une réduction du montant de ses cotisations sociales prises en charge par l'assurance maladie. Aucune condition de compétence, aucun titre, aucune expérience, ne sont requises pour accéder au secteur 2.

Curieusement ce dispositif particulièrement favorable a été dans les premiers temps boudé par les médecins. Il est vrai que leurs organisations syndicales, et notamment la confédération des syndicats médicaux français, maison mère du syndicalisme médical, issue de la loi de 1892 et de la charte du 30 novembre 1927, a défendu avec constance l'unicité des honoraires pour le corps médical et n'a accepté qu'avec beaucoup de réticences la « suggestion » gouvernementale de créer un secteur à honoraires libres.

Seuls 7 % des médecins libéraux ont opté en 1980 pour le secteur 2. Mais tous les deux ans, une « fenêtre conventionnelle » s'est ouverte. Elle a permis aux médecins de changer de secteur d'exercice. Au fil du temps, la menace d'une maîtrise des dépenses, et donc d'une modération des honoraires, a incité de plus en plus de professionnels à choisir un mode d'exercice dégagé de la contrainte du tarif opposable. En 1989, près du tiers des médecins ont opté pour le secteur 2.

Qui plus est, la répartition géographique des praticiens à honoraires libres est très inégale. Dans les grandes villes, tout particulièrement à Paris, il devient souvent impossible de trouver un médecin pratiquant les honoraires remboursés intégralement par la sécurité sociale. Dans la capitale près de 90 % des chirurgiens, des gynécologues, des rhumatologues ou des O.R.L pratiquent des dépassements. En Seine-et-Marne le chiffre est de 70 à 80 % pour les ophtalmologues, les pédiatres, les gynécologues, les chirurgiens ou les O.R.L. Le montant moyen des dépassements et de l'ordre de 60 F. mais ce surcroît d'honoraires peut atteindre 300 ou 400 F. dans certaines spécialités.

Silencieusement, en moins d'une décennie, la construction la sécurité sociale de 1945 s'est fourvoyée sur un chemin qui remet en cause le principe fondamental d'égalité d'accès à la prévention et aux soins. Lorsque le remboursement par l'assurance maladie ne représente plus que 50, 30 ou même 20 % de la dépense, nombreux sont ceux qui diffèrent le recours au médecin, voire qui y renoncent, faute de moyens financiers. On verra quelques années plus tard une partie de ces populations s'orienter vers les urgences des hôpitaux.

À terme une médecine à double entrée se profile. Une médecine de ville pour les catégories les plus aisées, qui sont en outre celles qui bénéficient en général des mutuelles ou des assurances complémentaires les plus favorables, et une médecine hospitalière engorgée par l'afflux de patients et qui prend en charge les urgences les plus lourdes mais aussi les soins courants des moins fortunés.

Les premières réunions qui se tiennent autour de Claude Evin à la fin 1988 mettent en exergue trois priorités. D'abord la nécessité de garantir l'égal accès à la médecine de ville, et donc d'endiguer le développement des honoraires libres. Ensuite la nécessité de développer la formation médicale continue, condition de la qualité de l'exercice professionnel mais aussi de l'indépendance des praticiens par rapport aux laboratoires pharmaceutiques. Enfin bien sûr l'objectif de maîtrise de l'évolution des dépenses. En contrepartie il paraît possible de programmer l'augmentation du tarif de la consultation médicale. Nous avons en tête l'importance du seuil fatidique du C à 100 F.

Claude Evin adresse aux partenaires conventionnels, syndicats médicaux et caisses d'assurance maladie, une lettre que nous avons rédigée avec Pierre-Louis Bras, précisant ces objectifs. Ce geste destiné à clarifier les intentions de l'État et à fixer le cadre des négociations qui s'ouvrent, fait l'objet de discussions préalables avec les représentants des médecins et les responsables de l'assurance maladie. En vain ! La lettre est interprétée comme une intrusion des pouvoirs publics dans le champ de la discussion contractuelle. Anicroche qui illustre l'ambiguïté fondamentale dans laquelle s'inscrit la convention médicale. Les partenaires conventionnels s'emploient à entretenir l'illusion d'un système conventionnel dont l'État serait absent.

L'hypocrisie conventionnelle

Fruit des partenaires sociaux, sorte de « convention collective » des médecins libéraux, la convention reste un texte hybride. Elle est bien sûr l'expression du compromis entre l'assurance maladie et la médecine libérale, mais elle définit aussi la réglementation applicable aux assurés sociaux, aux malades et engage lourdement les finances publiques. Les honoraires médicaux représentaient en 2005 19 milliards d'euros soit près de 37 % des dépenses de l'hôpital public !

Le dispositif conventionnel, issu de la loi de 1971, repose sur un inavouable mais inévitable « ménage à trois ». Comment imaginer que le ministère des Affaires sociales et celui de la santé puissent se désintéresser d'une négociation qui conditionne l'accès aux soins et l'équilibre des comptes sociaux ?

Et l'immixtion de l'État dans le bal conventionnel intervient dès son ouverture puisqu'il lui revient de déterminer, au vu d'une enquête réalisée par ses services, les syndicats représentatifs de la profession médicale et de leur conférer un monopole de négociation pour la convention. Les enquêteurs vérifient pour chaque organisation candidate son indépendance, sa présence sur le territoire national et surtout son audience auprès des médecins, mesurée par le nombre de cotisations perçues. La démarche est rigoureuse, le critère des cotisations encaissées implacable même si la possibilité de doubles adhésions a pu, à certains moments, altérer la lisibilité des résultats.

L'enquête de représentativité qui m'est transmise par la direction de la sécurité sociale au début de l'année 1989 pose une question dont la portée est manifeste. Parmi les organisations demandant la représentativité figure la confédération des syndicats médicaux français, qui avec ses 11 000 cotisants dépasse aisément le seuil des 5 % de médecins adhérents fixé par la jurisprudence du Conseil d'État pour être déclaré représentatif. Elle est le premier syndicat avec près de 13 % des médecins libéraux. La fédération des médecins de France tutoie le seuil fatidique. 4,81 % de médecins cotisants ! Son ancienneté et sa présence dans le jeu conventionnel incitent à confirmer sa représentativité malgré les chiffres limites.

Mais l'événement est le résultat obtenu par un nouveau syndicat, la fédération française des médecins généralistes de France, MG-France. Avec plus de 5 % des médecins libéraux, près de 5 000 cotisants, l'organisation réunit plus de professionnels que la FMF, alors pourtant qu'elle ne recrute que parmi les médecins généralistes. MG-France est le produit d'une scission de la CSMF, qui a vu de nombreux médecins généralistes remettre en cause la politique de la confédération, jugée trop favorable aux spécialistes et qui a abouti à des écarts tarifaires considérables entre généralistes et spécialistes.

Reconnaître la représentativité de MG-France pose une question juridique. Un syndicat de médecins généralistes peut-il être habilité à négocier et conclure une convention applicable à tous les médecins ? Mais l'enjeu est surtout politique. L'évolution des pratiques médicales, les clivages croissants entre spécialités, l'indispensable réorganisation de médecine libérale incitent à ouvrir le jeu syndical et à permettre à un syndicat de médecins généralistes de trouver sa place. D'autant que le jeune syndicat s'affirme partisan de la maîtrise des dépenses et est hostile à l'expansion du secteur 2, dont l'équilibre économique est plus adapté à l'activité des spécialistes. Sa présence à la table des négociations ne peut que favoriser la prise en considération des objectifs fixés par le ministère. Il reste qu'une telle décision sera inévitablement interprétée que comme un acte d'hostilité par les deux syndicats pluri-catégoriels.

Je prends des contacts discrets avec l'assurance maladie et les trois syndicats de médecins afin de repérer le terrain, de mesurer l'hostilité de la CSMF et de la FMF à la reconnaissance de MG-France et d'évaluer la vigueur de la réaction qu'elle ne manquera pas de provoquer.

Les arguments juridiques ne sont pas déterminants. Les syndicats ne représentent pas systématiquement toutes les composantes du monde médical. Les spécialités sont nombreuses et l'audience des syndicats traditionnels n'a jamais été mesurée spécialité par spécialité. Le fait que les statuts de MG-France réservent l'adhésion aux médecins généralistes ne me semble pas le disqualifier.

Sur le fond, je n'ai guère de doutes sur la nécessité de rééquilibrer la médecine ambulatoire en faveur des généralistes. Le temps de la hiérarchie ternaire de la médecine, « mandarins » hospitaliers, spécialistes de ville, médecins généralistes, est révolu. Le corps médical ne compte plus 20 000 médecins comme en 1905 mais 152 000 en 1990, plus de 200 000 en 2004. Les frontières entre les modes d'exercice se sont estompées. Hospitalisation à domicile et chirurgie ambulatoire ont rapproché l'hôpital public, les cliniques et la médecine de ville. Les métiers se sont différenciés. Aux spécialités traditionnelles de l'internat se sont ajoutées des disciplines nouvelles : radiologie interventionnelle, neurochirurgie, spécialisations par organe,...

Dans ce contexte, la médecine générale peine à trouver ses marques, à faire reconnaître son identité. En portant l'idée d'une médecine globale, elle s'inscrit à contre-courant de l'hyper-spécialisation ambiante. Au cours de mes multiples rencontres avec tous les représentants de la médecine libérale et hospitalière, l'un de mes interlocuteurs, médecin spécialiste, ose, pour décrire l'avenir des médecins généralistes, évoquer l'image des officiers de santé créés par la loi du 19 ventôse an XI, popularisés par M. Bovary ! Référence méprisante à ces professionnels, qui exerçaient la médecine sans être docteurs, et que la loi Chevandier de 1892 a supprimés.

La faculté contribue au clivage croissant entre médecins. Alors que tous les spécialistes sont désormais formés par l'internat, le concours précédemment très élitiste et qui conserve son aura, les médecins généralistes en sont exclus. Ils accèdent au cours des années 1990 au résidanat, statut de compensation qui ne peut mettre fin à la sélection par l'échec des médecins de famille. Il faudra une décennie d'évolutions et de revendications, pour que la médecine générale soit véritablement enseignée à l'université par des enseignants médecins généralistes et que l'internat devienne la formation de droit commun de l'ensemble du corps médical.

L'argumentaire que je présente à Claude Evin début 1989 souligne l'enjeu syndical, politique mais aussi symbolique qui s'attache à la décision de reconnaissance. Déclarer MG-France représentatif, c'est poser avec éclat la question de la médecine générale. C'est ouvrir la voie à une réforme faisant du médecin généraliste une charnière du système de santé. Avec en perspective le développement de la prévention, la coordination des soins et la régulation du système. Les résultats de l'enquête de représentativité le permettent. Claude Evin qui s'est, depuis de nombreuses années, engagé en faveur d'une approche nouvelle et plus globale de la médecine, n'hésite pas.

La décision est transmise à la direction de la sécurité sociale, je préviens l'assurance maladie et les organisations syndicales. Un communiqué de presse est publié. MG-France fait son entrée par la grande porte sur la scène du syndicalisme médical. Richard Bouton, Philippe Sopéna et Antoinette Viennet deviennent mes interlocuteurs réguliers. Militants de longue date de la médecine générale, syndicalistes compétents et exigeants, ils vont marquer de leur empreinte la négociation de la convention médicale. Personne n'imagine à ce moment qu'elle durera près de deux ans, suscitera un conflit hospitalier d'un genre nouveau et bouleversera durablement les règles du jeu conventionnel.

La pomme de discorde du secteur 2

Malgré un accord-cadre signé par les syndicats médicaux en juillet 1989, les discussions conduites par le président de la caisse nationale d'assurance maladie, Maurice Derlin, responsable du syndicat force ouvrière et par le nouveau directeur de la CNAM, Gilles Johanet, s'enlisent. Comme souvent, les objectifs généraux de maîtrise des dépenses et d'égal accès aux soins ont reçu un accord de principe des protagonistes. Mais les responsables syndicaux opposent une fin de non-recevoir à leurs déclinaisons concrètes. Impossible d'établir des références médicales pour les prescriptions ou d'encadrer par des règles précises l'exercice en secteur 2. Qui plus est, un front du refus s'organise rapidement au sein de leurs assemblées générales.

La situation est inextricable. D'autant plus qu'entre l'État et l'assurance maladie existent de profondes divergences sur la solution à apporter au problème du secteur 2. Gilles Johanet et Maurice Derlin préconisent le gel du secteur 2, c'est-à-dire de le mettre en voie d'extinction. La formule présente l'avantage de ne pas remettre en cause les situations existantes. Elle n'affecte pas les médecins exerçant sous ce régime, qui constituent une part significative des effectifs syndicaux.

Pourtant nous sommes, au ministère, très hostiles à une solution qui créerait une discrimination entre les médecins déjà installés et les jeunes professionnels, sans oublier ceux qui, ayant fait le choix du secteur 1, se verraient privés du droit d'opter ultérieurement pour le secteur 2. Pénalisation des médecins pratiquant les tarifs de la sécurité sociale et des jeunes professionnels, rente de situation pour les praticiens ayant choisi les honoraires libres au cours de la décennie précédente. L'iniquité est manifeste.

J'avance alors l'idée d'un plafonnement des dépassements d'honoraires autorisés pour les médecins du secteur 2 et la teste auprès des syndicats médicaux. Elle n'est pas rejetée d'emblée. Avec un plafond fixé à 50 % des tarifs opposables, la plupart des médecins pratiquant des dépassements ne seraient pas touchés par la mesure. Seuls les professionnels pratiquant des tarifs prohibitifs, parfois 4 ou 5 fois supérieurs à ceux prévus par la convention, seraient obligés de choisir entre une réduction de leurs prix et un déconventionnement.

Mais la CNAMTS campe sur ses positions. Son président intervient publiquement, le gel du secteur 2 n'est pas négociable. *Le Quotidien du médecin* titre le 20 novembre 1989 : « Secteur 2 : le mur de Derlin »! La crise est ouverte. Le système conventionnel paraît à bout de souffle. Paradoxalement le gouvernement est le principal accusé lorsque les partenaires conventionnels ne parviennent pas à un accord.

Nous travaillons avec Pierre-Louis Bras et Jean-François Bauduret, qui a rejoint l'équipe en qualité de conseiller technique chargé des professions libérales lors de ma nomination comme directeur adjoint du cabinet en décembre 1988, pour imaginer une solution permettant de débloquer la situation. Cette solution pourrait être de régir par deux conventions distinctes la médecine générale et la médecine spécialisée. La proposition a été avancée par MG-France.

Elle offrirait à l'évidence une chance de conclure une convention pour les médecins généralistes sur des bases acceptables pour le gouvernement. Elle symboliserait l'importance accordée à la médecine générale. Mais les obstacles sont nombreux. Les syndicats traditionnels ne manqueront pas de s'opposer vigoureusement à une mesure qui aviverait les tensions catégorielles en leur sein. De surcroît c'est la loi qu'il faut modifier. Le code de la sécurité sociale résultant de la loi de 1971 prévoit une convention nationale unique pour tous les médecins.

Après une concertation discrète, je rédige un article de loi prévoyant la possibilité de conclure au choix soit une convention unique, soit deux conventions, l'une pour la médecine générale, l'une autre pour la médecine spécialisée. J'ajoute un alinéa prévoyant que la représentativité des organisations syndicales sera appréciée distinctement pour les médecins généralistes et les médecins spécialistes. Ainsi un syndicat pourra être représentatif de l'une ou l'autre seulement de ces catégories. Bien sûr rien n'interdira à un syndicat d'être représentatif de l'ensemble de la profession dès lors qu'il remplit le critère de 5 % dans chacun des deux collèges.

Un 49-3 médical

Claude Evin décide de retenir le projet. Il s'en entretient avec le Premier ministre, Michel Rocard, et le texte préparé est déposé en amendement à un projet de loi portant diverses dispositions relatives à la sécurité sociale et à la santé en cours d'examen au Parlement.

La mobilisation des syndicats professionnels hostiles au projet est immédiate. Les médecins sont appelés à « agir » auprès des parlementaires pour que l'amendement soit rejeté. La soudaineté de la mesure n'a pas permis d'expliquer aux groupes de la majorité la portée de l'amendement. De nombreux députés, souvent médecins, restent attachés au principe d'une convention unique qui depuis vingt ans a organisé la médecine libérale. Les réticences sont telles que le gouvernement est obligé d'avoir recours au célèbre et sulfureux article 49-3[102].

C'est la première fois que j'assiste à la procédure solennelle d'engagement de la responsabilité du gouvernement sur un texte. Pour Michel Rocard, c'est la quatrième fois depuis le début de la législature qu'il recourt à cet article. Il se lève du banc du gouvernement et invoque le troisième alinéa de l'article 49 de la Constitution. Moment d'émotion mais aussi d'inquiétude. Je découvre la réalité d'une procédure solennelle qui jusqu'alors n'avait été pour moi qu'un objet d'étude en droit constitutionnel ou en cours à l'ENA. Et cette réalité touche un texte que j'ai rédigé dans mon bureau de l'avenue de Ségur !

Dans les jours qui suivent, la pression monte. La majorité parlementaire du gouvernement n'est que relative. La motion de censure déposée par l'opposition, qui doit être discutée le 21 décembre 1989, peut être adoptée et contraindre le gouvernement Rocard à la démission ! Jusque dans les dernières heures précédant le vote, l'incertitude subsiste. Guy Carcassonne, le conseiller politique du Premier ministre et par ailleurs ami personnel d'un des membres du cabinet de Claude Evin, nous tient informés en permanence des discussions en cours avec les groupes parlementaires et les députés indécis.

Finalement la motion de censure est rejetée. Le texte est adopté. Mais il n'a manqué que quelques voix à l'opposition pour renverser le gouvernement. La presse souligne que cette motion de censure est celle qui a réuni le plus de voix depuis le début de la législature. Les questions d'assurance maladie ont mobilisé la représentation parlementaire.

La convention médicale aux urgences

L'encre du nouvel article[103] est à peine sèche que le débat conventionnel rebondit. Cette fois la question de la liberté d'installation est à l'origine du conflit. Les jeunes médecins des hôpitaux, internes et chefs de clinique, déclenchent un mouvement de grève à Paris dès le 10 janvier 1990. Raison de leur colère : la menace de fermeture du secteur 2. Plus éloignés de la tradition conventionnelle des honoraires opposables que leurs aînés et sensibles au discours ambiant sur la maîtrise des dépenses, les internes et chefs de clinique ayant le projet de s'installer dans les grandes villes, regardent la liberté tarifaire comme une composante naturelle du statut libéral.

Leurs prédécesseurs y ont eu accès sans aucune restriction, ni condition. Ils ressentent le projet de gel du secteur 2 avancé par la CNAMTS comme une injustice alors qu'eux-mêmes ont déjà été soumis à une sélection initiale impitoyable. Cette analyse nous l'avions faite au ministère et la réalité sociale le confirme. « Malheureusement », le secteur hospitalier relève de la pleine compétence du ministre de la Santé et des affaires sociales. Il lui revient donc de faire face à un conflit suscité par une mesure à laquelle il a tenté de s'opposer !

Mais le catalyseur du conflit a été une autre décision, totalement étrangère à l'avenue de Ségur. Une législation relative au logement impose d'obtenir une autorisation préfectorale pour transformer un appartement en local à usage professionnel dans les villes. Or une instruction passée inaperçue rend plus difficile l'obtention de cette autorisation dans quelques beaux arrondissements du centre de Paris. Cette circulaire qui pourtant ne pouvait affecter les conditions d'installation que de quelques médecins, est vécue comme une remise en cause de la liberté d'installation...

Le mouvement des internes et des chefs de clinique s'étend rapidement à l'ensemble des hôpitaux. La grève est très suivie. Fin janvier on dénombre de 60 à 90 % de grévistes. L'entrée des urgences hospitalières est drapée de banderoles dénonçant l' « étatisation » de la médecine et la « disparition » de la médecine libérale. Après l'échec de premières nuits de négociations, au cours desquelles le dialogue est difficile, la grève des urgences est décrétée.

Le conflit qui occupe désormais la Une des médias, suscite des réactions inattendues. D'un côté, les syndicats de médecins libéraux qui avaient « admis » le gel du secteur 2, se livrent à de délicates contorsions pour concilier leurs positions avec celles de leurs composantes représentant les internes et les chefs de clinique. De l'autre, certains syndicats hospitaliers appellent à la suspension de la grève et à la résolution des problèmes conventionnels hors de l'hôpital.

Le désaccord entre la caisse nationale d'assurance maladie et le ministère de la Santé s'envenime. Maurice Derlin dénonce dans un quotidien régional l'attitude de Claude Evin et pronostique son limogeage à court terme. L'amendement sur la convention spécifique pour les généralistes reste en travers de la gorge du président de l'assurance maladie. Une pique m'est adressée : « C'est un ministre très mal conseillé » !

Un mois plus tard, les positions s'exacerbent. La vraie question, celle des tarifs opposables, redevient centrale. L'enjeu, au-delà de la provocation de la caisse nationale d'assurance maladie et des maladresses du ministère des Affaires sociales, est l'avenir de l'assurance maladie. Les tensions persistantes sur l'équilibre des comptes, les progrès thérapeutiques et les attentes de la population posent la question essentielle de la déconnexion entre les tarifs pratiqués par les médecins et ceux servant de base au remboursement.

Pour la première fois, le débat public s'empare de la problématique faussement technique des « tarifs opposables ». Après un mouvement d'opinion en faveur des jeunes médecins, de nombreuses tribunes rappellent la nécessité d'un système de solidarité face à maladie, les risques attachés à la dissociation des tarifs et des remboursements. Syndicats, mouvements familiaux, personnalités. Les prises de position se multiplient.

Un appel est signé par de nombreux acteurs sociaux. L'abbé Pierre et l'Armée du Salut conduisent la pétition qui proclame : « Seul le maintien d'une convention garantissant en tout lieu et pour toute spécialité la possibilité d'accéder à des médecins pratiquant le tarif normal de sécurité sociale est conforme à l'éthique et à notre conception de la sécurité sociale fondée sur la solidarité »[104].

De leur côté, plusieurs syndicats de médecins organisent une grande manifestation des professionnels de santé sur le thème « votre santé est en danger » ou « ma santé j'y tiens ». Sous le titre « Internes et chefs de clinique sacrifiés, médecine menacée », de nombreux professeurs de médecine apportent leur soutien aux revendications des jeunes médecins. Un éminent universitaire déclare de façon provocante : « Il faut revaloriser le secteur 1. Une consultation à 85 F., ce n'est plus suffisant. C'est le prix d'un porto sur les Champs-

Élysées ! »[105]. Et il surenchérit quelques jours plus tard : « L'idée d'interdire la liberté d'honoraires (le secteur 2) aux médecins qui s'installent est absurde. Cette liberté n'alourdit pas les dépenses de la sécurité sociale. Si les patients acceptent de payer leur médecin 300 F., pourquoi les en empêcher ? »[106].

Un tract édifiant

Dans certaines régions le mouvement se radicalise. Des coordinations se constituent. Concurrents locaux des syndicats représentatifs ou faux nez des fractions les plus virulentes de leurs instances locales, les « coordinations » apparaissent pour politiser le débat. Le débat conventionnel devient la preuve tangible de l'étatisation de la médecine par un pouvoir socialiste sectaire...

La « coordination pour une médecine libre » diffuse un tract intitulé « le gouvernement ne veut plus de médecine libérale, nous ne voulons plus de laboratoires nationalisés ». Des listes de « médicaments à proscrire » parce que produits par des laboratoires dont l'État est actionnaire, comme Sanofi ou Rhône-Poulenc, circulent. La conclusion de l'un des tracts est édifiante : « Faites dès aujourd'hui 10, 20, 30 photocopies de ce courrier, adressez les à 10, 20, 30 médecins, élus, journaux, cela vous coûtera 10, 80, 120 F. (c'est selon vos moyens), demandez une petite subvention à un labo privé (il ne vous la refusera pas s'il est sur la "bonne liste") ».

Exacerbation des tensions, irrationalité des débats, errements d'un conflit qui se focalise sur la personne du ministre qui avait le premier dénoncé l'iniquité du gel du secteur 2 pour les jeunes médecins ! Décidément le débat public peut être aussi impitoyable qu'injuste. Les rigueurs de la vie politique me font regretter amèrement les erreurs tactiques que nous avons commises, par manque d'expérience et sans doute de vigilance, et dont Claude Evin supporte les conséquences.

Après six semaines de conflit, le mouvement s'essouffle. Les négociations qui se poursuivent peinent à aboutir. Au cours de ces nuits de discussions, des représentants du ministère du Logement nous accompagnent. Des concessions sont faites. Les quelques arrondissements « menacés » de conditions restrictives d'installation pour les professions libérales font l'objet de garanties favorables aux futurs médecins. La possibilité pour les chefs de clinique d'accéder au secteur 2 est avancée sous réserve de son intégration dans un futur texte conventionnel, qui relève exclusivement des syndicats médicaux et des caisses d'assurance maladie. Le ministre de la Santé et de la sécurité sociale négocie par procuration avec les représentants de médecins qui ne sont pas encore régis par la convention médicale ! Décidément l'exercice du pouvoir réserve des surprises.

Le travail reprend progressivement dans les hôpitaux. D'autres négociations s'ouvrent avec les praticiens hospitaliers dont le statut mérite à l'évidence d'être revalorisé. Le cloisonnement entre la médecine de ville et l'hôpital si souvent dénoncé, est désormais dépassé, du moins en matière de conflits sociaux !

Les méandres de la vie conventionnelle

Mais la question conventionnelle reste entière. Les médecins n'ont plus de liens contractuels avec la sécurité sociale. En l'absence de convention fixant les tarifs médicaux, les assurés sociaux ne sont remboursés des consultations et visites médicales que par la grâce d'une lettre de Claude Evin enjoignant à l'agent comptable de l'assurance maladie de continuer à payer sur la base des tarifs précédemment appliqués. La lettre ministérielle, aussi illégale que légitime, est signée du ministre en personne, le directeur de la sécurité sociale comme le directeur de cabinet étant passibles de la cour de discipline budgétaire et financière...

Pour sortir de l'impasse, j'organise une série d'entretiens entre le ministre et les syndicats médicaux ainsi que les partenaires sociaux. De nouvelles avancées tarifaires sont envisagées. L'hôtel Matignon, malgré le refus intransigeant du ministère des Finances, accepte d'arbitrer une revalorisation de la consultation des médecins de 5 F. à la date d'entrée en vigueur de la convention.

Après de nouvelles séances de négociations conventionnelles à la CNAMTS, Gilles Johanet m'appelle pour annoncer qu'un accord est en vue. La CSMF et la FMF accepteraient de s'engager sur un texte prévoyant le gel du secteur 2 mais ouvrant à environ un millier de jeunes médecins, chefs de clinique ou internes, la possibilité d'y accéder chaque année.

La CNAMTS a toutefois dû concéder une augmentation substantielle des tarifs des généralistes et spécialistes, 15 F. en trois étapes sur 18 mois ! Le coût de l'accord pour l'assurance maladie est considérable. Il est inacceptable pour les pouvoirs publics à un moment où les dépenses de santé augmentent de plus de 10 % par an. En contrepartie de ce surcroît d'honoraires, les partenaires conventionnels ont imaginé une annexe III à la convention, dont le volontarisme du titre « de la maîtrise conventionnelle de l'évolution des dépenses » contraste avec une rédaction filandreuse.

Une page de l'histoire conventionnelle serait tournée ! Le texte prévoit après l'énumération d'une série de recommandations et d'actions à déployer « Les organisations syndicales de médecins reconnaissent que les caisses ont estimé à 3,6 p. 100 l'impact global des thèmes d'actions sur l'évolution des dépenses de soins de santé et s'engagent à tout mettre en œuvre pour atteindre ce résultat ». Le chiffre de l'inflexion prévisible des dépenses n'est pas validé par les syndicats de médecins qui se contentent de « reconnaître » l'estimation des caisses. Pire ce pourcentage ne précise pas la base à laquelle il se rapporte. Incantation sans lendemain, affichage de circonstance, première expression d'une rhétorique mi-technocratique, mi-médiatique que la décennie suivante verra fleurir. Il faut savoir finir une négociation...

Le président de la CSMF, Jacques Beaupère, fait savoir qu'à titre personnel il signerait ce « mauvais accord »[107]. Quelques jours plus tard, l'assemblée générale de la confédération rejette le texte. Finalement seule la fédération des médecins de France, syndicat minoritaire représentant essentiellement les médecins spécialistes, décide de s'engager. Son président, Jean Marchand, appose sa signature le 9 mars 1990. Le gouvernement est acculé. Soit il approuve la convention qui ne résout aucun des problèmes posés, soit il donne un signe qui peut relancer le conflit hospitalier et ruiner la légitimité des partenaires sociaux dans la gestion de l'assurance maladie.

De pesantes réunions d'arbitrage se succèdent. Les conseillers de l'Élysée mettent en cause la capacité des équipes rocardiennes de l'avenue de Ségur et de l'hôtel Matignon à endiguer la grogne des professions de santé. La conseillère très écoutée de Pierre Bérégovoy,

Marie-Laurence Pitois, pourfend avec compétence et sagacité les compromis élaborés par la CNAMTS. Avec Pierre-Louis Bras, nous bataillons pour une validation a minima de la convention signée en faisant miroiter une seconde phase de négociations qui pourrait être ouverte avec MG-France. Le projet d'un avenant spécifique à la médecine générale serait susceptible de donner du souffle et de l'ambition à un accord conventionnel scellé de guerre lasse.

Le réalisme l'emporte. L'accord est approuvé par arrêté du 27 mars 1990. Toutefois, par une astuce juridique consacrée au cours d'une réunion interministérielle et que le Conseil d'État censurera en 1992 en annulant l'arrêté d'approbation de la convention[108], ne sont acceptées que les revalorisations d'honoraires prévues à la date d'entrée en vigueur de la convention. L'État conserve du grain à moudre pour les étapes suivantes. Mais les relations entre les protagonistes se sont fortement dégradées. Une polémique oppose la CSMF et MG-France sur le financement de la formation continue. Elle donnera même lieu quelques mois plus tard à un dépôt de plainte devant la justice. Dans le couple État-assurance maladie, la cicatrice du gel du secteur 2 et de l'amendement sur la « convention généralistes » reste douloureuse. Les échanges entre Maurice Derlin et Claude Evin ont perdu leur cordialité. Seules les réunions régulières que j'ai avec Gilles Johanet permettent, malgré nos divergences de vues et des joutes argumentaires dont je conserve la nostalgie, de maintenir une relation de confiance entre la CNAMTS et le ministère de la Santé.

Le maelström des contrats de santé

Entre l'État et la FMF ou MG-France, la confiance demeure. Les désaccords qui ont émaillé les discussions n'ont pas altéré l'atmosphère des travaux que nous poursuivons. En revanche, avec la confédération la rupture est consommée. Son président se laisse aller à des déclarations aussi personnalisées qu'étonnantes. À une question d'une interview évoquant les déclarations du ministre des Finances, il rétorque : « il y en a assez des mensonges. On est entouré de menteurs » et il qualifie dans la foulée Pierre Bérégovoy et Michel Rocard de « marchands de pain d'épices » avant de pronostiquer le départ de Claude Evin ![109]

À la fin de l'année 1990, malgré un plan drastique de maîtrise dépenses de santé qui se traduit par une révision à la baisse des tarifs des pharmaciens, des biologistes et des radiologues, le gel des honoraires médicaux ainsi que la baisse du prix ou le déremboursement de certains médicaments, des négociations sont relancées sur la base d'une proposition très innovante de MG-France. L'organisation syndicale propose d'adhérer à la convention signée par la F.M.F. moyennant l'introduction d'une formule d'abonnement pour les patients qui le souhaitent chez leur médecin généraliste. Pour la première fois en France, est avancée l'idée d'un lien privilégié et reconnu par l'assurance maladie entre le médecin de famille et le patient.

La CNAMTS a accepté, sans enthousiasme mais dans le souci de conforter une convention conclue avec un seul syndicat, d'entrer dans la négociation. Au ministère, nous soutenons avec conviction une démarche qui peut à terme rationaliser le fonctionnement du système de santé et qui revalorise la médecine générale sans porter atteinte à la liberté du patient comme à celle du médecin puisque dans les deux cas, le dispositif reposerait sur le volontariat.

Au début de l'année 1991, les réunions de travail se multiplient avenue du Maine où siège la CNAMTS et dans mon bureau de l'avenue de Ségur. Les oppositions au projet s'exacerbent, le centre départemental des professions de santé du Rhône accuse le ministre de la Santé de vouloir « étatiser » la médecine. L'un de ses responsables qualifie même dans la presse Claude Evin de « fasciste »...[110]. Décidément, les débats sur la santé ont bien du mal à se dérouler dans un climat rationnel et tolérant. Toute remise en cause du statu quo est regardée comme liberticide.

Pourtant le projet avance. Maurice Derlin, marqué par le refus de son partenaire historique, la CSMF, de venir rejoindre la convention, fait un pas en direction de MG-France. L'objectif est de conforter le dispositif conventionnel en le faisant reposer sur un syndicat représentant pour l'essentiel les spécialistes et une organisation devenue le symbole de la médecine générale. La CNAMTS n'oppose plus de veto de principe au « contrat de santé » proposé par MG-France.

Avec Gilles Johanet, nous préconisons une réunion informelle, rassemblant tous les protagonistes, pour tenter de lever les derniers désaccords subsistant sur l'économie générale du projet. Claude Evin, Maurice Derlin et les présidents de la FMF et de MG-France donnent leur accord. Rendez-vous est pris le 13 mars pour une soirée de travail qui, de manière inhabituelle, doit se tenir au domicile d'un conseiller de l'une des organisations professionnelles. Nous nous retrouvons à 20 h 30, dans un appartement cossu de la banlieue parisienne. Atmosphère singulière. Les négociateurs de l'interminable feuilleton conventionnel savent le moment crucial. Loin des caméras, dégagés des séances solennelles tenues dans les locaux de la CNAM à Montparnasse, ils ont la possibilité de briser le cercle vicieux.

Pendant la soirée, les neuf acteurs de ce huis clos conversent debout dans le salon de l'appartement. Un climat confiant se tisse au fil des minutes, la discussion conviviale cède progressivement la place au débat sur les points clés de l'avenant conventionnel. Après plusieurs heures d'échanges, les divergences sont surmontées. Vers minuit, Claude Evin pose la question qui brûle chacun des participants. « Pouvons nous considérer que l'accord est conclu ? ». Chacun opine. MG-France accepte de signer la convention conclue quelques mois plus tôt par la FMF, moyennant la mise en place des contrats de santé. Maurice Derlin souligne le risque qu'il prend et appelle les présidents des syndicats médicaux à un engagement sans faille. Une bouteille de champagne tiède est ouverte, un buffet improvisé – biscottes et foie gras ! – tient lieu de dîner. Vingt ans de vie conventionnelle s'achèvent, une nouvelle histoire commence.

Une semaine plus tard, le conseil d'administration de la CNAMTS donne son feu vert, MG-France adhère à la convention nationale des médecins et un avenant n° 1 est conclu. Il comporte une annexe intitulée « option conventionnelle : continuité des soins » qui prévoit que les médecins et les patients qui le souhaitent peuvent conclure une « relation privilégiée » pour une durée d'une année. Le patient bénéficie de la dispense d'avance des frais, son médecin est donc payé directement par l'assurance maladie. Pour la tenue d'un dossier approfondi du patient et la réalisation d'actions de prévention et de suivi épidémiologique, le médecin bénéficie d'une rémunération forfaitaire annuelle équivalant au tarif de deux consultations.

La presse salue ce qu'elle croit être l'épilogue du feuilleton conventionnel. Un hebdomadaire titre : « Médecine, une révolution en douce » et met en exergue l'effort de coordination des soins : « Fini le saucissonnage du patient défilant chez des spécialistes qui s'ignorent. Tout sera consigné dans un dossier unique qui suivra le patient »[111].

Mais l'avenant provoque une vive polémique. La CSMF s'y oppose et dénonce le risque d'un « tiers payant généralisé » à terme[112]. Le syndicalisme médical français a fait de longue date du paiement direct du médecin par le patient un de ses chevaux de bataille. La crainte d'une « médecine de caisse », voire d'une étatisation de la médecine, habite la plupart des représentants syndicaux. Pourtant la médecine libérale repose en Allemagne sur ce principe sans que l'indépendance professionnelle des praticiens ne soit en rien altérée. Mais le tabou du tiers payant domine encore la vie conventionnelle en France.

Jacques Chirac, intervient personnellement dans le débat public. Il dénonce dans une interview à un journal médical le principe des contrats de santé : « Ce n'est pas seulement une atteinte inadmissible au libre choix du médecin par le patient. C'est aussi la remise en cause du paiement à l'acte, et le glissement progressif vers une médecine de caisse »[113]. L'ancien Premier ministre estime en outre que se que le dispositif comporte le risque de la « banalisation » du rôle des généralistes et de leur « transformation en officiers de santé ».

Ironie de l'histoire, les composantes du « contrat de santé » récusées en 1991 par Jacques Chirac seront introduites dans le code de la sécurité sociale par la loi du 13 août 2004, dans le cadre de la réforme de l'assurance maladie de Philippe Douste-Blazy et Xavier Bertrand, saluée comme une réforme historique par le Président de la République !

La controverse divise la majorité parlementaire. Le secrétaire général du Parti communiste, Georges Marchais, n'hésite pas, malgré l'avancée du tiers payant et le renforcement du rôle du médecin généraliste, à se prononcer contre les contrats de santé qui lui semblent remettre en cause « la liberté de choix et de prescription » ![114] Mais l'onde de choc de l'avenant conventionnel revient vers la CNAMTS et déstabilise son conseil d'administration.

L'alliance entre le patronat et le syndicat force ouvrière, qui constituait le pivot de la majorité de gestion de l'assurance maladie depuis plusieurs décennies, donne lieu à un conflit entre les « anciens » représentés par Maurice Derlin et Émile Boursier et les « modernes » conduits par Jean-Claude Mallet et Jean-Louis Giral. Le séisme est tel qu'il coûte à Maurice Derlin la présidence qu'il occupait depuis 1967.

Jean-Claude Mallet, étoile montante du syndicat FO depuis la récente accession à son secrétariat général de Marc Blondel et fin connaisseur des questions de protection sociale, accède à la présidence de la CNAMTS. Une offensive contre l'avenant conventionnel est immédiatement déclenchée. Le texte ne sera pas mis en œuvre. Marc Blondel enterre les contrats de santé dans une interview à *Libération* le 5 avril. La réforme est assimilée à une étatisation de la sécurité sociale : « L'avenant va dans ce sens ». Il est donc « inacceptable ». Le fruit d'une année de négociations est perdu.

Chapitre 9

La maîtrise des dépenses en vrille

1996 : l'histoire conventionnelle rebondit. Confronté à des déficits sans précédent, plus de 50 milliards de francs en 1993 et 1994, plus de 60 milliards en 1995 et 1996, le Premier ministre, Alain Juppé, annonce le 15 novembre 1995 une réforme historique. La Constitution sera révisée pour instaurer le principe d'une loi annuelle, la loi de financement de la sécurité sociale – LFSS –, donnant au Parlement le pouvoir de fixer les dépenses de sécurité sociale. En outre la réforme habilite le gouvernement à fixer des règles nouvelles pour le fonctionnement des régimes de protection sociale et ce, par voie d'ordonnances, c'est-à-dire par des décrets venant modifier des lois.

Après des textes techniques ou financiers, trois ordonnances majeures sont publiées le 24 avril 1996. L'une d'elles vise à réorganiser la médecine de ville. Parmi de multiples dispositions, l'ordonnance met en place un mécanisme de régulation des dépenses d'honoraires et de prescriptions des médecins. La LFSS détermine chaque année l'objectif national des dépenses d'assurance maladie, plus connu sous le sigle d'ONDAM. De ce chiffre doit être déduit le montant prévu pour les honoraires des médecins de l'année suivante et celui des dépenses qu'ils prescrivent, médicaments, kinésithérapie, soins infirmiers...

Le paradoxe du plan Juppé

Le principe d'objectifs prévisionnels de dépenses n'est pas nouveau, René Teulade et Bernard Kouchner en 1992, Simone Veil en 1994 l'avaient proposé. L'originalité de l'ordonnance et de son décret d'application du 19 décembre 1996 tient au mécanisme dit de « reversement » mis en place pour faire respecter ces objectifs. La technique imaginée est sans doute la plus technocratique jamais inventée sur le secteur. Les médecins doivent reverser aux caisses d'assurance maladie une part des honoraires qu'ils ont perçus, pour compenser le dépassement de « l'enveloppe » fixée pour les honoraires mais également pour couvrir 5 % du surcroît des dépenses de prescription, alors qu'ils n'ont pas été bénéficiaires des revenus correspondants...

Les syndicats médicaux sont désarçonnés. L'élection de Jacques Chirac à la présidence de la République leur avait laissé espérer une inflexion dans la politique de maîtrise des dépenses de santé. Le gouvernement d'Alain Juppé les prend à revers. Le défenseur de la maîtrise de la demande lors de son débat avec Claude Evin en 1990 s'est transformé en promoteur de la maîtrise de l'offre la plus implacable. En 2006, Michel Chassang, président de la CSMF, déclarera : « le syndrome de 1995 nous hante nuit et jour » ![115]

Après une période de flottement, le mouvement social se met en branle. Les jeunes médecins hospitaliers, les internes et les chefs de clinique, se mobilisent pour faire obstacle à la technique des « reversements ». Grèves et manifestations s'enchaînent. Un sentiment de rancœur se développe parmi les professions de santé. Certains analystes en décèleront les effets lors des élections faisant suite à la dissolution de l'Assemblée nationale en 1997 et y verront l'une des causes de l'alternance parlementaire qui en résulte. Après le plan Seguin, la réforme Juppé...

Une adaptation drastique de la convention médicale est imposée par la transformation du cadre légal. Une première tentative vise à amender par avenant la convention conclue en 1993 à la suite de l'annulation de la convention de 1990. Peine perdue, les caisses et les syndicats ne parviennent pas à trouver un accord. La convention de 1993, qui avait été conclue avec la CSMF, est alors dénoncée par les organismes de sécurité sociale. Une nouvelle négociation s'ouvre. Les discussions sont houleuses, le contexte particulièrement conflictuel.

Changement de majorité

Une nouvelle majorité de gestion se met en place à la CNAMTS. Force ouvrière a refusé la réforme Juppé qui renforce les pouvoirs de l'État. La CFDT, de longue date favorable à une maîtrise des dépenses de santé qu'elle considère comme indispensable pour garantir la pérennité de l'assurance maladie, a accepté de s'engager dans le dispositif. Jean-Marie Spaeth, qui la représente, est élu président du conseil d'administration de la CNAMTS.

Son savoir-faire et sa force de conviction permettent de nouer des relations constructives avec MG-France. Un nouveau syndicat entre dans le jeu conventionnel. L'union collégiale des chirurgiens et spécialistes français (UCCSF) a été reconnue représentative par Jacques Barrot, ministre du travail et des affaires sociales et Hervé Gaymard, secrétaire d'État à la Santé et la sécurité sociale. Les discussions débouchent sur la signature, pour la première fois dans l'histoire de l'assurance maladie, de deux conventions distinctes. L'une est conclue par MG-France pour les médecins généralistes, l'autre par l'UCCSF pour les médecins spécialistes. Non sans ironie, l'histoire conventionnelle conduit des représentants de mouvements politiques qui s'étaient opposés avec virulence à l'amendement sur les conventions spécifiques en 1989, à approuver par arrêté interministériel le 28 mars 1997 les deux conventions !

Plus étonnant encore, la convention propre aux médecins généralistes prévoit la mise en place de ce que les partenaires conventionnels ont appelé le médecin référent. La convention propose ainsi d'organiser autour du médecin généraliste, sur la base du volontariat des médecins et des patients une filière de soins. L'histoire conventionnelle donne une nouvelle chance aux contrats de santé mort-nés en 1991. Un avenant à la convention est conclu le 3 juillet 1997. Il précise les conditions de mise en œuvre de cette « option conventionnelle » pour reprendre la terminologie de la négociation. Jean-Marie Spaeth déclare à cette occasion : « Il s'agit d'un véritable contrat de confiance entre un patient et son médecin généraliste, qui doit conduire à un nouvel équilibre entre médecine curative et médecine préventive » et il ajoute que cette réforme doit permettre de « faire le meilleure médecine au meilleur coût »[116].

MG-France paiera en mai 2000 aux élections aux Unions régionales des médecins libéraux le prix de son engagement dans le dispositif résultant des ordonnances Juppé. Son score dans le collège généraliste chutera de 55 %, chiffre obtenu aux élections de 1994, à

31 %. Au contraire, la CSMF gagnera 15 points et dépassera MG-France avec près de 41 %.

Bis repetita ?

Quelques semaines plus tard, le Président de la République prononce la dissolution de l'Assemblée nationale. Une majorité de gauche est portée au pouvoir. Le gouvernement de Lionel Jospin est formé. Je rejoins en septembre le cabinet de Martine Aubry comme directeur adjoint chargé de la santé et des affaires sociales. J'y retrouve Pierre-Louis Bras. L'une de nos premières réunions de travail est consacrée à la médecine de ville et à la régulation des dépenses dans ce secteur. Nous reprenons six ans après les avoir quittés les dossiers que nous partagions au cabinet de Claude Evin. Formation médicale continue, secteur 2, régulation des dépenses, représentativité des syndicats. Malgré les réformes et les conflits sociaux, les questions posées n'ont guère changé. Seule peut-être la réflexion sur la démographie médicale, sur le déséquilibre de la pyramide des âges des médecins et les risques de « désertification » médicale de certaines régions se présente sous un jour nouveau.

Le vrai changement résulte de l'institution de la loi de financement de la sécurité sociale par le plan Juppé. A mon arrivée au cabinet, le débat parlementaire sur le premier projet de loi de financement de la sécurité sociale (PLFSS) élaboré par le gouvernement de gauche est sur le point de s'ouvrir. Nous préparons, avec la petite équipe du cabinet chargée de la sécurité sociale[117] et les conseillers de Bernard Kouchner, secrétaire d'État à la santé, les discours ministériels et les réponses aux centaines d'amendements que le texte provoque. Cette année-là, l'assurance maladie ne tient pas la vedette dans le PLFSS. La mise sous condition de ressources des allocations familiales suscite une polémique nourrie.

Je retrouve les rigueurs de la vie en cabinet, accrues par l'étendue du portefeuille ministériel de Martine Aubry et la pression qui s'exerce sur la ministre, et par un effet ricochet sur son équipe. Numéro 2 du gouvernement Jospin, Martine Aubry cumule les responsabilités du travail et de l'emploi et celles de la protection sociale et de la solidarité. Elle incarne surtout le changement social que la nouvelle équipe entend insuffler.

Les journées sont longues. Je les commence à sept heures, par deux heures de calme, propices à la préparation des échéances de la journée et des projets des mois à venir. De 9 heures à 20 heures, les réunions s'enchaînent. Réunions de travail avec la ministre, les membres du cabinet, ou les directeurs du ministère. Séances de concertation avec les nombreux interlocuteurs professionnels.

Le soir venu, dans la salle à manger située au-dessus de la salle des accords de l'hôtel du Châtelet, une partie des équipes de Martine Aubry et de Bernard Kouchner se retrouve fréquemment vers 21 h 00 pour un dîner de salades et de viandes froides. Cocktail d'anecdotes, de confidences et de plaisanteries. Des dernières tractations avec Bercy vécues par la conseillère budgétaire Sylviane Léger aux projets d'amendement inlassablement repoussés par le responsable de l'action sociale Philippe Coste, le quotidien du cabinet déclenche fous rires et clameurs. Moment de décompression, qui me donne le souffle nécessaire pour retourner « faire mes parapheurs » dans mon bureau du rez-de-chaussée jusqu'à onze heures ou minuit.

Exercice redouté des directeurs de cabinet et de leurs adjoints ! Les piles de parapheurs s'ébranlent et viennent envahir par vagues successives le plan de travail. Plusieurs centaines de courriers sont à relire et, souvent, à amender. Réponses aux courriers des parlementaires et à leurs questions écrites. Correspondances avec des organisations syndicales ou professionnelles mais aussi « courriers du citoyen », pour reprendre l'appellation républicaine du bureau du cabinet, qui tentent de résoudre des situations difficiles, parfois dramatiques, exposées par des particuliers au ministre et devant lesquelles le ministère est souvent impuissant.

Cet exercice de rédaction d'un genre particulier donne lieu à un apprentissage austère mais qui permet au bout de quelques mois de gagner en efficacité. Les problèmes récurrents sont mieux connus, les formules de politesse sont assimilées, les fonctions des principaux interlocuteurs mémorisées. Pourtant les deux à trois heures quotidiennes de parapheurs restent toujours périlleuses. On n'est jamais à l'abri d'une formule malheureuse, d'un problème sous-estimé, d'une situation individuelle négligée. Et la responsabilité du ministre est engagée par chaque visa ou signature apposée. Les courriers parlementaires sont généralement signés par le ministre, après une relecture en diagonale, sur la foi de la confiance qu'il a en vous. Quant aux réponses aux questions écrites, elles sont signées, par délégation du ministre, et publiées au *Journal officiel* !

Une relecture attentive des correspondances permet en outre d'éviter des coquilles ou des formules prêtant à confusion. Je me souviens d'un projet de réponse à une question écrite qui valorisait l'action du ministère par cette phrase : « Ces données épidémiologiques ont conduit le ministère de la Santé à ériger le suicide en priorité nationale de santé publique » ! Dans une autre correspondance, adressée à un haut responsable de la sécurité publique, était évoqué « l'affût massif de demandes » au lieu de leur afflux...

C'est en général également au cours de ces soirées studieuses que l'on prend connaissance des notes des conseillers et relit les projets de discours préparés pour le ministre. Là encore quelques formules cocasses agrémentent parfois les lectures à la chaîne. Dans une intervention sur la santé des femmes, le rédacteur n'avait pas hésité à affirmer : « Parce que la santé des femmes comporte des spécificités propres à leur sexe qui concernent les hommes différemment » !

Enfin des fautes de frappe suscitent parfois un sourire inattendu. Lors de la préparation du débat sur la création de l'Agence française du sang en 1992, le texte prévoyait son financement par une « dotation globale de financement » à l'instar des hôpitaux. Dans un projet de réponse ministérielle, la formule avait été remplacée par une « dotation globule de financement ». Comme quoi le droit peut s'adapter aux matières qu'il régit !

Les 35h ... de sommeil !

Exigeant en période « normale », l'emploi du temps devient, pendant les débats sur la loi de financement de la sécurité sociale, un véritable case tête. Les semaines dépassent alors les 80 heures habituelles. Il m'est arrivé de franchir le cap des 110 heures ! Les débats parlementaires sont, lors de l'examen du PLFSS particulièrement denses, parfois polémiques. Martine Aubry porte, avec son énergie et sa détermination coutumières, chaque réforme engagée. Les amendements se multiplient et, à l'issue du débat, nous préparons les dizaines ou centaines de réponses qui restent à faire. La disponibilité du cabinet doit être totale. Certains « soirs », j'arrive chez moi vers 2 h 30 et le réveil sonne comme tous les matins à 5 h 30... J'ai, quelque temps après, proposé au cabinet la « semaine des 35 heures de sommeil » dont la presse s'est fait l'écho amusé.

La semaine qui suit le débat voit venir la reprise des « signatures ». Il faut alors « écluser » les centaines de dossiers non urgents qui se sont accumulés. Il nous est arrivé, avec Dominique Marcel, le directeur du cabinet de Martine Aubry de 1997 à 2000 qui est devenu ensuite directeur adjoint du cabinet de Lionel Jospin, de consacrer plusieurs interminables soirées à cet exercice. De temps à autre, nous comparions, par un souci d'émulation qui ne visait qu'à nous redonner du courage, la hauteur des piles de parapheurs que nous avions visés ou signés, avant d'attaquer les dossiers stockés sur d'autres tables de nos bureaux. Dominique Marcel, orfèvre des questions économiques et budgétaires, était pourtant habitué aux marathons administratifs que connaît sa maison d'origine, l'administration des finances.

Les nouveaux contrats de santé

Au cours des premières semaines que je passe rue de Grenelle[118], l'avenant conventionnel sur le médecin référent est soumis à l'examen du ministère. Ironie du sort. Six ans après les contrats de santé, il me revient, avec Pierre Louis Bras, de préparer la décision ministerielle d'approbation du dispositif du « médecin référent ».

Le système imaginé dans la convention de 1997 repose, comme en 1991, sur le volontariat du médecin et du patient. L'assuré social s'engage à rester « fidèle » au médecin choisi pendant un an. En contrepartie il bénéficie de l'application stricte des honoraires opposables et de la dispense d'avance de frais pour la part des honoraires remboursée par la sécurité sociale et à terme, s'il dispose d'une mutuelle ou d'une assurance, de la gratuité complète grâce à un accord de tiers payant qui doit être conclu entre l'assurance maladie et les complémentaires. Il garde à tout moment la possibilité de consulter un autre médecin mais perd alors ces deux avantages. Le médecin généraliste doit pour sa part respecter un cahier des charges comportant de l'obligation de tenir un dossier médical complet, d'assurer la continuité des soins, de participer à des actions de prévention et de privilégier la prescription de médicaments génériques. Il reçoit à ce titre une rémunération annuelle de 150 F. par malade.

Après une valse-hésitation et des contacts interministériels teintés d'incompréhension, l'avenant est approuvé malgré le coût qu'il induit à court terme pour l'assurance maladie. Une opportunité s'ouvre pour la médecine générale. Mais elle s'inscrit dans un contexte très différent de celui du début des années 1990. Le plan Juppé est dans tous les esprits. Une trentaine de décrets ont été publiés depuis 18 mois. Les oppositions entre les syndicats médicaux sont brutales, le changement de majorité de gestion à la CNAMTS a laissé des traces durables. Au sein même de l'équipe gouvernementale, les opinions sont partagées. Faut-il remettre sur le métier la réforme et déstabiliser à nouveau le système pour deux ans ou donner une chance aux mesures qui paraissent acceptables ?

Sur le principe, un dispositif de maîtrise de l'offre ne heurte pas la nouvelle équipe. Chacun est convaincu que la maîtrise de la demande est une impasse, sauf à devenir socialement inacceptable. Dans le détail, de nombreuses mesures vont dans le bon sens. L'obligation d'une formation médicale continue est une nécessité pour garantir la qualité des soins. L'informatisation des cabinets médicaux, l'amélioration des systèmes d'information notamment sur les actes médicaux pratiqués, le développement des médicaments génériques, sont autant d'initiatives dont il faut assurer le succès.

Même la création des agences régionales de l'hospitalisation qui suscite la réserve, pour ne pas dire l'opposition, de certains parlementaires de gauche, ne nous semble pas devoir être remise en cause. Il est important que des administrations de mission, exclusivement dédiées aux politiques sanitaires, assurent le pilotage dans chaque région des évolutions hospitalières. Il paraît même évident que ces agences devront un jour être les coordonnateurs uniques des politiques de santé. Les agences régionales de santé ne sont pas encore à l'ordre du jour politique, elles sont déjà dans nos projets.

Sur les mécanismes de régulation imposés par le plan Juppé, les divergences sont réelles. Non seulement entre les ministres mais aussi au sein même du cabinet de Martine Aubry. Je fais partie de ceux qui ne croient ni à la légitimité des reversements par les médecins d'une partie des honoraires perçus, ni à la possibilité de leur mise en œuvre. Non que le principe d'un intéressement économique des médecins au bon fonctionnement du système de santé soit condamnable. Mais l'idée de demander à un professionnel de renoncer a posteriori à une partie de ses revenus me semble inacceptable.

Alors que notre pays pâtit de l'absence de prélèvement à la source de l'impôt sur le revenu, comment les professionnels de santé pourraient-ils accepter une contribution spécifique et rétroactive pour l'équilibre de l'assurance maladie ? D'autant que les textes prévoient un reversement pour les dépassements des objectifs de prescription. Perverse construction qui conduirait à demander aux médecins de reverser une partie des honoraires perçus par les infirmières ou les kinésithérapeutes ainsi qu'une fraction, certes modeste, du chiffre d'affaires des laboratoires pharmaceutiques ! Si intéressement il y a, il doit concerner équitablement l'ensemble des acteurs qui tirent leurs ressources du système de santé.

Le débat sur les reversements se heurte rapidement à la crainte de l'effet psychologique que pourrait produire l'abrogation de cette partie du plan Juppé. Chacun connaît l'importance du verbe politique sur le champ de la santé. Sur les dix milliards d'économies du plan Séguin, la moitié résultait de changements de comportement des professionnels de santé et des patients soumis au discours de maîtrise des dépenses. Et chaque plan de maîtrise a les mêmes conséquences. Ce phénomène pourrait même, avec un certain cynisme, justifier à lui seul la succession tous les deux ou trois ans de tels trains de mesures.

Mais surtout la CNAMTS et deux syndicats médicaux se sont engagés dans la réforme. Interrompre le processus reviendrait à désavouer les acteurs convaincus de la nécessité d'une modération des dépenses pour préserver une assurance maladie fondée sur la solidarité. La décision est prise de laisser les partenaires conventionnels mettre en œuvre les conventions médicales qui viennent d'être conclues.

Au vu des résultats obtenus en 1997, les honoraires des généralistes sont revalorisés, ceux des spécialistes gelés. Application souple d'un intéressement économique des médecins à la maîtrise des dépenses. Afin de sortir du dispositif des reversements qui ne satisfait personne même s'il n'a jamais été appliqué, je propose à Martine Aubry de confier à François Stasse une mission de réflexion sur l'avenir de la médecine de ville. François Stasse, qui est un collègue du Conseil d'État, est spécialiste des questions économiques et ancien directeur général de l'Assistance Publique de Paris. Homme de dialogue et de convictions, il réunit pendant plusieurs mois quatre groupes de travail dont l'un doit proposer un dispositif substitutif au mécanisme des reversements.

En ce premier semestre de l'année 1998, Martine Aubry et Bernard Kouchner tentent de renouer le dialogue avec l'ensemble des composantes du monde médical. Au point d'ailleurs que les syndicats signataires de la convention expriment leur inquiétude de ne plus être des interlocuteurs privilégiés. Dans une interview à un journal médical, Martine Aubry propose aux médecins « un pacte de confiance » et avance même l'idée d'une abrogation des reversements d'honoraires[119]. Elle l'assortit toutefois de la condition d'avoir défini avec l'ensemble des partenaires un autre mécanisme garantissant la maîtrise des dépenses.

Une lettre ouverte aux médecins, signée de Bernard Kouchner et Martine Aubry, est publiée par *Le Figaro* le 25 avril. Les ministres y plaident pour une association accrue des médecins « aux choix collectifs de régulation des dépenses » et invitent les professionnels de santé à sortir du débat : « Etes vous pour ou contre le plan Juppé ? ».

La régulation condamnée par le juge

Mais deux événements viennent peser sur les concertations en cours. Tout d'abord l'augmentation soutenue des dépenses d'assurance maladie pour les premiers mois de l'année. Mais surtout l'annulation spectaculaire des conventions de 1997 par le Conseil d'État. Dans une décision rendue par sa plus haute formation de jugement, le juge administratif censure l'arrêté approuvant le texte conventionnel régissant les généralistes. Sa décision est fondée sur l'illégalité des modalités d'application du mécanisme des reversements. La convention prévoyait que les objectifs de dépenses et leur réalisation seraient appréciés par région. Le Conseil d'État estime qu'un tel mécanisme permettrait à des médecins peu attentifs à la régulation d'échapper aux reversements parce que l'objectif de la région dans laquelle ils exercent aurait été respecté, alors que des confrères « vertueux » d'une région ayant dépassé son objectif y seraient astreints. D'où pour la Haute assemblée, une violation du principe d'égalité.

La décision est lourde de conséquences. En premier lieu parce qu'elle ajoute à l'instabilité de la vie conventionnelle. Il est vrai que depuis la fin des années 1980, l'habitude a été prise de voir les conventions médicales censurées par le juge administratif. Mais surtout l'arrêt du Conseil d'État introduit un lien entre le comportement individuel du praticien et la régulation. Question décisive. Si la maîtrise des dépenses suppose une analyse du comportement individuel de chaque médecin, elle devient impossible.

Comment imaginer un *Big Brother* capable d'apprécier le bien-fondé de l'activité de plus de 100 000 médecins libéraux ? Quelques patients de plus atteints d'une maladie grave dans une clientèle et les dépenses d'honoraires et de prescription d'un médecin croissent significativement. Il serait pourtant absurde d'en déduire que le praticien gaspille les deniers sociaux. Quant aux contrôles, ils permettent sans doute de déceler certains comportements déviants, des incompétences manifestes et des abus notoires, au prix de vérification rigoureuse des dossiers et d'analyse des pratiques de quelques professionnels. Mais de telles investigations sont fort heureusement inimaginables à l'échelle d'une profession entière. Il ne faut pas confondre contrôle médical et maîtrise des dépenses, sanction individuelle et régulation collective.

Une régulation efficace ne peut être que l'aboutissement d'actions favorisant le bon usage des soins et du médicament, du renforcement de la formation médicale continue, du développement de l'évaluation des pratiques, c'est-à-dire de mesures contribuant à la qualité des soins. Est-il pour autant impossible de lier le statut des professionnels libéraux au bon fonctionnement du système ? Ne peut-on, sans attenter à leur indispensable liberté professionnelle, conditionner une part de leurs revenus aux résultats de la sécurité sociale qui assure la solvabilité de leur clientèle ? L'intéressement collectif dans les entreprises dépend des bénéfices réalisés et non du comportement de chacun des salariés.

La décision du Conseil d'État l'exclut en l'état de la législation résultant des ordonnances de 1996. Le rapport de François Stasse rendu public le 17 juin 1998 le préconise expressément. Pour sortir de l'impasse, Martine Aubry prend la décision courageuse de remettre l'ouvrage sur le métier. Il s'agit de proposer au Parlement de modifier le dispositif de maîtrise des dépenses de médecine de ville lors de l'examen du projet de loi de financement pour la sécurité sociale pour 1999. Au cours de l'été, nous travaillons d'arrache-pied pour proposer un dispositif cohérent et réaliste de régulation.

Le plan « Jubry » !

L'intention est double. D'une part donner un fondement explicite à un intéressement collectif des médecins aux résultats de l'assurance maladie. D'autre part associer tous les acteurs du système de santé à l'effort de maîtrise. Il en résulte un projet présenté en septembre dans le cadre du PLFSS qui instaure une contribution proportionnelle aux revenus pour les médecins en cas de dépassement de plus de 10 % des objectifs. Plus innovante une « clause de sauvegarde » est imposée aux laboratoires pharmaceutiques. Comme pour les médecins un objectif de dépenses pharmaceutiques sera désormais fixé par la loi. En cas de dépassement une contribution automatique permettra à l'assurance maladie de bénéficier d'une sorte de ristourne sur les ventes de médicaments. Plusieurs milliards de francs peuvent en être attendus chaque année.

Les mesures sont lisibles, la maîtrise des dépenses assumée, le dispositif suffisamment simple pour être applicable. Il me semble pourtant, avec le recul du temps, que le projet restait trop prisonnier de la logique aveugle des reversements. La réaction des professionnels ne se fait pas attendre. La CSMF annonce une « épreuve de vérité » avec le gouvernement[120]. Le *Quotidien du médecin* titre avec une ironie féroce : « Le plan Jubry » ! La réaction la plus pittoresque émane de Jacques Barrot qui avait mis en œuvre les ordonnances de 1996 : « Oui, c'est pire que Juppé » ![121]

De plus, un second front s'ouvre. L'industrie pharmaceutique qui avait été dispensée de régulation annuelle par le plan Juppé, monte au créneau pour obtenir la suppression de la « clause de sauvegarde » que j'ai proposée. Chantages à l'emploi, retards dans l'accès à l'innovation, risques de boycott des laboratoires étrangers, tous les arguments sont avancés pour convaincre les ministres que le gouvernement fait fausse route. Une négociation serrée avec les responsables du syndicat national de l'industrie pharmaceutique permet de parvenir à un modus vivendi. Bernard Mesuré, le président du syndicat et son directeur général, Bernard Lemoine, après une opposition sans concession, prennent en compte la détermination de la rue de Grenelle et le poids politique de Martine Aubry. Les négociations permettent progressivement d'affiner le dispositif. Le débat parlementaire donne lieu à de nombreux coups de théâtre mais le texte finit par être adopté.

Gilles Johanet, le retour !

Pendant cette période, les relations entre la CNAMTS et le gouvernement sont marquées par le remplacement de Bertrand Fragonard à la direction de la caisse par Gilles Johanet. Au cours de l'entretien avec Martine Aubry qui précède sa nomination, il insiste sur la nécessité de mettre en œuvre un plan drastique de maîtrise des dépenses en huit points. Le principe d'une action volontariste pour garantir l'équilibre financier l'assurance maladie est acté mais les mois suivants mettront en évidence le quiproquo qui s'est instauré entre la ministre et le directeur de la CNAMTS.

Le retour de l'ancien directeur ne passe pas inaperçu. Il affiche rapidement son intention de conduire une action impitoyable de traque contre les « gaspillages » du système. En octobre, il dénonce dans une interview à la *Dépêche du Midi* « 20 000 médecins en trop... 37 000 lits hospitaliers excédentaires... Une gamme de médicaments remboursés dont près de la moitié n'ont pas fait la preuve de leur efficacité sur le plan thérapeutique ». Certains feindront pourtant la surprise lorsque quelques mois plus tard la CNAMTS présentera un plan d'économies de 50 milliards de francs !

Nous reprenons les entretiens réguliers, interrompus depuis 1991, que nous avions lorsque j'étais au cabinet de Claude Evin et qu'il accomplissait son premier mandat à la CNAMTS ! Dans mon bureau qui a le privilège d'ouvrir de plain pied sur les jardins de l'hôtel du Châtelet, nous balayons autour d'un café matinal les dossiers du moment et échafaudons des projets de réforme ! Nous apprécions l'un et l'autre, je le crois, ces échanges à bâtons rompus, ces argumentations contradictoires, ces convictions partagées malgré des désaccords parfois abrupts.

Gilles Johanet est un personnage singulier, à l'intelligence fulgurante. Magistrat à la Cour des comptes et spécialiste des questions sociales, il a commencé sa carrière en cabinet ministériel auprès de Pierre Mauroy à Matignon. Il a depuis 20 ans l'oreille des responsables du parti socialiste. Il allie une rare maîtrise des dossiers techniques et une verve caustique, incisive, parfois assassine, qui le font redouter aussi bien dans les réunions d'état-major qu'aux tribunes des congrès et des colloques. En réunion, rien n'est pire que son silence prolongé. Je me souviens d'une séance de travail sur l'hospitalisation privée, où après avoir écouté une série d'exposés interminables et convenus, il a pris la parole pour tailler en pièces les argumentaires présentés et esquisser un projet incomparablement plus charpenté et convaincant, avant de partir vers une autre table ronde.

Le 18 décembre 1998, le Conseil Constitutionnel rend sa décision sur la loi de financement de la sécurité sociale pour 1999. Coup de tonnerre ! Il censure les dispositions prévues pour la régulation des dépenses de médecine de ville. Nous sommes atterrés. Je contacte Gilles Johanet et lui demande de me rejoindre au plus vite dans le bureau de Dominique Marcel, le directeur de cabinet de Martine Aubry. Plus qu'un camouflet pour le ministère, c'est le coup d'arrêt d'une décennie de tentatives infructueuses de maîtrise des dépenses.

Nous découvrons ensemble le texte de la décision. Les sages du Palais-Royal ont certes admis la possibilité constitutionnelle d'établir un mécanisme de maîtrise des dépenses pour les médecins conventionnés. Mais ils ont rejeté, pour violation du principe d'égalité, le système proposé par le gouvernement et adopté par le Parlement. Censure sans appel puisqu'elle ferme la porte à tout système qui ne prendrait pas en compte, pour chaque médecin, son « comportement individuel en matière d'honoraires et de prescriptions pendant l'année au cours de laquelle le dépassement a été constaté ».

Figure de style juridique incompatible avec les réalités du système de santé. Confusion entre régulation et sanction. Le dispositif d'ajustement économique a posteriori, pris en cisailles par les décisions du Conseil d'État et du Conseil Constitutionnel, est enterré. La clause de sauvegarde applicable à l'industrie pharmaceutique est, en revanche, validée.

Nous rédigeons un laborieux communiqué de presse. Un paragraphe amer sonne comme une critique implicite de l'individualisation, imposée par le Conseil Constitutionnel, des mécanismes de régulation : « Il convient d'ajouter que les cotisations des assurés sociaux ont été, pendant de nombreuses années, augmentées pour faire face au dérapage des dépenses sans tenir compte de leur comportement individuel par rapport à la dépense de santé » !

On ne peut ainsi, selon les grands principes de notre droit, imposer de régulation collective aux professionnels de santé mais on y soumet les cotisants depuis trente ans ! Les cotisations sociales n'augmentent pas en fonction du comportement de chaque assuré social ! Quand il y a majoration du ticket modérateur, celle ci n'est pas réservée aux patients dont la consommation médicale ou pharmaceutique est jugée excessive !

Trois jours plus tard, Martine Aubry annonce qu'elle reprend la concertation avec les médecins et les invite à élaborer sur des bases nouvelles un mécanisme incitatif de régulation de dépenses. Pour tenter de dissiper les malentendus qui s'accumulent depuis quelques mois avec le corps médical, je lui propose ainsi qu'à Bernard Kouchner d'adresser à chacun des 137 000 médecins qui ont une activité libérale en France une lettre. Aussitôt dit, aussitôt fait.

Les huit pages du courrier commencent par un paragraphe sans ambiguïté : « Nous avons choisi de nous adresser directement à vous aujourd'hui parce que nous ne croyons pas à la fatalité selon laquelle les ministres chargés de la santé et de la sécurité sociale et les médecins ne pourraient parvenir à se comprendre ». Sont ensuite abordés tous les points qui agitent les milieux professionnels depuis plusieurs mois, la réforme de l'assurance maladie, la transparence sur les statistiques, l'informatisation, la formation médicale continue, l'évaluation des pratiques, l'innovation et bien sûr la maîtrise des dépenses.

Plus de 500 lettres sont reçues en retour. Plus de 50 % des courriers émanent de médecins généralistes. La plupart se félicitent de l'initiative, beaucoup décrivent avec conviction leur pratique quotidienne mais le scepticisme demeure la règle. Les médecins ont le sentiment d'être les boucs émissaires des réformes successives. Ils aspirent à une politique de santé plus respectueuse de leur mission et de leurs difficultés.

Dans la foulée de la lettre, j'organise la visite d'un cabinet libéral en banlieue parisienne. Martine Aubry et le médecin généraliste qui l'accueille, dialoguent sans ambages. Le message est clair. Il confirme en tous points les courriers reçus. La profession se sent accablée par la succession des mesures gouvernementales, soupçonnée de laxisme, appelée à se justifier en permanence du fait de la dérive des dépenses. Dans le même temps, les conditions de travail se dégradent et la reconnaissance sociale s'effiloche.

En observant cet échange, je suis une nouvelle fois frappé par la contradiction apparente entre la médecine libérale et son financement socialisé. La maîtrise des dépenses est une contrainte pour le professionnel, elle peut même, à certains moments, se traduire par un blocage des tarifs et une érosion des revenus. Elle est pourtant son meilleur garde-fou contre une dérive ultralibérale qui le placerait progressivement sous le contrôle, sinon le joug, d'opérateurs pour lesquels la contraction des coûts ne serait pas un objectif mais un impératif. Et les syndicats médicaux détiennent la clé de ce dialogue ambigu. Il faut leur reconnaître un rôle pivot dans le système.

La référence allemande s'impose alors. Ce système de cogestion, qui malgré les difficultés, a permis de maintenir une médecine libérale bien rémunérée et une médecine de qualité accessible au plus grand nombre. Le système d'assurance maladie allemand est organisé depuis 1977 sur la base de l' « action concertée ». Chaque année, les représentants des différentes composantes du système de santé se réunissent pour définir les orientations de la politique d'assurance maladie. Pour la médecine de ville, les conditions de mise en œuvre sont négociées entre les caisses d'assurance maladie et les unions régionales de médecins. Une enveloppe globale est, depuis 1984, définie pour la médecine ambulatoire. Son montant est réparti entre les professionnels de santé par les unions de médecins. Le praticien est payé à l'acte mais la valeur de celui-ci est définie par référence à un tarif flottant, dont le montant est fixé par l'union régionale de médecins en fonction du nombre d'actes réalisés par l'ensemble des professionnels.

Ainsi ce sont les unions régionales de médecins qui négocient les enveloppes, les répartissent est en outre assurent le contrôle des pratiques professionnelles. Mais cette organisation repose d'abord sur le tiers payant c'est-à-dire le paiement des praticiens par les caisses et non par les malades, pour la part supportée par les assurances sociales. Malgré les plans drastiques d'économies qui se sont succédés en Allemagne, plan Blüm de 1988, Seehofer en 1992 et Schröder en 2003, la régulation n'a pas été rejetée par les professionnels qui ont le sentiment d'être de véritables partenaires de l'assurance maladie. Pourtant la médecine de caisse, à l'allemande, reste un épouvantail pour les professionnels libéraux en France.

Le plan « magique »

Les travaux que nous engageons en ce début 1999 pour définir de nouveaux mécanismes de maîtrise des dépenses sont rapidement perturbés par les relations orageuses qui s'établissent entre la rue de Grenelle et la CNAMTS. En mars, Gilles Johanet transmet au ministère son plan stratégique d'action pour quatre ans. Le document ne manque pas de souffle, ni d'impertinence. Il prétend pouvoir réaliser plus de 50 milliards de francs d'économies.

Quelques mesures phares concernent la médecine de ville. D'abord ce que le plan appelle le conventionnement sélectif. La CNAMTS pourrait choisir les médecins qu'elle conventionne. Elle serait ainsi susceptible de limiter les installations dans les régions où la densité médicale est la plus forte et pourrait en contrepartie favoriser l'implantation des médecins dans les zones menacées de désertification.

Plus provocant encore, le projet envisage l'obligation de « certification » tous les sept ans des médecins avec, en cas d'échec, la menace d'un déconventionnement. Il propose également de moduler le ticket modérateur en fonction de l'engagement des patients à accepter certaines préconisations de l'assurance maladie.

Mais le plan stratégique ne se cantonne pas à la médecine de ville. Il préconise que l'essentiel de l'effort soit réalisé dans les hôpitaux, 30 milliards d'économies ! Pour les hôpitaux qui supportent l'essentiel de l'effort de maîtrise des dépenses depuis l'instauration du budget global en 1983 et mènent une politique de restructuration active, la proposition peut mettre le feu aux poudres. Le président de la fédération hospitalière de France, Gérard Larcher, riposte immédiatement et avance le chiffre de 160 000 emplois hospitaliers appelés à disparaître si les économies annoncées sont réalisées. C'est en effet la faiblesse du plan stratégique. Les économies sont chiffrées sans être fléchées. Quels seront les services fermés ? Quels hôpitaux seront reconvertis ? L'exercice est théorique, détaché des réalités du terrain. Les syndicats hospitaliers rejettent catégoriquement la proposition. Au sein même de la CFDT, le débat est vif.

Politiquement le plan est habile. Il place la CNAMTS en position de gardien du temple au moment où les chiffres de l'assurance maladie se dégradent. Mais il percute la préparation d'un nouveau dispositif de régulation. Il rend même dérisoires, par les chiffres qu'il contient, les actions engagées pour freiner la dérive des dépenses. Au ministère, chacun est pour le moins agacé par la démarche. Martine Aubry marque clairement son désaccord sur la proposition hospitalière. Sur le reste elle prend au mot la caisse et lui demande de faire parvenir les mesures concrètes que la CNAMTS souhaiterait voir reprises dans la loi de financement. Mais la tension est vive avec la direction de la caisse.

Une partie de « qui perd gagne »

Les petits déjeuners qui réunissent régulièrement au premier étage de l'hôtel du Châtelet les ministres, Jean-Marie Spaeth et Georges Jollès le représentant du patronat vice-président de la CNAMTS, Gilles Johanet, Dominique Marcel, Pierre-Louis Bras et moi changent d'atmosphère. Aux réunions de travail conviviales succèdent des face-à-face tendus malgré les efforts de Bernard Kouchner pour rendre les contacts plus chaleureux. L'examen des points à l'ordre du jour s'apparente à une partie de « qui perd gagne ». Chacun s'efforce de deviner les intentions de l'autre, lâche une bribe d'information pour interpréter le message en retour. Parfois le ton monte, le reproche s'exprime.

Publiquement, chacun suit sa feuille de route, le désaccord dont fait état la presse ne dégénère que rarement en polémique. Le plan stratégique de la CNAMTS est officiellement adopté en juillet par le conseil d'administration de la caisse. Jean-Pierre Davant, le puissant président de la fédération nationale de la Mutualité française, souligne que le plan offre « une occasion à ne pas laisser passer », Nicole Notat le qualifie de « chance inouïe » pour le gouvernement...

Plusieurs parlementaires socialistes dont Jean-Claude Boulard et Jérôme Cahuzac, dénoncent un plan dirigé contre l'hôpital public soutenu par le MEDEF[122]. En septembre, la Cour des comptes rend public un rapport exceptionnellement sévère sur l'action de la CNAMTS. Elle est, pour les magistrats de la rue Cambon, « pour l'essentiel, demeurée malgré ses ambitions, un payeur aveugle ». La crédibilité du plan qu'elle propose en est affectée. Peut-on proposer 50 milliards d'euros d'économies quand la Cour des comptes souligne l'incapacité de l'institution à mener une « véritable gestion du risque, qui est un élément essentiel du métier d'assureur » ?[123]

Dans ce contexte, le système élaboré pour la loi de financement de la sécurité sociale pour 2000 n'a guère de chances d'être porté sur les fonts baptismaux avec la sérénité nécessaire. Avec Pierre-Louis Bras nous préparons pourtant le projet de loi. Il vise à clarifier les responsabilités entre la CNAMTS et l'État. À ce dernier l'entière responsabilité de la politique hospitalière et de la politique du médicament. À ce titre, la compétence, historiquement exercée par l'assurance maladie, de fixation des tarifs des cliniques est transférée aux agences régionales de l'hospitalisation et au ministère.

En contrepartie une délégation de compétences est prévue au profit des caisses d'assurance maladie pour la médecine de ville. Cette compétence doit s'exercer en temps réel afin de permettre des rectifications en cours d'année et d'éviter des dépassements excessifs d'objectifs. Le texte prévoit que les caisses répartissent l'enveloppe qui leur est déléguée entre les différentes catégories de professionnels de santé. Ensuite tous les quatre mois, elles doivent établir un bilan de l'évolution de chaque poste de dépenses. Au vu de ces résultats, les caisses peuvent moduler et, le cas échéant, réduire les tarifs des prestations qui connaissent un rythme soutenu de manière à parvenir au cours du quadrimestre suivant à revenir dans le rythme espéré pour l'année.

La loi est adoptée mais Jean-Marie Spaeth ne cache pas ses réticences. Il qualifie publiquement le projet d' « ubuesque » et ajoute « il existe trente-cinq spécialités de médecins, sans compter les sages-femmes, les infirmières, etc. ; au bas mot, cinquante syndicats. C'est ingérable ! »[124].

La guerre de tranchées entre la CNAMTS et le ministère empoisonne notre action quotidienne mais ne fait pas obstacle au redressement des comptes sociaux. Pour la première fois depuis 1985, le régime général est en excédent en 1999, il est vrai grâce au renfort décisif de la reprise de la croissance que la politique de soutien de l'emploi du gouvernement et la conjoncture internationale rendent possible.

Mais l'embellie est de courte durée. Les mécanismes de la loi de financement de la sécurité sociale pour 2000 sont formellement mis en œuvre. Les stigmates du conflit entre l'État et la CNAMTS tardent à s'effacer. L'assurance maladie rechigne à ajuster les tarifs correspondant aux dépenses qui s'écartent des objectifs fixés. Dans ces conditions, le dispositif, qualifié à tort de « lettres clés flottantes », dans la mesure où les tarifs ne fluctuent pas automatiquement mais doivent être revus à la baisse ou à la hausse par les caisses, ne peut faire la preuve de son efficacité. Il est abrogé par la LFSS pour 2003 après l'alternance politique de 2002.

La maîtrise en jachère

Depuis cette date aucun mécanisme de maîtrise de l'offre ne s'exerce. Comment ne pas dresser le bilan d'une décennie et demie d'échecs ? Comment ne pas s'interroger sur les malentendus entretenus et les erreurs commises ?

Premier constat, trop peu d'acteurs ont aujourd'hui un intérêt direct à la rationalisation des dépenses de santé. Pour les assurés sociaux, l'absence de règles contraignantes est perçue comme la contrepartie d'un financement « généreux » des dépenses de santé. La liberté de choisir son médecin, voire d'en changer à son gré, celle de bénéficier des prescriptions recommandées par la faculté mais aussi par l'entourage, les collègues de bureau ou les médias, sont regardés comme des droits que la « bureaucratie » de la sécurité sociale ou la « technocratie » d'État ne sauraient remettre en cause. Le poids des prélèvements sociaux et le coût indirect supporté par les ménages apparaissent bien secondaires au regard d'un système de santé en libre-service !

Les professionnels de santé n'ont pas plus d'intérêt immédiat à réguler des dépenses qui constituent leurs revenus. Dans un système de paiement à l'acte, le médecin peut, si les patients s'y prêtent quand ils ne le souhaitent pas, accroître ses revenus sans autre contrainte que le temps consacré aux consultations et visites. La proportion des professionnels attentifs aux deniers sociaux et sensibles au principe de « plus stricte économie compatible avec la qualité, la sécurité et l'efficacité des soins » mentionné dans le code de la sécurité sociale, m'a d'ailleurs toujours paru exceptionnellement élevée et le discours convenu sur les abus médicaux aussi injuste que déplacé.

Pour autant le système est structurellement inflationniste et il faut aux responsables et militants des syndicats de médecins, au niveau national ou régional, beaucoup d'abnégation et de perspicacité sur les vertus d'un système de solidarité, pour défendre et tenter de mettre en œuvre des mécanismes de maîtrise des dépenses en médecine ambulatoire. Malgré la puissance du corps médical, l'organisation de la médecine de ville n'a jamais véritablement reconnu le rôle pivot des organisations professionnelles de médecins. Le système est resté hybride. Les médecins ne sont ni véritablement associés à la gestion de l'assurance maladie comme c'est le cas en Allemagne, ni placés dans une simple situation de prestataires de services négociant avec des caisses leurs tarifs. L'ambiguïté de leur statut et la croissance quasi exponentielle de leurs effectifs expliquent sans doute pour une large part la crise identité que traverse la profession.

Aussi étonnant que cela puisse paraître, les partenaires sociaux n'ont, quant à eux, guère plus d'incitations à gérer avec rigueur l'assurance maladie. Pour les syndicats de salariés, leurs mandants aspirent comme cela a été dit au statu quo. Rationaliser les remboursements, dérembourser des médications peu efficaces ou devenues obsolètes, flécher des parcours de soins, contrôler les arrêts de travail. Autant de mesures qui suscitent le plus souvent l'incompréhension, pour ne pas dire la désapprobation des assurés sociaux. On comprend le manque d'enthousiasme de leurs représentants à en être les instigateurs.

Comme par ailleurs, les mesures de régulation de l'offre suscitent des tensions, parfois des conflits, avec les professionnels de santé, la ligne de plus grande pente est celle d'une cogestion « molle » des conventions. En outre, en cas de déficit, l'impopularité des mesures de maîtrise ou de financement incombe à l'État dans une société demeurée très jacobine, dans laquelle le ministre demeure le responsable des difficultés sociales. Claude Evin avait au cours de son ministère adressé une lettre à la CNAMTS, lui demandant, sur le fondement des dispositions du code de la sécurité sociale qui prévoit que l'assurance maladie propose des mesures de redressement en cas de difficultés financières, de lui faire connaître ses intentions. À ma connaissance, la lettre n'a jamais eu de réponse... L'engagement des caisses d'assurance maladie sur le terrain de la régulation a plus été le fruit de personnalités déterminées, comme Jean-Marie Spaeth ou Jean-Pierre Davant, que l'aboutissement d'une logique institutionnelle.

L'État est, lui, directement intéressé à l'objectif d'inflexion des dépenses de santé. Historiquement parce qu'il lui revient de prendre les mesures impopulaires, qu'il s'agisse de déremboursements ou de hausses de cotisations et de CSG. Depuis le début des années 1980, l'attention portée à la stabilisation des prélèvements obligatoires et plus récemment les engagements européens de la France dans le pacte de stabilité, le contraignent à intervenir fermement malgré les risques politiques qui s'attachent aux réformes de l'assurance maladie. Ainsi le pilotage des dépenses de santé est partagé entre des acteurs aux intérêts divergents et dont les rôles ne sont pas clairement définis, malgré les multiples tentatives de réforme de la gouvernance du système.

En tout état de cause, le carré des tenants de la régulation est bien restreint. On y trouve les ministres intéressés, un petit nombre de d'experts et de technocrates, de rares économistes de la santé, les services de l'assurance maladie, certains chefs de file au sein des partenaires sociaux et des syndicats des professions de santé, quelques représentants d'associations d'usagers et de malades attentives à l'utilisation des ressources rares de la collectivité...

Et cet équipage pourrait lui-même à l'avenir se diviser sur la question fondamentale du lien existant entre les dépenses d'assurance maladie et les dépenses de santé. Faut-il, peut-on disent certains, maintenir un taux de prise en charge des dépenses de prévention et de soins d'environ 75 %.

En 2004, le gouvernement annonce à la faveur d'un remaniement une réforme de l'assurance maladie qui change en matière de maîtrise des dépenses de santé aussi brusquement que discrètement de cap. Dès sa nomination, Philippe Douste-Blazy avance un projet que la concertation menée par son prédécesseur Jean-François Mattéi, ne pouvait laisser deviner.

La loi est adoptée en moins de trois mois. Datée du 13 août 2004, elle est publiée au *Journal officiel* du 17 août. L'opposition hésite sur l'attitude à tenir. Plusieurs voix dénoncent un texte qui ne serait pas à la hauteur des déficits. Il est vrai qu'aucun mécanisme de régulation de l'offre n'est inscrit dans le texte. Mais c'est justement cette absence qui marque la rupture opérée par la réforme de l'été 2004. La maîtrise de la demande revient sur le devant de la scène. La franchise d'un euro vient s'ajouter au ticket modérateur pour les actes médicaux. Le forfait hospitalier est fortement accru puisqu'il doit passer de 13 à 16 euros par jour d'ici 2007. À cela s'ajoute le forfait de 18 €, imposé dans le cadre de la loi de financement de la sécurité sociale pour 2006, pour les interventions hospitalières, dont le coût dépasse 91 €. Mesure financière difficilement justifiable, même en matière de maîtrise de la demande. Qui consomme inutilement des actes et traitements médicaux lourds ?

Par ailleurs, la réforme introduit de manière ambiguë le principe du médecin traitant. Sous couvert de rationalisation du parcours de soins, la loi, on le sait, invite chaque assuré social à choisir un médecin de référence, le plus souvent généraliste. Résurgence des contrats de santé ou du médecin référent ? Pas tout à fait. D'abord parce que le projet est mis en place par la CSMF, le SML et l'alliance intersyndicale des médecins indépendants de France et non par MG-France qui n'est pas signataire de la convention du 12 janvier 2005. Mais surtout par les conséquences attachées au choix du médecin traitant. La loi introduit en effet pour la première fois dans le code de la sécurité sociale le principe de la liberté tarifaire pour les médecins lorsqu'un patient ne leur est pas adressé par son médecin traitant.

Or l'argument de la « fidélisation » de l'assuré social auprès de son médecin traitant ne peut expliquer une telle mesure. En effet la logique d'une pénalisation des assurés sociaux contournant le médecin traitant devait conduire logiquement à une réduction du niveau de remboursement. L'objectif était atteint et l'assurance maladie faisait quelques économies ! Le choix retenu est très différent. La pénalité bénéficie surtout aux médecins qui peuvent pratiquer des dépassements tarifaires. La logique parait autre. Elle conduit à déconnecter progressivement les tarifs de la sécurité sociale de ceux pratiqués par les médecins libéraux. Qu'on en juge par les résultats quelques mois après la mis en œuvre de la réforme.

Les médecins de secteur 1 accèdent aux honoraires libres pour les patients qui s'affranchissent des mécanismes du médecin traitant. Enfin les honoraires opposables sont diversifiés au point de devenir inintelligibles pour les assurés sociaux. Les tarifs des spécialistes varient selon que le suivi est régulier ou l'avis demandé ponctuel, des honoraires particuliers sont applicables chez les médecins de secteur 1 et de secteur 2 pour les patients en option de coordination, des distinctions sont même introduites pour les enfants de moins de 2 ans et les adolescents jusqu'à 16 ans. Sans contester que ces modulations de tarifs puissent avoir une justification, elles rendent à l'évidence plus difficile pour les assurés sociaux la connaissance des tarifs pratiqués par les médecins conventionnés.

Quant au secteur 2, il est non seulement maintenu mais un accord conclu le 24 août 2004 par le gouvernement avec les chirurgiens prévoit sa réouverture partielle. Pour l'heure, l'UNCAM s'y oppose. Pour combien de temps ? Une réouverture de « fenêtres conventionnelles » permettant aux médecins de choisir, comme avant 1990, leur secteur d'exercice[125] se traduirait sans doute par un transfert massif des praticiens vers le secteur à honoraires libres. Les honoraires opposables ne seraient plus qu'un souvenir.

Or l'opposabilité des tarifs est la pierre angulaire de l'assurance maladie. À défaut, la sécurité sociale devient un payeur parmi d'autres. Elle peut même, comme dans le cas de la dentisterie, n'avoir que la portion congrue. L'égalité d'accès aux soins serait alors directement et profondément remise en cause. L'édifice patiemment construit depuis la Libération céderait la place à un système, fondé principalement, du moins pour la prise en charge de la médecine de ville, sur les assurances complémentaires. L'équilibre des finances sociales serait alors aisé puisque les objectifs de dépenses ne concerneraient que les remboursements et ne pèseraient pas sur les dépenses de santé.

Cette rupture grave, et sans doute irréversible, du pacte social menacerait à terme les professions de santé. Car paradoxalement l'assurance maladie dont les exigences « bureaucratiques » et les contrôles sont régulièrement dénoncés par les syndicats des professionnels libéraux, exerce beaucoup moins de contraintes sur les praticiens que le feraient des organismes d'assurances complémentaires, tenus par leurs comptes annuels et les attentes de leurs actionnaires. La petite phrase de Claude Evin, largement incomprise à la fin des années 1980, « il vaut mieux être conventionné avec la sécurité sociale que vacataire d'une compagnie d'assurances », pourrait devenir d'une brûlante actualité.

Les organismes qui assurent le remboursement des dépassements tarifaires et du reste à charge sur les dépenses de prescription ne peuvent accepter une évolution erratique de leurs montants. Force ferait loi et de rudes négociations encadreraient les tarifs pratiqués. Des référentiels de pratiques et de prescription seraient imposés. Ce d'autant que les médecins ne retrouveraient pas le droit au conventionnement que l'assurance maladie leur a reconnu dès son origine. Ils seraient dès lors peu ou prou contraints de passer sous de véritables fourches caudines pour figurer sur les listes de médecins dont les patients seraient bien remboursés...

Le pire n'est jamais sûr, ni l'évolution définitivement gravée dans le marbre. Pourtant je reste convaincu, comme je l'écrivais en juillet 2004 dans ma chronique de *Droit Social*, que le plan de Philippe Douste-Blazy et Xavier Bertrand n'est pas un « énième plan d'assurance maladie ». La réforme marque une rupture dans les équilibres progressivement établis depuis 1945 et apparaîtra peut-être à l'avenir comme le point de bascule de notre système d'assurance maladie[126].

Chapitre 10

La litanie des plans de maîtrise

En moyenne tous les deux ans, les gouvernements sont dans l'obligation d'élaborer un plan de maîtrise des dépenses de santé. Et chaque plan produit des effets pendant douze à dix huit mois, puis les dépenses repartent à la hausse. Il en a été ainsi des plans Bérégovoy de 1982 et de 1983, du plan Seguin de 1986, du plan Bianco de 1991, du plan Veil en1993 ou encore du plan Juppé en 1995... L'interminable litanie des conférences de presse où est dénoncé le déficit de l'assurance maladie et présenté le train de mesures qui y mettra fin, a progressivement accrédité l'idée de l'impuissance des pouvoirs publics comme des gestionnaires de la sécurité sociale. Pourtant à y regarder de plus près, ces crises régulières sont prévisibles pour ne pas dire inévitables.

D'abord parce que les cycles économiques produisent invariablement des ruptures dans le financement des dépenses. Un ralentissement de la croissance réduit les recettes de l'assurance maladie avant de freiner les dépenses de santé. Cet effet ciseaux perturbe les soldes financiers de la « sécu » sans révéler par là même une faillite des régimes de protection sociale.

Comme par ailleurs le système de santé est dépourvu, du moins en médecine de ville, de tout mécanisme de stabilisation de la dépense, celle-ci ne peut résulter que d'une intervention des autorités publiques. En outre, l'impact psychologique de l'annonce d'un plan est par lui-même porteur d'économies. Le verbe ministériel agit comme un tranquillisant pour les patients et les prescripteurs. Peur du gendarme ? Prise de conscience d'une responsabilité citoyenne ? Quel qu'en soit le ressort, la modération des dépenses qui résulte de l'annonce d'un plan avant même qu'il ne soit entré en vigueur, légitime la médiatisation des mesures prises !

Le mistigri des dépenses de santé

Il est vrai que le système de santé comme l'organisation de l'assurance maladie présentent des singularités qui expliquent ces fluctuations. À la différence des autres grands régimes sociaux, l'assurance maladie connaît un nombre exceptionnel d'ordonnateurs de dépenses. Habituellement les dépenses publiques ou sociales résultent de l'application par quelques centaines, le cas échéant quelques milliers, de décideurs de règles administratives définies a priori. La construction des routes, le financement des activités culturelles, l'attribution des aides sociales ou le versement des allocations familiales comme des pensions de retraite, relèvent de décisions de gestionnaires professionnels. En fonction des critères institués et des budgets disponibles, les sommes sont versées par l'administration ou la sécurité sociale.

En matière de santé, il en va très différemment. La dépense, notamment en médecine de ville, dépend directement des malades, des usagers ou des consommateurs. Lorsque quelqu'un décide d'aller consulter un médecin, il donne une sorte d'« instruction » au comptable de l'assurance maladie de lui verser en retour le remboursement de l'acte médical. À aucun moment n'intervient un décideur institutionnel. Ce sont donc 40 millions d'ordonnateurs qui disposent peu ou prou du pouvoir d'infléchir l'évolution des dépenses.

En outre, le système garantissant aux professionnels de santé une liberté de prescription, sans véritable contrainte, près de 200 000 professionnels peuvent, par leurs ordonnances, engager les budgets des caisses de sécurité sociale. On pourrait presque parler d'une « autogestion partielle » de l'assurance maladie !

Comment dans ces conditions s'étonner de l'influence du contexte politique et médiatique sur le fonctionnement du système de santé. Pour prendre des exemples plus récents, le discours du candidat à l'élection présidentielle de 1995, devenu Président de la République, a contribué à l'emballement des dépenses qui a conduit au plan Juppé. En sens inverse, l'attention portée aux déficits de l'assurance maladie explique la relative modération des dépenses qui a accompagné l'annonce du plan de Philippe Douste-Blazy et Xavier Bertrand en

2004. Les premiers effets en ont été perceptibles alors que la réforme n'était pas encore entrée en vigueur...

La maîtrise des dépenses de santé est devenue en deux décennies le mistigri des équipes gouvernementales. Non que les risques sociaux et politiques qui l'entourent soient d'une nature ou d'une intensité radicalement différentes de ceux des autres politiques publiques. Les réformes des régimes de retraite ou les restrictions budgétaires en matière d'éducation ou de politique culturelle suscitent pareillement oppositions et polémiques, manifestations de rue ou mouvements de grève.

En revanche, politiques et technocrates butent sur l'imperméabilité du système de santé à la régulation des dépenses. Alors qu'il « suffit » de modifier les paramètres de la formule de calcul des retraites – durée de cotisation, taux de remplacement, salaires de référence – pour déterminer avec une quasi-certitude les dépenses de l'assurance vieillesse pour les 5, 10 ou 20 ans à venir, l'adaptation des tarifs et des taux de remboursement des prestations de santé parvient avec peine à infléchir la courbe de l'assurance maladie pendant quelques mois !

La dépense de santé a des ressorts infiniment plus complexes, fluctuants et mystérieux. Même sur une longue période, les théories de l'économie de la santé n'expliquent que très imparfaitement les évolutions.

Bien sûr le vieillissement de la population a une influence directe. Il peut expliquer de 0,3 % à 0,7 % de la croissance annuelle. On est loin des taux de 5 % à 7 % constatés pour les dépenses. On estime par ailleurs que la consommation des personnes âgées de plus de 70 ans est plus de deux fois supérieure à la consommation moyenne et celle des plus de 79 ans plus de trois fois plus importante.

S'ajoute à cela l' « effet génération », cher aux analystes, qui rappelle que chaque génération consomme plus de soins, à état de santé comparable, que la précédente. Il est en effet évident que la sécurité sociale, les progrès médicaux, l'augmentation du nombre de médecins et d'hôpitaux ont habitué les générations successives à recourir plus fréquemment au système de santé. Une personne de 80 ans aujourd'hui hésite moins à appeler un médecin et à suivre des traitements médicamenteux qu'une personne du même âge il y a 20 ans.

La question de l'influence du progrès technique sur les coûts de la santé est plus énigmatique. Il est patent, et les professionnels de la santé sont prompts à avancer l'argument pour expliquer la croissance des dépenses, que les évolutions technologiques et l'avancée des connaissances médicales ont induit des dépenses nouvelles. L'IRM est plus coûteuse que la radioscopie, les innovations médicamenteuses sont plus chères que les gélules d'antan, les thérapies cellulaires plus onéreuses que la transfusion sanguine.

Mais les économistes ont beau jeu de répondre que dans tous les secteurs le progrès technique entraîne des gains de productivité et réduit les coûts. Pourquoi la santé échapperait-elle à ce ressort économique élémentaire ? Les antibiotiques n'ont-ils pas vidé les sanatoriums, les trithérapies n'ont-elles pas imposé une reconversion des services hospitaliers dédiés au sida, les techniques chirurgicales modernes n'ont-elles pas réduit de moitié la durée moyenne de séjour des patients hospitalisés ? Autant d'économies gigantesques permises par l'évolution des techniques et des pratiques.

En fait, plus que tout autre progrès technique, l'innovation médicale crée sa demande en même temps qu'elle réduit certains coûts. Parce qu'elle permet de traiter plus tôt, voire même de prévenir certains risques, parce qu'elle autorise des interventions précédemment impossibles ou trop dangereuses, elle étend le domaine d'intervention de la médecine. Et les perspectives qui s'ouvrent pourraient accentuer cette évolution. Si demain des marqueurs précoces de la maladie de Parkinson sont mis au point, l'accès de populations indemnes de la pathologie mais susceptibles de la développer induira une augmentation des dépenses.

Les politiques de maîtrise des budgets consacrés à la santé ne peuvent qu'être prisonnières de ce paradoxe. Elles visent à réduire les dépenses inutiles, aussi incontestables que difficiles à traquer, à rationaliser l'usage qui est fait du système de santé afin de garantir l'accès aux soins.

Pourtant elles doivent se conjuguer avec la propension à « investir » dans la santé de sociétés qui cherchent à se protéger contre les risques de la vie, à contenir les maladies, à repousser les limites de la longévité.

« Dépenser mieux pour dépenser plus »

Je m'étonne toujours de la conclusion tirée dans certains colloques de cette tendance structurelle à l'augmentation des dépenses de santé. Leur maîtrise serait un leurre ! Je suis pour ma part convaincu du contraire. Parce que les dépenses de santé[127], qui aujourd'hui représentent plus de 11 % de la richesse nationale, vont continuer à croître, parce qu'il est vraisemblable qu'elles atteindront progressivement 15, 17 ou 20 % du PIB, il est indispensable de garantir strictement leur utilité et leur efficacité. Elles doivent être un moteur économique et social et non une nuisance ou une charge. Le slogan de tous les gouvernements devrait être « dépenser mieux pour dépenser plus ». Car derrière les dépenses de santé se dissimulent les inégalités les moins acceptables.

Sauf à imaginer que les prélèvements obligatoires continueront d'augmenter librement, toute dépense supplémentaire comporte le risque d'une limitation de l'accès au système de santé pour les personnes les plus défavorisées, voire pour les classes moyennes. Si la dépense de santé croît trop rapidement, si les dépenses sociales ne parviennent pas à « suivre », le risque existe de voir des pans entiers de la santé connaître la dérive de la dentisterie.

Aujourd'hui près de la moitié des honoraires des chirurgiens-dentistes sont le fruit de dépassements tarifaires. Seuls les actes conservateurs et chirurgicaux sont pratiqués dans les conditions financières prévues par la sécurité sociale. Au total, 3 milliards d'euros de dépassements ont été perçus en 2003 par les chirurgiens-dentistes, soit le double des suppléments tarifaires des médecins[128].

Comment faire un « plan » ?

Confronté à plusieurs reprises à la nécessité d'élaborer un programme de maîtrise des dépenses de santé, j'ai pu apprécier les ressources de la direction de la sécurité sociale (DSS) en cette matière. La DSS est l'administration centrale du ministère des Affaires sociales qui assure le pilotage des politiques publiques de sécurité sociale et exerce la tutelle sur les caisses. Sa sous-direction la plus prestigieuse est en charge de l'assurance maladie. Des fonctionnaires de talent s'y sont succédés de Daniel Postel-Vinay à Pierre Ricordeau.

La préparation d'un plan commence par une réunion au cabinet. En réponse à la demande de l'entourage du ministre, le sous-directeur présente une panoplie de mesures élaborées par ses services. On y trouve quelques innovations, fruits de l'imagination d'un chef de bureau ou d'un conseiller médical, puis viennent les « marronniers » de la rigueur. Ce sont les mesures radicales, qui restent dans les tiroirs de la direction, gouvernement après gouvernement. Personne n'a osé les en sortir de peur de conflits sociaux ou de « bérézina » électorale.

Parmi elles la « franchise » de remboursement. Le principe en est simple. Les dépenses de santé de chaque assuré social font l'objet d'un compte individuel. Si le niveau de la franchise est fixé à 50 €, chaque année les premiers remboursements ne sont pas honorés du moins tant que la somme de 50 € n'est pas atteinte. Au-delà ils sont effectués normalement. Ainsi la sécurité sociale fait l'économie de 50 € par assuré. Le rendement financier de la réforme peut être considérable. En outre, la possibilité de faire varier la franchise en fonction des revenus peut donner une teinture sociale à la mesure. Elle remet pourtant en cause le principe d'organisation de l'assurance maladie : la solidarité entre les bien portants et les malades. Avec la franchise, la solidarité s'exerce entre malades puisque les assurés qui ne consomment pas de soins ne la supportent pas.

On y trouve aussi dans les tiroirs du ministère le déremboursement du « petit risque ». Dans ce schéma, la sécurité sociale ne rembourserait que les soins correspondant aux hospitalisations ou aux pathologies graves. Le reste relèverait d'une assurance personnelle volontaire. Réforme socialement inégalitaire. Les ménages les plus modestes seraient sans doute les moins enclins à financer une protection assurancielle favorable pour éviter d'en supporter le coût. Et la gratuité du dispositif pour les plus défavorisés ne ferait qu'atténuer cet effet pervers. Mais cette mesure bute également sur des considérations de santé publique dirimantes. Comment distinguer le « petit risque » du « gros risque » ? Une consultation de routine chez le médecin généraliste peut être l'occasion de déceler un cancer.

Une angine peut s'accompagner de complications cardiologiques graves.

Après un examen des fonds de tiroirs, plus ou moins approfondi selon l'expérience et la sagacité des membres du cabinet, on en revient aux solutions canoniques de tout plan.

D'abord les sources de financement. Une hausse de la CSG ou des cotisations est toujours écartée de prime abord. Elle rendrait inutile l'examen des autres possibilités. Viennent alors les mesures de réduction comptable des dépenses. Elles visent, à consommation égale, à réduire les remboursements de la sécurité sociale et donc à améliorer mécaniquement ses comptes.

La direction de la sécurité sociale propose généralement la hausse des forfaits existants, comme le forfait hospitalier ou le forfait de un euro par consultation. Ensuite est inévitablement avancée l'augmentation du ticket modérateur. C'est ainsi que la charge supportée par les assurés pour les actes des infirmières ou des masseurs kinésithérapeutes a été augmentée de 5 % lors du plan Veil de 1993. Dans la même logique, sont régulièrement opérées des baisses du taux de remboursement des médicaments quand les pouvoirs publics ne décident pas de leur déremboursement total.

Dans les nouvelles règles du jeu résultant de la loi du 13 août 2004, l'assurance maladie, par le biais de l'union nationale des caisses d'assurance maladie, a désormais la responsabilité d'ajuster les tickets modérateurs. On peut imaginer, en cas de désaccord entre l'avenue de Ségur et l'UNCAM, les tensions qui pourront naître. Il est même probable que la répartition des compétences définie en 2004 sera revue à la lumière des premiers conflits.

Depuis quelques années, le « traumatisme » du plan Seguin commençant à s'estomper, la question des dépenses engendrées par les malades en affection de longue durée (ALD) est de nouveau posée. Les deux tiers des 5 % des assurés sociaux qui représentent 60 % des remboursements, sont en ALD. Leur dépense individuelle était d'environ 18 000 € en 2000, soit neuf fois supérieure à la dépense moyenne d'un assuré social[129].

La loi du 13 août 2004 prévoit ainsi l'établissement par le médecin traitant et le médecin-conseil de la sécurité sociale d'un protocole de soins et sa signature par le malade reconnu en ALD. Dès lors ne seront remboursés à 100 % que les actes et prestations entrant dans le protocole, dans le respect des recommandations de la Haute Autorité de santé.

Sans nier que des dérives existent en matière d'ALD, il est tout aussi évident que la plupart des dépenses remboursées à ce titre correspondent à des soins lourds auxquels personne n'a recours par « consumérisme ». Les ALD sont, par définition, les pathologies les plus graves. Il suffit, pour s'en convaincre, de parcourir l'article D 322-1 du code de la sécurité sociale qui en donne la liste. Des accidents vasculaires cérébraux aux tumeurs malignes, on y trouve les accidents de la vie les plus redoutables, ceux pour lesquels un dispositif de solidarité est une nécessité absolue.

Sauf à dénaturer la vocation même de l'assurance maladie, les rigueurs d'un plan de maîtrise ne peuvent donc en ce domaine avoir pour ambition que de contrôler la légitimité médicale de la prise en charge. Et il serait moralement condamnable d'en attendre une inflexion significative de l'évolution des dépenses.

La revue des dépenses

Vient ensuite le temps de la « grande revue » ; celle des différents postes de dépenses sur lesquels vont pouvoir peser les mesures du plan. Avec pour contrepartie, les risques sociaux, voire politiques, que la régulation comporte inévitablement, puisqu'elle vise à encadrer, stabiliser ou réduire des dépenses qui constituent aussi les ressources des établissements hospitaliers ou les revenus de professionnels de santé.

Les techniciens égrènent alors les catégories qui composent la « consommation de soins et de biens médicaux », identifiée par les comptes nationaux de la santé et déclinée dans ceux de l'assurance maladie. En 2005, elle s'établissait à 151 milliards d'euros.

L'hôpital public, environ 52 milliards d'euros (35 %), et les établissements privés, plus de 15 milliards (10 %), font l'objet d'une approche particulière. L'encadrement des taux hospitaliers et des objectifs des cliniques, désormais le suivi de la tarification à l'activité, relèvent d'une procédure administrative relativement traditionnelle.

À l'automne, des taux d'évolution sont définis et l'organisation du secteur hospitalier, complétée par les mécanismes de régulation des dépenses des cliniques, permet, dans une certaine mesure de tenir les objectifs. L'essentiel de la régulation est obtenu en amont, lors de la négociation avec les organisations syndicales et professionnelles. Seules les crises sociales cycliques de l'hôpital conduisent à remettre sur le métier les perspectives budgétaires.

Il en va différemment des autres postes de dépenses. La discussion se focalise alors sur les sept activités majeures. Les dépenses de médecine générale et spécialisée comptent pour 19 milliards d'euros (12,6 %), celles des dentistes pour 9 milliards (5,8 %) comme celles des paramédicaux. Deux postes font l'objet d'une vigilance particulière même s'ils représentent pour le premier moins de 4 milliards d'euros (2,6 %) et pour le second 2,8 milliards (1,9 %) : les analyses de biologie médicale et les transports de malades. Enfin sont passées au crible les dépenses des produits de santé, celles des médicaments avec plus de 31 milliards d'euros (21 %) et celles concernant les autres biens médicaux (pansements, prothèses, ...) pour plus de 8 milliards d'€ (5,6 %).

Dans chaque cas les mêmes questions se posent. Comment limiter le nombre des actes ou les consommations de produits inutiles ? Comment ajuster les tarifs et les prix aux meilleurs coûts ? Comment favoriser et garantir la qualité des soins ?

La traque des « rentes »

En premier lieu est habituellement examinée la question des rentes de situation créées par l'évolution des techniques et des pratiques. Certains tarifs pleinement justifiés lorsqu'ils sont établis, demeurent en vigueur pendant des années ou des décennies alors pourtant que les progrès techniques et les pratiques médicales ont bouleversé les équilibres économiques qui avaient présidé à leur fixation.

Ce sont le plus souvent les actes techniques qui font l'objet d'un examen attentif. La nomenclature des radiologues, des cardiologues ou des biologistes est examinée à la loupe. Certaines cotations sont revues à la baisse. La nouvelle classification commune des actes médicaux, qui, à l'issue d'un travail de plusieurs années, a établi une nouvelle hiérarchie de la valeur des actes, n'échappera pas au fil du temps à des remises en question similaires à celles dont les nomenclatures ont précédemment fait l'objet.

En 1989 une crise d'une rare violence éclate à l'occasion de la révision de la nomenclature des actes de biologie médicale. Depuis plusieurs années, la cotation des actes de biologie n'a pas été réexaminée si ce n'est par l'inscription d'actes nouveaux à la nomenclature. Ainsi le progrès technique a joué à la hausse en permettant la réalisation d'actes sophistiqués et logiquement facturés à des tarifs élevés. En revanche les gains de productivité réalisés sur les analyses courantes n'ont pas été pris en compte dans les cotations. Des analyses tarifées lorsque leur réalisation était manuelle ont été automatisées. Bien évidemment les coûts de réalisation se sont effondrés et les bénéfices pour les laboratoires ont été fortement augmentés. Ainsi une analyse de triglycérides est remboursée par la sécurité sociale 39,96 F. alors qu'en Allemagne elle est facturée 13,60 F.

De surcroît, le recours aux analyses de biologie en médecine courante s'est considérablement développé en une décennie. Au cours des années précédentes, le chiffre d'affaires des laboratoires a progressé en moyenne de 15 % par an et les revenus des biologistes ont augmenté de 27 % entre 1986 et 1989.

Fin 1989, Jérôme Cahuzac, conseiller technique chargé de la biologie médicale au cabinet de Claude Evin, prépare avec la direction de la sécurité sociale et quelques experts un ajustement des cotations devenues obsolètes. Mais l'inertie des pouvoirs publics et de la profession pendant de nombreuses années a créé une véritable marche d'escalier entre les tarifs pratiqués et les coûts des analyses.

Le projet de nomenclature élaboré au ministère aboutirait à une réduction de 15 % du chiffre d'affaires des 4 000 laboratoires, soit 1,5 milliards de francs. À titre d'exemple, le projet de nouvelle nomenclature fixe à 17,60 F. le nouveau tarif de l'analyse de triglycérides évoquée précédemment. L'enjeu est considérable pour la profession même si son impact reviendrait seulement à annuler la hausse observée en 1988. Il est réel pour l'assurance maladie dont les dépenses de biologie dérapent.

La profession s'oppose au projet. Avec de bons arguments pour les jeunes biologistes qui viennent de s'installer et dont les plans de financement ont été établis sur des bases désormais dépassées. Une aide spécifique est envisagée pour les quelques dizaines de professionnels ainsi pénalisés. Les motifs avancés pour les autres laboratoires sont plus contestables. Il n'y a pas de droits acquis en matière de tarifs de sécurité sociale. Les biologistes ont vu leur statut professionnel et social transformé en quelques années par l'absence de gestion de la nomenclature. Par comparaison avec les autres professions de santé, leurs revenus les placent désormais dans le peloton de tête.

La question posée est simple. Les progrès techniques doivent ils exclusivement bénéficier aux professionnels ou, comme dans tous les autres secteurs économiques, être partagés entre les fournisseurs de prestations et les acheteurs que sont les assurés sociaux, et indirectement les caisses d'assurance maladie ? Le ministre adopte une position de principe et de fermeté. Comment rationaliser les dépenses d'assurance maladie si de telles dérives ne sont pas redressées ? Il signe l'arrêté révisant la nomenclature qui est publié au *Journal officiel* le 3 décembre 1989.

Le Conseil d'État saisi par les syndicats de biologistes rendra un an plus tard une décision retentissante par laquelle il confirmera la légalité de l'arrêté. En outre il précisera que les pouvoirs publics peuvent modifier unilatéralement une nomenclature pour tenir compte de l'évolution des revenus des biologistes et de la progression du nombre des actes de biologie, même si la mesure se traduit par « une diminution du revenu des biologistes et des difficultés pour le fonctionnement de certains laboratoires ».

Mais en cette fin d'année 1989, le conflit éclate et s'envenime rapidement. Des manifestations de rue s'organisent. Quelques activistes menacent Jérôme Cahuzac et sa famille. Ses coordonnées personnelles apparaissent sur les banderoles de manifestants. Des coups de fil anonymes s'ensuivent. Un matin ses enfants en partant à l'école découvrent sur le paillasson des fioles de sang. Un message sans ambiguïté accompagne le colis « veuillez trouver, ci-joint, quelques flacons de sang contaminé, en espérant que cela laissera des traces » ![130] Le conflit prend une tournure qui transgresse les règles de la contestation sociale. Une discrète surveillance policière est établie. Le président d'un syndicat ouvert à une négociation avec le ministère est violemment pris à parti.

L'ensemble des responsables syndicaux s'attachent à calmer le jeu. Le cabinet tente de renouer le dialogue avec la profession. Après bien des hésitations, des discussions sont engagées, informelles dans un premier temps, pour sortir de l'impasse. En avril 1990, une mission est confiée à Bernard Jouvin, président de la commission permanente de biologie, sur l'avenir de la profession. Progressivement un climat de confiance s'instaure. Des groupes de travail sont constitués et près d'un an plus tard le 15 février 1991, un accord « historique » est conclu avec les quatre syndicats de biologistes.

Il prévoit la conclusion chaque année d'un contrat annuel national d'objectifs quantifiés (CANOQ), décliné en contrats régionaux. La dépense de biologie médicale ainsi déterminée sera répartie entre les laboratoires en fonction du nombre d'analyses réalisées, c'est-à-dire du nombre de lettres clé B présentées au remboursement. Le tiers payant doit être généralisé. Ainsi la valeur de la lettre clé B pourra fluctuer en fonction du nombre d'actes réalisés et sera ajustée automatiquement de sorte que la dépense prévisionnelle de biologie soit respectée. Pour la première fois en France, un système de « lettres clés flottantes » est organisé.

En fait le protocole est signé par chaque président des quatre syndicats avec la mention manuscrite « sous réserve de l'accord de mon conseil d'administration ». Rien n'est joué. L'ambiance syndicale demeure délétère, les opposants sont actifs et reprochent aux négociateurs leur « collaboration » avec les pouvoirs publics.

Adrien Bedossa, le président charismatique de l'union des biologistes de France, nous demande à Jérôme Cahuzac et à moi de venir défendre l'accord devant l'assemblée des conseils d'administration qui doit se tenir la semaine suivante dans un hôtel situé à proximité de la gare Montparnasse. Le mercredi suivant nous nous retrouvons dans le grand salon de l'hôtel face aux représentants d'une profession encore en colère. Nous présentons le projet d'accord et nous nous engageons sur le respect strict de chacune des dispositions négociées. L'échange avec la salle est abrupt, la crise n'est pas oubliée mais notre présence surprend. Elle est un gage de confiance.

Les présidents des quatre organisations argumentent, s'engagent pleinement dans le soutien du dispositif. Quelques voix s'expriment pour appeler à tourner la page de 1989 et engager la profession sur de nouvelles perspectives. Un biologiste de Saint-Étienne prend courageusement la parole et annonce qu'il votera, sans enthousiasme mais sans hésitation, en faveur du protocole. Le premier pas est fait. D'autres participants s'expriment dans le même sens. Après un dernier échange, Adrien Bedossa propose à la salle de voter. Le texte est adopté à une courte majorité.

Le projet de loi le mettant en œuvre est rapidement rédigé. Il est voté par le Parlement et devient la loi du 31 juillet 1991. Les mécanismes imaginés régissent la biologie médicale pendant plusieurs années et lui permettent de se restructurer et d'éviter de nouvelles crises professionnelles. Un accord similaire est conclu avec les cliniques privées les 4 et 15 avril 1991 et introduit dans la législation sociale par la même loi du 31 juillet 1991.

Quelques années plus tard, au cabinet de Martine Aubry, je retrouve les représentants de la biologie médicale. Une forte croissance des dépenses de ce secteur impose une nouvelle négociation. Le climat est très différent. Nous nous connaissons et pouvons travailler en confiance. De plus, la maîtrise des dépenses est devenue, pour la profession, un standard du dialogue avec les pouvoirs publics. Nous parvenons après des débats sans concession à un accord le 22 juin 1999. Un objectif de progression des dépenses de 7,7 % sur trois ans est fixé. Pour le respecter une baisse de la lettre clé B. de quatre centimes et une révision de la cotation de certains actes sont décidées. Deux rendez-vous annuels sont prévus afin de prendre des mesures complémentaires si elles s'avéraient nécessaires. La régulation des dépenses de biologie médicale s'exerce dans un climat de responsabilités partagées.

Le gel des tarifs

Dans la préparation d'un plan de maîtrise des dépenses, la tentation d'un blocage des tarifs est permanente. Moins ciblée que la révision des cotations, la mesure a pour atout de ne pas remettre en cause des « avantages acquis ». Mais elle donne le sentiment aux professionnels d'être ballottés au gré des caprices des caisses et des pouvoirs publics. Pendant deux, trois voire quatre années le tarif de la consultation médicale, de la rééducation de kinésithérapie ou de l'intervention de l'infirmière reste inchangé. Alors que l'inflation progresse, que les charges sociales s'alourdissent, les revenus des soignants libéraux sont enserrés dans un carcan administratif.

Il en résulte un sentiment d'injustice, d'isolement par rapport aux autres catégories sociales et notamment aux salariés, qui renforce la suspicion historique envers la sécurité sociale et l'État. De temps à autre, les tensions s'exacerbent, un mouvement de contestation s'amplifie, et à l'issue d'un bras de fer une revalorisation significative vient balayer les effets économiques du gel des tarifs. La proximité d'une élection peut servir de levier efficace comme l'a montré le conflit qui a permis de porter à 20 € le prix de la consultation du médecin généraliste en 2002.

Fin 2001, un bras de fer a opposé les syndicats médicaux et l'assurance maladie. Les représentants des médecins généralistes demandaient que le tarif de la consultation soit porté à 20 €. Élisabeth Guigou, ministre de l'Emploi et de la Solidarité s'y opposait : « Cela représenterait, pour la sécurité sociale, un coût de 1,2 milliards d'euros, soit 7 milliards de francs. Je trouve cela excessif. Cela représente 140 000 F. par médecin, soit une augmentation de 20 %, qu'aucune autre catégorie professionnelle n'a obtenue »[131]. Quelques semaines plus tard, une augmentation de un euro était accordée. Le tarif de la consultation passait à 18,5 €. Mais devant le centre national des professions de santé, Jacques Chirac apportait son soutien aux médecins. Et quelques mois après l'élection présidentielle de mai 2002, le prix de la consultation était porté à 20 €. Bilan : 14 % d'augmentation après plus de trois années de blocage à 17,53 euros ! Une telle politique a de quoi désespérer les plus ardents partisans du système conventionnel.

Il ne peut y avoir de régulation durable sans une relation de confiance fondée sur des garanties économiques. À défaut, le réflexe plus ou moins implicite des professionnels est d'abattre la seule carte dont ils disposent, l'augmentation du nombre de consultations ou d'actes. Avec au total pour le système le cumul des inconvénients, un volume d'activités en forte croissance sans justification médicale évidente et des augmentations tarifaires irrégulières mais fortes.

L'absence de mécanismes de régulation conduit même dans certains cas à imposer une baisse de l'ensemble des tarifs d'une profession. En 1998, confronté à une hausse des dépenses de radiologie de plus de 10 % par an, le ministère des Affaires sociales a diminué unilatéralement le tarif de la lettre clé Z de 13,5 %. La décision visait à rapprocher l'évolution de ce poste des objectifs fixés pour la médecine de ville, environ 2 %. L'économie prévue était de près de 450 millions de francs. Il est vrai que la forte croissance des revenus des radiologues, toutes charges déduites, alors qu'ils représentent la profession de santé la mieux rémunérée, posait un problème d'équité par rapport aux autres professionnels dans un contexte de rigueur budgétaire.

Les médecins radiologues ont immédiatement réagi. Un appel à la fermeture des cabinets a été lancé. Des communiqués ont été publiés dans la presse appelant les patients à les soutenir : « En décidant arbitrairement et autoritairement la baisse de tarification des actes de radiologie, le gouvernement met en danger l'existence même de votre cabinet de radiologie. La santé a un coût. Les progrès de la médecine nécessitent des investissements qui ne seront plus accessibles ».

Mais le mouvement compréhensible de contestation a dérapé lorsque la fédération des médecins radiologues a annoncé la suspension de sa participation « sans délai à toutes les campagnes de dépistage du cancer du sein en cours » ! Martine Aubry a jugé « consternant » le mot d'ordre de boycott, Bernard Kouchner, secrétaire d'État à la santé, a dénoncé une réaction qui a pour effet de « prendre les femmes de ce pays en otages » pour des histoires de « gros sous ». Pour sa part, la CNAMTS a appelé « à l'éthique et au sens des responsabilités des professionnels pour qu'ils refusent une forme d'action qui fait fi des droits des patients ». La Mutualité française s'est indignée du « mépris » dont témoignait cette réaction vis-à-vis du « devoir de santé publique » des médecins.

La presse a alors rappelé que les revenus nets moyens de la profession étaient de plus de 900 000 F., soit 75 000 F. par mois.

Chiffre démenti par le président de la fédération qui a évoqué une rémunération moyenne de 800 000 F... Pendant ces six mois de crise, les contacts avec les représentants de la profession n'ont pas été rompus. Les discussions étaient heurtées. Parfois un déjeuner officieux était organisé dans un restaurant à proximité du ministère, en présence d'un ancien responsable syndical qui avait accepté de jouer les bons offices et de tenter de rapprocher les points de vue.

Le 9 février 1999, un accord a été conclu avec la fédération nationale des médecins radiologues. Des engagements de modération adossés sur le principe de bilans périodiques pour ajuster la valeur des lettres clé en fonction des résultats, ont permis d'accepter une revalorisation du Z. Le protocole signé a en outre, même si la mesure a moins retenu l'attention des observateurs, prévu le développement avec la profession d'un contrôle de qualité en matière de radiologie et la mise en place d'un observatoire de l'imagerie. Enfin le dépistage des cancers a été garanti et étendu.

Le droit de substitution

La politique de développement des médicaments génériques relève de la même logique. Inciter à la baisse des prix, réduire les rentes de situation, au sens économique du terme, qui résultent d'un « monopole » pharmaceutique sur un produit. La protection des brevets et de l'innovation thérapeutique est indispensable au développement de la recherche et à la mise au point de nouveaux médicaments. Mais le pendant naturel de cette protection est la mise sur le marché de produits analogues, les génériques, lorsque le brevet est « tombé dans le domaine public ».

Le plan Juppé a donné un élan important à cette politique en dotant les médicaments génériques d'un statut juridique clair qui repose sur l'établissement d'un répertoire « génériques », c'est-à-dire de la liste des groupes de médicaments considérés comme des génériques. Leur identification par l'Agence du médicament, puis par l'AFSSAPS, est le préalable à toute mesure d'incitation à leur utilisation. Directeur général de l'Agence du médicament de mars 1993 à septembre 1997, j'ai eu la lourde tâche et le redoutable honneur de faire préparer le premier répertoire et de le signer en juin 1997.

Dans la logique du « tout médecin » privilégié par le plan Juppé pour la régulation des dépenses, la politique du médicament s'attache entre 1995 et 1998 à favoriser la prescription des médicaments génériques. La lenteur des progrès enregistrés, la conviction que le pharmacien doit tenir une place croissante dans les actions de santé publique comme de maîtrise des dépenses, nous conduisent en 1998 à préparer avec les syndicats des pharmaciens d'officine une réforme leur permettant de proposer aux patients des médicaments génériques à la place des médicaments prescrits.

Le débat sur la « substitution » s'engage dans un contexte marqué par l'hostilité des médecins, inquiets de voir les pharmaciens s'immiscer dans leurs relations avec les patients. De nombreux laboratoires pharmaceutiques redoutent l'efficacité de la mesure, susceptible d'accélérer les baisses de chiffre d'affaires résultant de la vente de génériques, et dénoncent les risques de développement de pratiques commerciales contestables entre industriels et officinaux.

Quant aux pharmaciens, ils sont arc-boutés sur leur demande de révision de l'arrêté fixant leur marge, qui diminue depuis 1991. Pour tenter de sortir du bras de fer, je préside plusieurs réunions de négociations. Les positions des pouvoirs publics et les pharmaciens sont très éloignées les unes des autres. De surcroît tout projet d'accord suppose un pari risqué sur l'attitude de l'autre partenaire. D'une part sur l'engagement des pharmaciens à jouer le jeu des génériques et à s'engager dans la télétransmission des feuilles de soins, d'autre part sur la détermination des pouvoirs publics à proposer au Parlement un texte comportant les dispositions législatives attendues par les professionnels.

Après de nombreux contacts avec les présidents des trois organisations représentant les officinaux[132], un protocole d'accord est signé le 24 septembre 1998. Deux mois après, l'article 29 de la loi de financement de la sécurité sociale consacre le droit pour le pharmacien de délivrer « par substitution à la spécialité prescrite » un médicament générique. Une incitation financière à la substitution est prévue, la marge des pharmaciens est adaptée à cette priorité et les premiers effets s'en font sentir. Moins rapidement que ne l'avait prévu le protocole d'accord, mais beaucoup plus efficacement que ne le laissaient espérer les tendances antérieures. La maîtrise des dépenses est une longue marche...

Pour accélérer son pas, un protocole additionnel plus ambitieux encore est conclu le 28 avril 1999. La marge du pharmacien est à nouveau revue. Un forfait modulable en fonction de l'évolution des dépenses est introduit. L'État s'engage à modifier la loi pour permettre la conclusion d'une convention entre les pharmaciens et l'assurance maladie.

La profession s'attache à respecter les engagements pris. Le ministère de la Santé[133] publie sans délai les textes réglementaires promis. Nous parvenons même à introduire, dans la loi créant la CMU, les dispositions législatives prévues dans l'accord d'avril 1999 afin de réformer les règles de répartition territoriale des pharmacies et d'introduire dans le code de la sécurité sociale le principe d'une convention d'exercice pour les pharmaciens d'officine, comme pour les autres professions de santé.

Pendant le débat parlementaire, je suis avec une attention particulière les discussions. Il n'est pas toujours facile de concilier le droit d'amendement parlementaire et le respect des termes d'un accord signé avec une profession. Les échanges sont animés. Je jette, de temps à autre, un regard vers les tribunes de l'Assemblée Nationale, où ont pris place les présidents des syndicats de pharmaciens. Quelques discrets signes de tête, interdits par le règlement de l'Assemblée, me permettent de vérifier que les ajustements apportés au texte ne posent pas de problème. Finalement, trois mois après la conclusion de l'accord, l'ensemble des dispositions législatives promises est adopté. Les représentants de la profession m'avoueront ultérieurement avoir été surpris par l'exceptionnelle célérité avec laquelle l'État a tenu ses promesses.

De 1998 à 2000, le marché des génériques passe de 600 millions de francs à 3 milliards en 2000[134]. Le mouvement est lancé. Leur part, dans la consommation des médicaments pour lesquels un générique existe, qui était de 30 % en 2002 s'élevait à 59 % en 2005[135].

La politique des prix « comprimés »...

La police des tarifs ne concerne pas en matière de santé que les professions libérales. Pour être admises au remboursement, les spécialités pharmaceutiques doivent faire l'objet d'une décision administrative fixant le taux de remboursement et le prix. À l'occasion des plans récurrents de maîtrise des dépenses, le ministère des Affaires sociales impose souvent, après une concertation houleuse avec les laboratoires pharmaceutiques concernés, une baisse plus ou moins significative des prix de certains médicaments.

Avant l'instauration en 1993 du comité économique des médicaments, devenu comité économique des produits de santé, les décisions étaient prises par le ministre après un travail préparatoire de son cabinet et des administrations concernées. Désormais le comité économique des produits de santé, qui réunit des représentants de l'État, de l'assurance maladie et des organismes d'assurance maladie complémentaire, est chargé, dans le cadre d'un mandat fixé par les ministres en charge de l'assurance maladie et du médicament, de conclure des conventions avec les laboratoires pharmaceutiques et de fixer le prix des médicaments remboursés. Il lui revient désormais de mettre en œuvre d'éventuelles baisses de prix des spécialités pharmaceutiques.

Ces mesures tarifaires s'accompagnent en général d'arrêtés déclassant d'autres médicaments pour réduire leur taux de remboursement. Le train de mesures mises en œuvre par Georgina Dufoix en 1985 est resté célèbre dans le microcosme pharmaceutique, du fait du nombre de médicaments concernés. 379 spécialités avaient vu leur taux de remboursement réduit de 70 à 40 %. En outre d'autres produits avaient été purement et simplement déremboursés.

Les conséquences de ces mesures ont occupé mes premières heures au cabinet de Claude Evin puisque le lendemain de ma nomination, le 20 mai 1988, le Conseil d'État que j'avais quitté la veille rendait une décision spectaculaire : une partie des baisses de taux de remboursement imposées par le plan Dufoix était annulée[136]. J'inaugurais mes nouvelles fonctions en présidant une réunion destinée à tirer les enseignements des annulations prononcées au Palais-Royal. Quelques mois plus tard l'article du code de la sécurité sociale fixant les conditions d'admission au remboursement des médicaments était modifié, des exigences strictes d'amélioration du service médical par les nouveaux médicaments remboursés étaient fixées.

L'enseignement le plus marquant de cet épisode est resté pour moi les carences de l'administration des affaires sociales de cette époque, révélatrices du manque de moyens humains et du désintérêt de l'État pour ces fonctions. Alors que les contentieux sur le médicament représentaient des enjeux de plusieurs milliards de francs, l'administration n'avait pas, à la suite du plan de 1985, répondu à l'argumentation développée par les laboratoires devant le juge administratif ! Faute de défense appropriée, le Conseil d'État n'avait pu que censurer les décisions hâtives et juridiquement peu étayées, prises en 1985.

L' « évidence » du bon usage des soins

Au-delà des mesures contraignantes, et par conséquent ressenties comme autoritaires, les plans de maîtrise s'attachent à déployer des panoplies d'incitations à ce qu'il est convenu d'appeler le « bon usage des soins ». Expression privilégiée par les représentants des professions de santé et de l'industrie pharmaceutique, alors pourtant qu'elle me paraît implicitement porter une accusation grave sur le fonctionnement habituel du système de santé. Si le bon usage des soins doit être l'alpha et l'oméga de la politique d'assurance maladie, doit-on en déduire que le mauvais usage, contraire non seulement aux intérêts financiers de la sécurité sociale mais aussi et surtout aux attentes des malades et aux règles déontologiques, en est la règle ?

Fort heureusement pas, mais les polémiques sémantiques des débats sur la maîtrise des dépenses devraient en être relativisées et nuancées.

L'approche par le bon usage des soins trouve sa justification dans ce que les Anglo-Saxons appellent l'*evidence based medecine*, c'est-à-dire la médecine fondée sur l'évaluation et la connaissance, dont l'objectif permanent est la rationalité du recours aux pratiques et traitements connus. Elle constitue depuis fort longtemps le fondement des thérapeutiques les plus lourdes. En hématologie ou cancérologie par exemple, des protocoles stricts sont définis, après une expérimentation rigoureuse, pour déterminer les conditions dans lesquelles les traitements peuvent être administrés, identifier les patients qui peuvent en bénéficier et assurer un suivi de leurs effets.

Il est en revanche plus difficile d'attendre de tous les champs de la médecine une approche aussi rigoureuse et scientifiquement encadrée. Les situations sont infiniment diverses, les pathologies moins cernées, les attentes des patients plus diffuses, les thérapies possibles plus disparates et souvent moins évaluées.

L'objectif du « bon usage des soins » est alors de rassembler les connaissances existantes sur les pathologies les plus courantes ou les plus significatives pour les praticiens et l'assurance maladie, le cas échéant de réaliser les évaluations complémentaires qui paraissent indispensables et de mettre à la disposition des praticiens des référentiels utilisables dans leur pratique quotidienne.

Inutile de souligner la légitimité de ces actions. Elles peuvent se prévaloir de l'impératif de qualité des soins, et partant de règles déontologiques essentielles, comme de la nécessité de n'utiliser les deniers sociaux qui financent la protection sociale qu'avec parcimonie et pertinence. C'est pourquoi elles se retrouvent en filigrane de la plupart des plans de maîtrise des dépenses de santé.

Ces mesures ont en général pour corollaire la mise en œuvre de contrôles ciblés par les médecins conseil de l'assurance maladie. L'objectif est de dissuader les praticiens d'avoir, par manque de compétence ou par négligence, des pratiques qui ne sont pas conformes aux données de la science. Régulièrement, les services de l'assurance maladie mettent en cause des prescriptions « inappropriées » ou des pratiques de soins contestables. En 2002, la CNAMTS a rendu publique une série d'études mettant en lumière les lacunes constatées[137]. La publication soulignait à titre d'illustration, pour la prise en charge de l'hypercholestérolémie, les « insuffisances tant sur le plan du régime alimentaire que sur celui du traitement médicamenteux »[138]. Des études réalisées dans cinq régions montraient, par exemple, que la détermination du taux du LDL-cholestérol, le « mauvais » cholestérol, n'avait pas été faite dans plus d'un tiers des cas où un traitement avait été prescrit. Quant à la diététique, pourtant indispensable, elle faisait figure de « parent pauvre ». Dans 51 % des traitements, prescrits en Ile-de-France et analysés par les services de l'assurance maladie, aucun régime alimentaire n'était suivi. Une autre enquête, menée dans le Nord-Pas-de-Calais, a montré que, sur 5 millions d'ordonnances examinées, les médecins conseil de l'assurance maladie avaient identifié 3 145 associations médicamenteuses formellement contre-indiquées...

Les contrôles de l'assurance maladie visent également à déceler les professionnels dont l'activité est si importante que la qualité des soins peut en être altérée. Lors d'un colloque tenu le 22 juin 2001 à la maison de la chimie, une enquête sur « les activités aberrantes de professionnels de santé » a été présentée[139]. Elle montrait que sur les 45 000 généralistes ayant travaillé toute l'année 2000, 221 d'entre eux avaient eu une activité pendant plus de 320 jours avec une moyenne de 46 actes par jour ! Des données comparables étaient relevées pour d'autres catégories de professionnels, cardiologues, psychiatres, infirmiers...

Selon une analyse réalisée par le service médical de l'assurance maladie d'Île-de-France (SMAMIF), près de 8 % des ablations de la vésicule biliaire, réalisées au premier semestre 2003 en Ile-de-France, n'auraient pas été justifiées médicalement. L'étude soulignait que ces actes, sources de dépenses injustifiées, étaient également porteurs de risques sanitaires. Le texte rappelait que ces opérations provoquent dans 5,9 % des cas des complications postopératoires et que le taux de décès liés à ces interventions est de 0,56 %. L'étude a été adressée à l'ensemble des établissements concernés afin de les sensibiliser aux anomalies constatées[140].

Globalement, la caisse nationale d'assurance maladie a publié en juin 2004 une étude chiffrant le coût des dépenses injustifiées : « Entre 5 et 6 milliards d'euros pour les seuls soins de ville », soit 15 % des dépenses, hors hospitalisation et arrêts de travail[141].

Dans la communication en conseil des ministres du 12 avril 1989, par laquelle Claude Evin a présenté « les grandes orientations de la politique de santé » pour la période 1989-1992, l'un des objectifs affichés était déjà de « lier la prise en charge et l'efficacité thérapeutique ». Quelques mois plus tard, René Teulade préparait une loi de réforme des relations entre les professions de santé et l'assurance maladie. Le texte adopté le 4 janvier 1993 est surtout connu pour avoir institué les unions régionales de médecins libéraux (URML). Mais il a également posé les bases d'une approche systématique du bon usage des soins en introduisant dans le code de la sécurité sociale la notion de référence médicale et même de référence médicale opposable (RMO).

Cette notion était également au cœur de la convention médicale conclue en 1993 sous l'égide de Simone Veil, puis a été reprise dans les ordonnances du plan Juppé qui ont même introduit dans la législation une rubrique « références professionnelles » afin de leur donner toute leur portée. Depuis lors, sociétés savantes et syndicats professionnels, agences sanitaires et services médicaux de l'assurance maladie s'emploient à établir des sortes de « guides pratiques », incontestables scientifiquement mais utilisables quotidiennement. À travers les RMO sont pourchassées les pratiques inutiles ou dangereuses, association de médicaments ayant des interactions à éviter, multiplication excessive d'analyses, prolongation injustifiée de traitements...

Pour donner un exemple, une référence médicale opposable de 1998 concernait le diabète non insulino-dépendant. Dix préconisations étaient faites pour aider le praticien. L'une d'elles était ainsi libellée : « il n'y a pas lieu, chez les sujets de plus de 65 ans, d'utiliser des sulfamides hypoglycémiants de 1/2 vie longue... et des sulfamides présentés dans une forme à libération prolongée ». Conseil pratique et opérationnel de la communauté scientifique aux praticiens.

L'arsenal réglementaire prévoit aussi l'établissement de recommandations de bonnes pratiques qui tendent à favoriser les thérapeutiques les plus adaptées, les moins coûteuses à efficacité comparable, les plus respectueuses des dernières données de la science.

La plupart des plans de maîtrise comportent désormais un volet de soutien au développement de ces recommandations, par la mobilisation de moyens financiers et l'aide à la diffusion de l'information. En outre, ces mesures sont souvent associées à des actions de formation médicale continue ou d'évaluation des pratiques professionnelles.

Lors de la préparation de la loi de financement de la sécurité sociale pour 1999, dont les dispositions sur la régulation des dépenses seront censurées par le Conseil Constitutionnel, nous travaillons au cabinet de Martine Aubry à la définition d'un dispositif dédié à la qualité des soins dans le projet de loi. Je propose d'ouvrir le débat de l'évaluation des pratiques des professionnels libéraux. Depuis les ordonnances de 1996, l'accréditation des hôpitaux a posé la question de la qualité des services hospitaliers, même si les procédures d'accréditation ne portent pas encore directement sur la qualité des soins.

Il me semble opportun d'organiser avec les professionnels exerçant en médecine de ville une démarche de même nature, privilégiant les médecins les plus rigoureux et incitant les autres à s'inscrire dans une démarche qualité. L'idée est assez bien reçue par les responsables des syndicats médicaux. Seule condition, il doit s'agir d'une évaluation par des pairs. En particulier, les représentants des libéraux redoutent la mainmise des hospitaliers sur la procédure. Finalement, un assez large consensus s'établit sur un dispositif géré par les unions régionales de médecins libéraux et organisé autour de l'ANAES. L'agence devra habiliter les médecins chargés de procéder à l'évaluation des pratiques.

En outre l'évaluation pourra être individuelle, sur la base des dossiers médicaux détenus par le praticien, ou collective à l'occasion de groupes de travail réunissant des médecins libéraux et un médecin habilité. Dans tous les cas, la démarche sera volontaire. Ne seront évalués que les médecins qui en ont exprimé le désir. Le compromis paraît acceptable. Je suis convaincu, pour peu que la participation à l'évaluation des pratiques puisse faire l'objet d'une information auprès des patients, que la plupart des médecins s'y engageront progressivement. Difficile de justifier d'un exercice solitaire, sans évaluation externe, si les autres confrères du même quartier ou de la même ville peuvent se prévaloir d'un « certificat » d'évaluation de leur pratique.

Les dispositions permettant à l'évaluation des pratiques professionnelles de se mettre en place sont insérées dans le projet de loi. Elles constituent l'article 23 de la loi publiée au *Journal officiel* du 27 décembre 1998. Mécanisme volontaire et partenarial, l'évaluation des pratiques ne se déploie que lentement au cours des années suivantes. Toutefois comme pour l'évaluation des stratégies thérapeutiques avec la création de l'ANDEM en 1989, l'idée fait son chemin. Des médecins se forment et sont habilités par l'ANAES. Certaines unions régionales s'organisent pour développer cette activité. Des praticiens se portent volontaires. Les premiers résultats sont mitigés, les évaluations parfois jugées sommaires. Mais le mouvement est lancé.

Et lorsque le plan de Philippe Douste-Blazy et Xavier Bertrand retient le principe d'une évaluation des pratiques obligatoire pour les médecins libéraux, nulle voix ne s'élève pour dénoncer la remise en cause de l'indépendance professionnelle ! A n'en pas douter, les résultats de ces évaluations, désormais placées sous l'égide de la Haute autorité en santé, joueront un rôle de plus en plus important, tant la demande d'information des usagers du système de santé est grande.

Le médicament sur la sellette

Composante à part entière du bon usage des soins, le bon usage du médicament tient une place particulière dans l'arsenal des mesures des plans de maîtrise. ! La France se distingue par une dépense publique de médicaments particulièrement élevée. Deux fois plus qu'en Angleterre, une fois et demie celle de Allemagne[142].

Près de 20 % de la dépense de soins est aujourd'hui imputable aux médicaments, et ce poste est en vive croissance depuis une quinzaine d'années. Ainsi le médicament représente aujourd'hui un coût supérieur à la moitié du budget des l'hôpitaux publics et à plus d'une fois et demie la rémunération des médecins libéraux

L'utilisation rationnelle des médications est donc naturellement l'une des priorités de tout plan de maîtrise des dépenses de santé. Les mesures évoquées précédemment, de la formation continue à l'évaluation des pratiques, des RMO aux recommandations de bonne pratique, concourent à l'évidence à cet objectif. En France, 90 % des consultations chez un médecin de ville donnent lieu à l'établissement d'une ordonnance contre 72 % en Allemagne et 43 % aux Pays-Bas[143].

Mais la question de la fixation du prix du médicament et du taux de remboursement est également cruciale. Le droit de la sécurité sociale distingue trois catégories de produits au regard du remboursement. Le taux « normal » de remboursement est de 65 %. Les médicaments « principalement destinés au traitement des troubles ou affections sans caractère habituel de gravité » sont pris en charge pour 35 % seulement. Enfin les spécialités pharmaceutiques relevant du traitement des affections de longue durée, c'est-à-dire des maladies les plus graves, sont remboursées à 100 %.

La détermination de la catégorie à laquelle appartient le médicament est aussi déterminante pour les pouvoirs publics et l'assurance maladie que pour l'industriel producteur. Les règles applicables ont été progressivement affinées pour distinguer les produits en fonction de leur « service médical rendu », concept relativement ésotérique inventé pour synthétiser les caractéristiques du médicament. Pendant longtemps, l'inscription d'un médicament sur la liste des spécialités remboursables était conditionnée aux progrès en termes d'efficacité thérapeutique ou d'effets secondaires qu'il apportait ou à l'économie qu'il permettait de faire dans le coût du traitement médicamenteux.

En 1998, nous préparons avec Gilles Duhamel une communication en conseil des ministres sur la politique du médicament. Gilles Duhamel est un médecin au parcours atypique. Après un passage dans les hôpitaux de Paris et l'industrie pharmaceutique, il a participé à la création de l'Agence nationale pour le développement de l'évaluation médicale. Nous nous sommes connus au cabinet de Bernard Kouchner en 1992 puis suivis à l'Agence du médicament[144].

Avec son sourire affectueux et son regard enfantin, l'homme inspire la sympathie et la sérénité. Bien de ses collègues et collaborateurs ont pourtant gardé un souvenir obsédant des réunions qu'il tenait. Précis et méticuleux à l'extrême, il était capable d'animer d'interminables séances de travail. Il examinait méthodiquement, et sans se soucier du temps écoulé, les dizaines de points figurant sur la liste qu'il avait établie en prévision de la réunion ! Notre amitié s'est établie dans le silence de nos caractères et la confiance que forgent l'urgence et l'anxiété partagées lors des crises sanitaires. Elle s'est nourrie de notre attachement commun à des valeurs sociales et républicaines, auxquelles nos histoires personnelles, si différentes, nous avaient conduit. Proximité inattendue du fils de l'ancien ministre du général de Gaulle et de l'enfant des banlieues, qui, âgé de 7 ans, se désolait, lors du dépouillement du second tour de l'élection présidentielle de 1965, à l'ouverture des bulletins favorables au président sortant.

Parmi les mesures qui nous tiennent à cœur en 1998, deux vont déclencher des tempêtes. La première annoncée avec volontarisme par Martine Aubry et Bernard Kouchner est la réévaluation de l'ensemble des médicaments remboursés. Il s'agit de faire réexaminer par la commission de la transparence, groupe d'experts chargés d'apprécier le service médical rendu et placé auprès de l'Agence du médicament, les 6000 médicaments remboursés par la sécurité sociale, parfois depuis de nombreuses années.

La mesure est perçue comme une menace par de nombreux laboratoires pharmaceutiques, signe de l'inquiétude que suscite une analyse actualisée de l'intérêt thérapeutique de certaines molécules. La presse évoque « la purge annoncée par Martine Aubry »[145]. La commission s'engage dans un travail monumental, chaque classe thérapeutique est passée au crible de l'évaluation scientifique.

Après l'examen d'une première tranche de 1200 médicaments, les experts contestent le service médical rendu de près de 300 spécialités. La publication par la presse de la liste de ces produits déclenche une polémique en août et septembre 1999. Mais les ministres confirment le cap. Le travail scientifique et la procédure contradictoire se poursuivent. Dans des délais records, la commission balaye l'ensemble de la pharmacopée. En juillet 2000, la réévaluation est achevée.

Le gouvernement hésite à mettre en œuvre sans ménagement les mesures préconisées. Un délai de trois ans est annoncé pour la mise en œuvre de mesures de déremboursement ou de baisses de prix concernant plusieurs centaines de médicaments. Le communiqué de presse du ministère précise « le délai de trois ans permet de laisser un temps d'adaptation aux patients et aux prescripteurs qui doivent bénéficier d'une information adaptée sur les nouvelles possibilités thérapeutiques, ainsi qu'aux laboratoires dont l'activité pourrait être affectée par ces évolutions ». En fait, les propositions ne seront que partiellement mises en vigueur... Déception parfois teintée d'amertume, pour les acteurs de cette opération sans précédent qui visait à redonner un fondement rationnel au remboursement des médicaments par l'assurance maladie.

La seconde mesure passe plus inaperçue. Les articles du code de la santé publique précisant les conditions d'admission au remboursement sont entièrement réécrits. Le projet de décret est présenté en juillet 1999. Après une concertation, qui permet d'affiner les termes du texte, il est transmis au Conseil d'État où il suscite un débat intéressant et animé. Il est enfin publié au *Journal officiel* du 30 octobre 1999.

Pour la première fois le service médical rendu est défini avec une certaine précision. Le « SMR », pour reprendre le sigle utilisé par les habitués de ces procédures, est désormais apprécié en prenant en compte « l'efficacité et les effets indésirables du médicament, sa place dans la stratégie thérapeutique, notamment au regard des autres thérapies disponibles, la gravité de l'affection à laquelle il est destiné, le caractère préventif, curatif ou symptomatique du traitement médicamenteux et son intérêt pour la santé publique ».

Les critères retenus, multiples et variés, illustrent la difficulté de l'exercice. Le remboursement du médicament, la justification des cotisations et des impôts consacrés à sa prise en charge, ne peuvent se déduire automatiquement de simples considérations d'efficacité du produit. D'abord parce qu'un produit moins efficace mais dont les effets secondaires sont beaucoup plus limités, peut présenter un avantage appréciable pour les patients et rendre légitime le remboursement. Ensuite parce que certains produits d'efficacité très modeste sont indispensables lorsqu'il n'existe pas d'alternative thérapeutique.

Enfin le critère de l'intérêt pour la santé publique que j'ai proposé et défendu, avec obstination, pendant la procédure d'élaboration du décret, vise à permettre la prise en charge de médicaments, dont les caractéristiques techniques sont moyennes, mais dont le remboursement paraît essentiel pour la réussite d'une politique de santé publique. On peut songer par exemple aux molécules, utiles sans être déterminantes, dans le sevrage tabagique, alcoolique ou d'autres toxicomanies.

Qualité, service médical rendu, accréditation, évaluation, comment ne pas privilégier des approches qui peuvent se prévaloir des données de la science et d'une rationalité des dépenses. La création récente d'une Haute autorité en santé (HAS), par transformation de l'ANAES, apparaît comme la consécration de cette approche. Puisse, après deux premières années particulièrement discrètes, la HAS, dont le collège réunit des personnalités éminentes et de fins connaisseurs du système de santé, affirmer son autorité et adopter des positions courageuses sur les multiples dossiers pendant devant elle.

Il reste que des mesures portant sur la qualité des soins ne produisent d'effets que progressivement, au fil des mois et des années. Si elles doivent guider l'action quotidienne, dans la gestion des nomenclatures et des tarifs, dans la fixation du prix des médicaments et des taux de remboursement, elles sont impuissantes à faire face à une crise conjoncturelle de l'assurance maladie.

Des mesures plus difficiles, supportées par les assurés sociaux, les professionnels de santé et les structures hospitalières sont alors nécessaires. Elles s'inspirent le plus souvent des mécanismes décrits précédemment. Mais depuis quelques années, une autre orientation se fait jour visant à encadrer ou limiter le recours au système de santé.

La régulation par la pénurie

Historiquement, les seules politiques d'encadrement direct de l'offre de soins ont été déployées à travers le numerus clausus imposé pour la formation des professions de santé et les cartes sanitaires régissant l'installation des hôpitaux et des cliniques mais aussi des officines pharmaceutiques. Les résultats en sont contrastés.

La carte hospitalière inventée dans les années 1970 pour développer le système hospitalier et garantir un nombre minimum de lits dans chaque territoire, a été « dévoyée » rapidement et est devenue un instrument de limitation de l'offre hospitalière, puis d'incitation aux restructurations des hôpitaux et des cliniques. La régulation de l'installation des officines pharmaceutiques a permis de mailler très finement le territoire, au point que certains rapports dénoncent depuis plusieurs années le nombre excessif de pharmacies, et, partant, le coût excessif du système de distribution du médicament.

Quant au numerus clausus des professions de santé, il a été utilisé de manières diverses. Il a, par exemple, pour les dentistes assuré une évolution relativement maîtrisée de la profession, de 2 à 3 % par an. Il a également permis un accroissement considérable du nombre des professionnels paramédicaux, avec un taux de croissance annuelle de 4 à 5 %.

Mais prisonnier d'enjeux de pouvoir, soumis aux influences contradictoires des caisses d'assurance maladie, des syndicats médicaux et des facultés de médecine, et victimes de la myopie coupable du ministère de la Santé, à laquelle il m'est malheureusement arrivé de contribuer au début des années 1990, le numerus clausus des étudiants en médecine a connu des évolutions erratiques. Alors que le nombre d'étudiants en PCEM 2 dépassait le chiffre de 15 000 à la fin des années 1960, le *numerus clausus* était d'environ 8 000 dans les années 1970. Il a été drastiquement réduit au cours des deux décennies suivantes au point d'osciller dans une fourchette de 3 500 à 3 600 entre 1993 et 1998.

Il faut se souvenir que les études de la CNAMTS de 1990 tablaient même sur une limitation du *numerus clausus* à 2 000 étudiants de 1991 à 1997 ! Le *Quotidien du médecin* précisait d'ailleurs en rappelant ces chiffres : « Or, le gouvernement a fixé le nombre d'étudiants admis en PCEM2 à 3 750 pour 1991 et 3 500 pour 1992. Il ne descendra pas en dessous de ce seuil s'il ne veut pas provoquer la colère des doyens de médecine, déjà bien mécontents de la « sévérité » de cette sélection. C'est dire si l'étude de la CNAM risque d'être rapidement démentie par les faits ». Et le journal ajoutait un commentaire qui témoigne de l'état d'esprit de l'époque : « Il faudrait provoquer le départ de bien plus de médecins pour arriver à stabiliser le nombre des praticiens en activité » ![146] Heureusement relevé à partir de 1998, malgré l'hostilité farouche des tenants d'une maîtrise des dépenses par la réduction du nombre de médecins, le numerus clausus était de 6 200 en 2004, il est actuellement de l'ordre de 7 000.

La démographie médicale est aujourd'hui placée sous le signe d'un paradoxe apparent. D'une part, il n'y a jamais eu autant de médecins en activité en France. Près de 211 000, dont 205 000 en métropole, au 1er janvier 2005. Cette réalité statistique ne doit pourtant pas dissimuler les pénuries qui se profilent. En premier lieu, celles des zones rurales et des zones urbaines défavorisées. L'assurance maladie estimait en avril 2005 que ces zones couvraient 3,5 % de la population. Leur aire pourrait s'accroître avec les effets du numerus clausus des années 1990. Ce d'autant que les inégalités régionales restent très fortes. 244 médecins pour 100 000 habitants en Picardie, 254 en Haute-Normandie mais 385 en Provence-Alpes-Côte d'Azur, 397 en Ile-de-France, sans oublier la singularité de Paris et de ses 794 praticiens pour 100 000 habitants.

Seconde préoccupation, certaines spécialités. La situation sera critique pendant une dizaine d'années dans les disciplines dont les internes se sont progressivement détournés. A commencer par la chirurgie victime, malgré son prestige, d'une désaffection imputable sans doute aux contraintes de la profession, notamment aux gardes et astreintes, mais aussi aux inquiétudes suscitées par l'image envahissante du contentieux médical. Je me souviens des avertissements prodigués dès 1992 par Laurent Sedel. Chirurgien hospitalo-universitaire de talent, ce chef de service à l'hôpital Lariboisière a été un conseiller écouté de Bernard Kouchner lors de ses passages avenue de Ségur. Il n'a cessé de mettre en garde contre les risques d'une démographie médicale malthusienne et d'un statut hospitalier inadapté.

Mais d'autres spécialités seront affectées, peut-être même plus brutalement encore. L'anesthésie-réanimation, l'ophtalmologie, l'ORL, et sans doute la médecine de rééducation et de réadaptation fonctionnelle ou la médecine interne, alors que la demande dans ces disciplines ne pourra que croître avec le vieillissement de la population.

En réponse aux craintes de pénurie, des mécanismes, autrefois tabous parce que portant atteinte à la liberté d'installation des professionnels, sont aujourd'hui avancés. Le plan stratégique de la CNAMTS de 1999 n'hésitait pas à préconiser le conventionnement sélectif des médecins, c'est-à-dire la possibilité pour l'assurance maladie de limiter le nombre des médecins dont les actes seraient remboursés.

En introduisant la notion de médecin traitant, la loi du 13 août 2004 instille dans le système de santé le principe de parcours encadrés. Même si les mécanismes retenus par la loi restent exclusivement financiers, – moindre remboursement en cas de non-respect du parcours –, l'idée d'une restriction dans l'accès aux médecins est pour la première fois institutionnalisée. A terme, des mesures réglementaires contraignantes et des pénalités financières accrues, pourraient subrepticement remettre en cause les équilibres traditionnels de la médecine de ville.

En tout état de cause, des mécanismes d'incitation financière seront introduits pour favoriser l'implantation des professionnels de santé dans les zones « déficitaires »[147]. Pour les spécialités insuffisamment attractives, les solutions seront plus difficiles à trouver. Les choix offerts à l'internat seront sans doute restreints pour conduire plus de jeunes médecins à choisir ces métiers. Mais l'attractivité économique de ces spécialités par rapport aux autres disciplines devra également être améliorée.

Chapitre 11

Objectif CMU

3 mars 1999. L'hôtel du Châtelet ouvre ses portes à la presse. Le perron et le hall d'honneur sont rapidement envahis, la salle de presse immédiatement exiguë. Journaux, radios, télévisions. Tous ont dépêché un ou plusieurs représentants pour la conférence de presse que doivent donner Martine Aubry et Bernard Kouchner. Les ministres présentent l'un des grands projets du gouvernement pour la législature, la couverture maladie universelle (CMU). Près de 150 000 personnes dépourvues d'assurance maladie vont être affiliées automatiquement au régime général. La gratuité des soins sera garantie aux cinq à six millions de personnes les plus défavorisées de notre pays. La ministre de l'Emploi et de la Solidarité souligne avec conviction que le projet représente pour la sécurité sociale « l'une des avancées majeures depuis l'après-guerre ». Je ressens l'une des émotions les plus fortes que j'ai connues en cabinet ministériel. C'est pour participer à cette aventure que j'ai décidé en septembre 1997 de quitter l'Agence du médicament et accepté de reprendre du service en cabinet.

J'avais caressé l'espoir d'une telle réforme lors de mon passage au cabinet de Claude Evin entre 1988 et 1991. Dans la foulée de la création du RMI et de l'affiliation automatique de ses bénéficiaires à l'assurance personnelle, l'ambition de généraliser l'assurance maladie et de parvenir à la gratuité des soins pour les plus démunis semblait naturelle. Pourtant d'autres priorités politiques s'étaient intercalées. Nous avions été accaparés par la création de la CSG, la réforme hospitalière, la gestion de la convention médicale, la loi de lutte contre l'alcoolisme et le tabagisme,...

Mais surtout, malgré le retour de la croissance économique, les finances publiques ne permettaient pas de mener de front tous les chantiers. Le gouvernement de Michel Rocard était déjà brocardé pour les « travaux d'Hercule » dans lesquels il s'était engagé. Enfin l'interruption subite des fonctions de Claude Evin, lors du départ de Michel Rocard du gouvernement en mai 1991, avait mis fin prématurément à notre programme de travail.

Le discours de politique générale de Lionel Jospin le 19 juin 1997 relance le projet. Le Premier ministre, sorti victorieux de la dissolution présidentielle, prononce les phrases que j'espérais : « Que des citoyens ne puissent se soigner correctement est inacceptable. Un meilleur remboursement des soins, d'abord pour les personnes en difficulté, doit être recherché. L'assurance maladie universelle sera mise en place ». L'annonce est peu commentée.

Il est vrai qu'Alain Juppé avait ouvert son discours du 15 novembre 1995 par la proposition d'instituer un « régime universel d'assurance maladie ». Il s'agissait pour ce régime d'offrir un « droit aux mêmes prestations en nature pour tous » et « d'harmoniser l'effort contributif de tous les assurés ». L'idée était intéressante, elle permettait de rationaliser l'assurance maladie existante. Mais elle ne modifiait pas les conditions d'accès aux soins des plus démunis. De surcroît le gouvernement ne s'était guère pressé de la mettre en œuvre. Lors de son point de presse du 22 avril 1997, Jacques Barrot, qui était parvenu à faire publier tous les textes d'application de la réforme concernant la maîtrise des dépenses, promettait encore la préparation « dans les prochaines semaines » d'un projet de loi en ce sens.

De l'AMU à la CMU

Dès la fin 1997, l'équipe de Martine Aubry est mobilisée par la préparation d'un vaste plan de lutte contre les exclusions. Le pôle « travail – emploi » pilote l'élaboration de ce qui deviendra la loi du 22 juillet 1998 d'orientation relative à la lutte contre les exclusions. Le pôle « santé – affaires sociales » que je coordonne en ma qualité de directeur adjoint du cabinet, contribue au volet « accès aux soins » du programme de prévention et de lutte contre les exclusions qui est présenté en conseil des ministres le 4 mars 1998.

Nous élaborons avec le cabinet de Bernard Kouchner, notamment avec Martin Hirsch et Éric Chevallier, les dispositifs sanitaires du programme. C'est ainsi que le principe de programmes régionaux pour l'accès à la prévention et aux soins, les PRAPS, est retenu puis inscrit dans la loi. Éric Chevallier, médecin et ancien délégué général d'aide médicale internationale, qui deviendra le conseiller spécial de Bernard Kouchner au Kosovo, fait à cette occasion ses premières armes en cabinet. Nous aurons le plaisir de travailler à nouveau ensemble en 2001 lorsque Bernard Kouchner me confiera pour la seconde fois la direction de son cabinet, à son retour de Pristina.

Du côté de la rue de Grenelle, l'équipe travaille à la construction d'une « assurance maladie universelle ». Avec bien sûr pour conséquence l'affiliation automatique à la sécurité sociale des personnes n'ayant pas d'assurance maladie à titre professionnel. Mais la réforme doit, à nos yeux, avoir une toute autre ambition. Il s'agit d'instaurer la gratuité des soins pour les plus démunis.

Comment tolérer dans un pays riche comme la France que des personnes puissent différer des soins, voir même y renoncer, faute de pouvoir payer le ticket modérateur, les forfaits de tous ordres ou les dépassements d'honoraires !

Et les études dont nous disposons, notamment celles du centre de recherche, d'étude et de documentation en économie de la santé (CREDES) montrent qu'un tiers des personnes dont les revenus sont inférieurs à 3 ou 4 000 F. ont renoncé à des soins pour des raisons économiques. Ce sont en effet souvent les catégories les plus défavorisées qui ne bénéficient pas d'une mutuelle ou d'une assurance complémentaire. À peine 50 % des personnes dont le revenu est inférieur à 3 000 F. ont une couverture complémentaire alors que la moyenne est de 86 % pour l'ensemble de la population !

Or en l'absence d'une telle protection complémentaire, le ticket modérateur acquitté sur une ordonnance de médicament dont le coût est de 300 F. s'élève à plus de 80 F., 10 jours d'hospitalisation dans un service de médecine et le ticket modérateur dû est de 8 000 F ! À supposer même que le patient en soit exonéré, la charge du forfait hospitalier est de 700 F. En préparant la réforme, je ne peux me détacher de l'image de cet homme qui avait été contraint de demander des délais de paiement pour payer les frais d'hospitalisation de son enfant dans un hôpital public quelques années plus tôt.

Martine Aubry et Bernard Kouchner s'engagent pleinement dans les arbitrages que le projet appelle. Lionel Jospin et son cabinet soutiennent l'extension du schéma initial. Les arbitrages sont rapides et sans ambiguïté malgré les coûts de la réforme, plus de 5 milliards de francs... Une protection complémentaire sera assurée gratuitement aux plus démunis.

J'insiste pour ma part pour qu'un troisième volet soit introduit dans le projet, la dispense d'avance de frais. Il me semble en effet crucial que les personnes dont les revenus sont les plus modestes ne soient pas astreints à la règle du paiement direct des honoraires que l'assurance maladie a, par négligence ou naïveté, inscrite dans ses principes. L'obligation de payer la consultation et les délais de remboursement limitent considérablement la liberté de choix des patients peu fortunés.

Ils incitent, toutes les enquêtes le montrent, à différer le recours aux soins et à privilégier les hôpitaux par rapport à la médecine de ville. Une étude du CREDES a même montré que si l'instauration du tiers payant augmente la dépense de santé de ses bénéficiaires, cet effet permet seulement aux personnes aux revenus les plus modestes de rattraper le niveau de dépense des plus fortunés. Ainsi le tiers payant a des effets de justice sociale et n'est guère inflationniste[148].

Le projet de loi que nous rédigeons prévoit le tiers payant systématique pour les bénéficiaires de la CMU. Il pose en outre le principe de tarifs opposables pour les prestations qui donnent habituellement lieu à des dépassements comme la dentisterie ou l'optique mais aussi pour les actes médicaux réalisés en secteur 2. Le texte relativement consensuel jusque là risque de heurter certaines professions et certains groupes de pressions. Mais Martine Aubry, pleinement convaincue de la nécessité de ces dispositions, affirme sa détermination à faire aboutir le projet dans toutes ses composantes. Les associations soutiennent avec fermeté cette démarche.

À l'issue de cette phase d'élaboration du dispositif, il est évident qu'il n'a plus rien à voir avec l'idée d'une simple rationalisation des régimes de l'assurance maladie de base. Il me semble indispensable de marquer cette différence de nature en modifiant l'intitulé de la réforme. J'avance les termes de « couverture maladie universelle », ils sont acceptés par l'hôtel Matignon. L'AMU du discours de politique générale s'est métamorphosée en CMU. Les axes de la réforme sont présentés le 4 mars 1998 dans le cadre du programme de lutte contre les exclusions.

Puisque les principes sont arrêtés, le travail de rédaction peut commencer. Je prépare un projet d'article premier de la loi dont j'ai symboliquement conservé le brouillon manuscrit : « Il est créé une couverture maladie universelle qui garantit à tous la prise en charge par un régime d'assurance maladie et aux personnes les plus défavorisées le droit à une protection complémentaire et à la dispense d'avance de frais ». J'aurai la satisfaction, sans doute puérile mais réelle, de lire au *Journal officiel* du 28 juillet 1999 un texte bien proche : « Il est créé, pour les résidents de la France métropolitaine et des départements d'outre-mer, une couverture maladie universelle qui garantit à tous une prise en charge des soins par un régime d'assurance maladie, et aux personnes dont les revenus sont les plus faibles le droit à une protection complémentaire et à la dispense d'avance de frais ».

Les scénarios de la réforme

Un délicat travail de concertation reste à faire sur les modalités d'organisation et de financement du dispositif. Qui doit assurer la couverture complémentaire, un fonds d'État, l'assurance maladie, les mutuelles ou les assurances complémentaires ? Comment assurer la transition du système de l'aide médicale gratuite géré et financé par les conseils généraux à une CMU basée sur des règles nationales et uniformes ? Comment concilier les intérêts des professionnels de santé et le souci de gratuité des soins pour les plus démunis ? Comment apaiser leurs préventions à l'égard du tiers payant et obtenir leur adhésion au mécanisme de la réforme ?

Une mission est confiée au député de la Sarthe Jean-Claude Boulard, connaisseur des questions sociales et par ailleurs membre du Conseil d'État. Le cabinet de la rue de Grenelle accompagne sa mission qui permet de dégager trois voies possibles. La première consisterait en une extension de l'aide médicale des départements. Mais les disparités constatées d'un département à l'autre, quelques initiatives stigmatisant certains malades, le contingentement organisé par plusieurs départements pour l'accès aux soins, discréditent cette option à laquelle les associations d'aides aux plus démunis sont très hostiles. La deuxième voie proposée consiste à « nationaliser » l'aide médicale et à en confier la gestion à l'État. Les associations de solidarité y sont favorables.

Un troisième scénario « partenarial » est envisagé. Il consiste à associer les assurances complémentaires à la gestion de la CMU. Jean-Claude Boulard préconise cette solution qui présente l'avantage de proposer aux bénéficiaires de la CMU un régime identique à celui du reste de la population. Ceux-ci pourraient ainsi choisir l'organisme d'affiliation et éviter d'en changer lorsque leur situation économique et sociale s'améliore.

Les associations de lutte contre la pauvreté expriment des réticences à l'égard de ce troisième scénario. La fédération nationale des associations d'accueil et de réadaptation sociale (FNARS), Médecins du monde et Médecins sans frontières mettent en doute la volonté des mutuelles et des assurances complémentaires d'assurer la couverture sociale des plus démunis. Elles redoutent qu'aux discriminations établies par certains conseils généraux succède une sélection par le risque. En outre un débat se noue sur les conditions d'accès au bénéfice de la CMU. Les associations font du seuil de pauvreté, environ 3 800 F. mensuels, la référence naturelle du dispositif alors que le gouvernement envisage de retenir les 3 400 F. du minimum vieillesse.

Pendant plusieurs semaines, nous peinons à trouver un équilibre politique et financier pour le projet. Le monde associatif s'organise et pèse de tout son poids. Un groupe « santé-précarité » réuni par l'Uniopss pose les 13 principes autour desquels la réforme doit s'articuler. L'ambition de leur texte va bien au-delà de la CMU. Il s'agit d'ajouter au mécanisme de gratuité des soins pour les personnes aux revenus les plus modestes, le « droit à une prise en charge graduelle, en fonction des revenus, de la couverture complémentaire » pour la population dont les ressources sont situées entre le seuil de pauvreté et le SMIC. De même les associations demandent l'extension du tiers payant à l'ensemble de la population.

De son côté, la Mutualité pose des conditions strictes pour sa participation à la couverture complémentaire. Jean-Pierre Davant rencontre Martine Aubry. Le contraste avec les rendez-vous précédents est frappant. L'heure n'est plus à la cordialité et aux traits d'humour. Reproches et récriminations s'enchaînent. Le ministère a élaboré une position qui heurte la Mutualité. Les bénéficiaires de la CMU pourraient choisir entre une assurance complémentaire classique, financée par l'État et gérée par les assurances ou les mutuelles, et une protection spécifique, mise en œuvre par l'assurance maladie pour le compte de l'État. Pour la première fois la sécurité sociale serait chargée d'assurer la couverture complémentaire.

Tenir le cap

Finalement un accord est scellé. D'innombrables réunions ont permis de rapprocher les points de vue. Jean-Claude Boulard a inlassablement remis l'ouvrage sur le métier et joué de son entregent pour identifier les clés d'un compromis. Gilles Johanet a permis la mise au point d'un mécanisme permettant une gestion « harmonieuse » du tiers payant par l'assurance maladie et les organismes complémentaires. Enfin, la pression, sans concession mais constructive, exercée par les associations, notamment à l'occasion des réunions régulières que je tiens rue de Grenelle, a fortement contribué à la convergence des positions des uns et des autres.

En présentant ses vœux à la presse le 18 janvier, Martine Aubry détaille les principes retenus pour le projet de loi. Une fois n'est pas coutume, les grandes associations affichent leur satisfaction. La fédération française des sociétés d'assurances et la Mutualité expriment, quant à elles, leurs réserves. Quelques jours plus tard, le projet de loi est soumis à l'avis de la CNAMTS. Malgré l'avancée sociale qu'il représente, la gratuité des soins pour 5 millions de personnes et l'affiliation à la sécurité sociale sur simple critère de résidence dès l'âge de 16 ans, le texte suscite de vives critiques. Le MEDEF, à l'instigation de la fédération française des sociétés d'assurances, et certaines organisations syndicales mettent en cause la gestion par la sécurité sociale d'une protection complémentaire spécifique à laquelle les associations de lutte contre l'exclusion sont tant attachées.

Dans un entretien avec le directeur du cabinet, Dominique Marcel, Denis Kessler le dynamique président de la FFSA refuse catégoriquement cette ouverture de l'assurance maladie à la gestion de la complémentaire. Il menace même de ne pas contribuer au financement de la CMU – une taxe spécifique est prévue – et de mener une guérilla juridique contre le texte l'instituant. En contrepartie, il exige que les sociétés d'assurances soient autorisées à concurrencer l'assurance maladie pour la gestion des régimes de base !

Pendant deux mois, le débat s'envenime, les positions se radicalisent. Le désaccord sur la CMU affecte les discussions sur la maîtrise des dépenses et complique encore les travaux que nous conduisons avec la CNAMTS. Mais le gouvernement tient le cap. Lionel Jospin, Martine Aubry et Bernard Kouchner sont décidés à faire aboutir ce qui demeurera l'une des plus grands avancées sociales de la législature et sans doute de l'histoire de la sécurité sociale.

Le Haut Comité de la santé publique émet en février un avis en forme de cri d'alarme. 400 000 à 600 000 enfants de moins de 6 ans vivent dans une famille que ses revenus placent sous le seuil de pauvreté, et n'ont pas accès dans des conditions normales à un suivi médical. Le Haut comité met en garde contre une « réelle dégradation » des conditions sanitaires vécues par ces familles et juge « urgente » la mise en place d'une assurance maladie universelle.

C'est dans ce contexte que Martine Aubry et Bernard Kouchner présentent à la presse le 3 mars 1999 le projet de loi créant la couverture maladie universelle, qui vient d'être adopté par le conseil des ministres. Les titres des journaux témoignent de l'accueil réservé au projet. « 1er janvier 2000 : la Sécu est strictement réservée à tous »[149], « la Sécu n'exclut plus les exclus »[150], « Santé : la gratuité pour les plus pauvres »[151].

Pourtant la critique de la déresponsabilisation des patients est immédiatement exprimée. Philippe Douste-Blazy et Pierre Méhaignerie publient une tribune intitulée « démagogie à court terme » et dont le cœur de l'argumentation tient en une phrase « on installe les personnes démunies dans une situation d'assistance »[152]. Pour les auteurs de l'article, chacun doit payer des cotisations. En dessous du seuil de pauvreté !

Quoi qu'il en soit, le débat parlementaire s'engage dès la fin du mois d'avril. La discussion suscite moins de passion que la concertation qui l'a précédée. Le seuil retenu pour le bénéfice de la couverture est fixé à 3 500 F. Un effort est fait dans le sens réclamé par les associations même si ce chiffre ne permet pas de sortir de la fourchette du seuil de pauvreté allant selon l'INSEE de 3 200 F. à 3 800 F. Les contraintes budgétaires sont respectées avec rigueur par le gouvernement...

Le débat constitutionnel

Trois mois après, le projet de loi est définitivement adopté Une dernière étape reste à franchir puisque l'opposition défère la loi au Conseil Constitutionnel. L'argumentation développée par les parlementaires de l'opposition, conduits par Jean-Louis Debré et Philippe Douste-Blazy, met en avant trois griefs principaux. La loi porterait d'abord atteinte au principe d'égalité entre les assurés sociaux en instituant un « seuil couperet », au-delà duquel des personnes aux revenus pourtant modestes seraient exclues du bénéfice de la loi. Le Conseil Constitutionnel y répond en soulignant que le texte améliore « la protection de la santé » que le dixième alinéa du préambule de la Constitution de 1946 impose de garantir et qu'il ne peut être reproché aux pouvoirs publics de ne pas être allés plus loin. Il y avait d'ailleurs quelque paradoxe à dénoncer le coût de la réforme et à reprocher au gouvernement de ne pas mettre en place un mécanisme de lissage des effets de seuil qui l'aurait encore alourdi.

Il faut en revanche reconnaître la cohérence de la démarche de Philippe Douste-Blazy qui devenu ministre de la Santé et de la protection sociale, après l'alternance de 2002, ouvrira par la loi du 13 août 2004 relative à l'assurance maladie un droit à un crédit d'impôt permettant aux personnes dont les revenus dépassent le seuil de la CMU de réduire la charge d'une assurance complémentaire.

Le deuxième argument opposé à la loi devant le Conseil Constitutionnel reprend largement les arguments des organismes d'assurance complémentaire. En prévoyant la possibilité pour les caisses d'assurance maladie d'assurer la couverture complémentaire des plus démunis, la loi est accusée d'instaurer « une concurrence déloyale » entre les opérateurs. D'autant que l'instruction des dossiers d'admission à la CMU est confiée à l'assurance maladie. Enfin la taxe imposée aux organismes de protection sociale complémentaire pour financer le dispositif est, comme la menace en avait été brandie pendant la préparation du projet, directement et fermement contestée. Aucun des motifs invoqués n'est retenu par les conseillers de l'aile gauche du Palais-Royal.

En dernier lieu, la critique avancée dans la tribune du *Figaro* est reprise sous une forme juridique. La couverture maladie universelle porterait atteinte au « principe contributif » en accordant la gratuité des prestations sans aucune compensation financière. Les requérants affirment de manière péremptoire que le droit constitutionnel à la santé repose sur un tel principe. Le Conseil Constitutionnel écarte le grief, par une formule lapidaire qui souligne l'absence de fondement de la critique formulée à l'encontre de la loi : « considérant qu'aucun des principes ainsi évoqués par les requérants ne constitue une norme de valeur constitutionnelle ; que les moyens tirés de leur violation sont, dès lors, inopérants » !

« Feu vert pour la CMU ». La presse salue la publication au *Journal officiel* de la loi du 27 juillet 1999 portant création d'une couverture maladie universelle.

L'objectif du 1er janvier 2000

Dans les mois qui suivent, le ministère reste mobilisé sur le projet. Les multiples décrets d'application doivent être publiés sans délai. Les débats, moins médiatisés, n'en suscitent pas moins contestations et conflits. Avec les gestionnaires de la couverture complémentaire pour définir le coût des soins que va induire l'entrée en vigueur de la loi. De leur côté les associations font monter la pression et dénoncent les limites envisagées pour le remboursement des soins dentaires ou des lunettes. Les professionnels de santé s'inquiètent quant à eux des tarifs opposables envisagés pour les prestations qui habituellement bénéficient de la liberté tarifaire. Là encore les soins dentaires sont au cœur des discussions.

Un travail de fourmi est nécessaire pour élaborer les arrêtés fixant ces tarifs. Prise en charge d'une seule paire de lunettes par an, 1 300 F. pour les prothèses dentaires chaque année ou de 2600 F. sur deux ans, 2 910 F. pour les audioprothèses, sans oublier les multiples tarifs fixés par un arrêté du 31 décembre 1999 pour les dispositifs médicaux, déambulateurs, colliers cervicaux, pansements, fauteuils roulants... La mise en œuvre de la CMU impose de revisiter la plupart des prestations de la médecine de ville. Le spectacle des « mauvais remboursements » est saisissant. La sécurité sociale s'est discrètement et progressivement retirée de pans entiers de la santé. On mesure mieux en parcourant cet inventaire les raisons pour lesquelles, selon l'enquête annuelle du CREDES, 14 % des assurés sociaux et 30 % des chômeurs ont renoncé à se soigner par manque d'argent en 1998. Malgré plus d'un demi-siècle de « Sécu », dans l'un des pays les plus riches du monde, de nombreuses prestations de santé restent mal remboursées.

L'espoir implicite que nous avons en préparant les décrets et les arrêtés d'application de la loi, est d'amorcer un mouvement qui permettra à terme de rebattre les cartes du remboursement. En imposant l'inventaire des carences du système, en généralisant le tiers payant pour les plus démunis, en instituant des tarifs de référence réalistes et opposables pour les produits et prestations mal remboursées, la réforme peut servir de levier au renouveau de l'assurance maladie. Elle devrait être l'occasion de réunir l'ensemble des professionnels de santé et les associations pour remettre à plat le champ des prestations, la hiérarchie des tarifs, les conditions du remboursement.

Au 1er janvier 2000, la loi entre en vigueur. Malgré les difficultés et les commentaires perfides annonçant des retards dans l'application du texte, le calendrier fixé est strictement respecté. Les caisses d'assurance maladie se sont mobilisées avec enthousiasme et détermination. Des sessions de formation ont été organisées, des logiciels ont été élaborés, des guides pratiques ont été diffusés. En quelques semaines des milliers d'exclus des soins médicaux sont pris en charge. Deux ans après, près de 5 millions de personnes bénéficient de la gratuité des soins. Ce chiffre parait aujourd'hui stabilisé.

Dès la mise en œuvre de la réforme, plusieurs questions reviennent. D'abord celle de l'état de santé des bénéficiaires. Les enquêtes montrent qu'ils sont plus nombreux à souffrir de problèmes de santé chronique et que leur état général, mais particulièrement leur état de santé bucco-dentaire, est plus dégradé que celui du reste la population[153].

L'accès à la CMU se traduit dans un premier temps par un recours important au système de santé. 70 % des ménages de nouveaux affiliés entament une démarche de soins. Il s'agit de rattraper le retard pris en matière de santé du fait des obstacles financiers. Mais au total, les analyses montrent que les dépenses des bénéficiaires de la CMU sont comparables à celles des personnes ayant une assurance complémentaire traditionnelle. Elles sont évidemment supérieures aux dépenses des personnes qui en sont dépourvues[154]. Mais tel était bien le but de la loi, permettre aux plus défavorisés de se soigner comme les autres.

En outre, la CMU permet aux malades de recourir plus facilement à la médecine de ville et par conséquent de moins systématiquement s'orienter vers l'hôpital. Preuve d'une amélioration dans l'égal accès au système de santé, signe également d'une meilleure utilisation des structures hospitalières.

L'instauration de la CMU suscite rapidement des critiques liées aux fraudes que le dispositif peut engendrer, certains disent même susciter. La prudence est légitime. Tout système social nourrit le risque d'une dérive. Le rapport d'évaluation de la loi réalisé en décembre 2003 identifie trois catégories de fraudes. Une fausse déclaration de ressources permet de bénéficier indûment de la CMU. L'utilisation frauduleuse de la carte vitale d'un assuré CMU ouvre à un tiers la prise en charge à 100 %. Des consommations abusives, soit à des fins de détournement pour certains médicaments, soit par consumérisme injustifié, peuvent être favorisées par la gratuité des soins.

Ces risques doivent cependant être relativisés. Des fraudes sont commises par des assurés titulaires d'une assurance complémentaire traditionnelle. Il en va de même pour le risque de consommations abusives que fait courir la gratuité des soins. Quant aux fausses déclarations de ressources, elles relèvent de la vigilance des gestionnaires comme dans tout mécanisme de protection ou d'aide sociale.

La question posée parait moins être celle de la légitimité du dispositif que de la rigueur et de l'efficacité des contrôles. Il est vrai que les fraudes sont d'autant plus inacceptables qu'elles affectent et fragilisent un pilier essentiel du pacte social. Leur endiguement doit être une priorité, leurs bénéficiaires doivent être sévèrement sanctionnés. Pour autant, il ne faut céder ni aux fantasmes, souvent xénophobes, d'abus incommensurables en matière de santé, ni oublier combien d'enfants, de femmes et d'hommes peuvent accéder, grâce à ces mécanismes, à la protection de ce qui est pour chacun d'entre nous le bien le plus précieux. Les surcoûts, incontestables et sans doute en partie inévitables, dus aux « dérives » possibles de la CMU, apparaissent bien modestes au regard de gaspillages et turpitudes financières constatés dans d'autres domaines, pourtant infiniment moins cruciaux pour notre société.

Chapitre 12

Le chaudron hospitalier

L'hôpital est en crise. La cause est entendue. Les services hospitaliers manquent de personnels, les établissements sont contraints de recruter en Espagne des infirmières et d'employer des médecins étrangers sous un statut précaire. Les budgets hospitaliers sont épuisés au cours de l'automne. Et de temps à autre, la presse s'indigne du refus de prise en charge d'un malade dont les soins sont particulièrement onéreux par un hôpital aux finances exsangues.

Pourtant dans le même temps, les patients britanniques franchissent la Manche pour être soignés dans des cliniques ou des hôpitaux du nord de la France, des malades italiens recherchent les services de pointe des hôpitaux parisiens ou du sud-est de la France et l'hôpital devient le service de premier recours même pour des pathologies bénignes. Paradoxe d'un monde hospitalier qui fascine autant qu'il inquiète.

Les débats qui l'entourent ont évolué à une vitesse vertigineuse. Les critiques de l'hospitalo-centrisme, si courantes dans les années 1980, surprendraient bien des jeunes médecins hospitaliers aujourd'hui. La médecine libérale qui redoutait de voir l'hôpital devenir le centre du système de soin et la réduire au rôle de sous-traitant, se satisfait sans nécessairement le dire de voir les services d'urgence accueillir ses patients la nuit. Le clivage entre le secteur public et les cliniques privées qui défrayait régulièrement la chronique a cédé la place à une coexistence pacifique, quand il ne s'agit pas de coopération autour d'un plateau technique ou d'un réseau de soins.

La « révolution » des blouses blanches

Pour tenter de comprendre les raisons de cette évolution, il faut, encore une fois, remonter aux années 1980. Au début du premier septennat de François Mitterrand, la « gauche médicale » s'engage avec détermination, et quelques maladresses, dans une « démocratisation » de l'hôpital. Réforme des statuts des médecins hospitaliers, départementalisation des hôpitaux, les réformes menées de 1981 à 1984 allument la mèche des crises hospitalières. Les enceintes confinées des hôpitaux publics s'ouvrent sur la ville et ne tardent pas à déverser leurs cortèges de manifestants en blouses blanches.

Les réformes du ministre de la Santé Jack Ralite inquiètent ou dérangent les professionnels hospitaliers. Un premier conflit se déclenche, dès décembre 1981, lorsqu'est rendu public un projet de suppression du secteur privé à l'hôpital. Les médecins des hôpitaux ne pourraient plus exercer une partie de leur activité en secteur libéral et bénéficier d'honoraires directement versés par les patients[155].

En 1982 et 1983, plusieurs réformes mettent le feu aux poudres. D'abord la création d'un statut unique pour l'ensemble des praticiens hospitaliers. Ensuite la réforme des études médicales qui provoque la « grande » grève des internes et des chefs de clinique. Au bout de quelques semaines, de nombreux médecins hospitaliers, parmi lesquels des chefs de service médiatiques, rejoignent le mouvement. Les hôpitaux découvrent successivement la grève des soins puis la grève des urgences.

Enfin, la réforme des structures de l'hôpital et la création du département relancent la contestation. L'annonce d'une possible élection des médecins chefs de département, suscite une opposition ferme d'une partie du corps médical. Les lois des 3 janvier 1984 et 1985 ne sont appliquées que par une minorité d'établissements.

Focalisées sur la question du pouvoir médical, les réformes réalisées ignorent les aspirations croissantes des autres professions hospitalières et les transformations radicales qui ont affecté les métiers de l'hôpital.

« Ras la seringue »

En 1988 éclate une crise hospitalière d'un genre nouveau dont les conséquences seront particulièrement durables. La contestation n'émane pas de « mandarins » bousculés par la nouvelle majorité politique, ni de médecins en quête de nouveaux statuts. Ce sont les infirmières qui, pour la première fois, descendent dans la rue. En septembre 1988, des mouvements non contrôlés par les organisations syndicales s'organisent en Ile-de-France. Au départ, la profession se mobilise pour obtenir l'abrogation du « décret Barzach » du 23 décembre 1987 qui prévoyait d'ouvrir les études d'infirmière à des candidats non titulaires du baccalauréat. Rapidement les manifestants réclament une revalorisation des salaires infirmiers et une reconnaissance de leur rôle et de leurs compétences techniques dans le fonctionnement de l'hôpital.

Une « coordination » régionale est créée en Ile de France. Ce terme, appelé à un brillant avenir, est nouveau sur le secteur de la santé. La coordination parvient à réunir 10 000 personnes lors d'une première manifestation ! Services de police et bureaux ministériels sont pris au dépourvu par l'ampleur du mouvement de septembre 1988. Claude Evin, jeune ministre délégué à la santé et à la sécurité sociale dans le premier gouvernement de Michel Rocard, propulsé un mois plus tard ministre de la Solidarité, de la Santé et de la Protection sociale, connaît son « baptême du feu » ministériel.

Les représentants de la coordination sont reçus par le directeur de cabinet du ministre, Jean-René Brunetière[156]. Je découvre au cours de cette première audience quelques-unes des figures imposées et des figures libres du dialogue social. Je ne mesurerai que plus tard à quel point les deux délégations sont inexpérimentées et en partie dépassées par l'ampleur du mouvement social qui s'amorce. Nous évoquons pêle-mêle les revendications salariales, la contestation du pouvoir médical à l'hôpital et même la demande des infirmières des cliniques de devenir des fonctionnaires ! La discussion a du mal à s'organiser. La délégation de la coordination composée de deux ou trois professionnels de l'engagement syndical et d'une dizaine d'infirmières dont c'est le premier mouvement social, est plus à la recherche de son unité et d'une plate-forme revendicative que d'un accord salarial.

À l'issue d'un entretien, rendez-vous est pris pour une nouvelle réunion qui devrait se tenir sous la présidence du ministre. Le « débriefing » nous laisse quelque peu perplexes. Les débats ont été constructifs en dépit de leur caractère désordonné. Les contacts ne sont pas rompus puisqu'une nouvelle réunion est programmée. Nous percevons clairement les enjeux de ce premier mouvement social auquel est confronté le gouvernement de Michel Rocard. Nous mesurons également les risques politiques qui s'y attachent. Claude Evin, ancien directeur de la pré-campagne présidentielle de Michel Rocard, est considéré comme le ministre le plus proche du chef du gouvernement. Sa capacité à gérer la contestation sociale sera immédiatement mise au débit ou au crédit du Premier ministre.

L'ampleur de la manifestation, 10 000 blouses blanches dans les rues de Paris, le soutien populaire dont le mouvement infirmier peut se prévaloir, la discrétion des organisations syndicales au début du conflit, donnent un écho imprévisible à la manifestation régionale. Les commentaires sont sévères. Il est reproché à Claude Evin de ne pas avoir reçu lui-même la coordination. Critique très injuste au regard des traditions sociales qui, à cette époque, réservent aux syndicats représentatifs le premier entretien avec le ministre. Mais critique qui va poursuivre longtemps le jeune ministre et qui affecte chacun des membres du cabinet qui ont participé à la rencontre avec la coordination. L' « inexpérience » et de l' « incompétence » brocardées par la presse nous sont largement imputables mais les attaques ne visent, dans le redoutable partage des rôles entre le décideur et le conseiller, que le ministre auprès duquel nous sommes engagés.

Quoi qu'il en soit, le mal est fait. Le conflit s'est engagé dans les pires conditions. Il faut faire face. Une stratégie s'élabore. Un « pro » de la négociation sociale nous a rejoints. Marcel Atlan, ancien responsable syndical, rompu aux « marathons » sociaux, siège à la droite de Claude Evin pendant les négociations statutaires avec les fédérations syndicales. A ses heures « perdues », il dispense aux bleus de l'équipe une formation au dialogue social en dix leçons...

Pendant plusieurs semaines, les rencontres débutées dans l'après-midi se poursuivent en soirée, souvent jusqu'à deux ou trois heures du matin. Marcel Atlan me fait découvrir les ressources insoupçonnées des tours de table répétés, le langage codé des avancées et des concessions, les incidents nécessaires à la maturation du conflit. Il sait demeurer impassible, égal à lui-même, quelles que soient les critiques, les hésitations, parfois même les provocations de nos interlocuteurs. Je l'ai vu reprendre six ou sept fois la même présentation du déroulement de carrière proposé par le ministère pour les cadres infirmiers. Après deux suspensions de séance et les indispensables tractations de couloir, un compromis a pu être trouvé.

Dans les jours qui suivent la première manifestation régionale, Claude Evin reçoit la coordination. Les contacts seront réguliers et fréquents entre le ministre et les représentants de ce qui devient rapidement une coordination nationale. Dès la semaine suivante, de véritables négociations commencent. La multiplicité des interlocuteurs embarrasse le cabinet encore peu aguerri à ces exercices. Au 2ème étage de l'avenue de Ségur, le ministre négocie avec les organisations syndicales. Au 4ème étage, je conduis une concertation avec les représentants de la coordination. Parfois même, dans un autre salon, un conseiller technique mène des discussions avec les organisations professionnelles représentant notamment les écoles d'infirmières, qui ne sont pas encore devenues les instituts de formation en soins infirmiers.

À l'issue de la première réunion de négociations, je suis chargé de « descendre » à l'entresol de l'avenue de Ségur pour rencontrer la presse. Pour la première fois depuis ma nomination au cabinet, je fais l'expérience des contacts avec la presse, elle sera douloureuse ! Il est 19 h 30. Je n'ai pas mesuré l'importance de l'horaire, et je me présente aux journalistes, avec pour inquiétude principale une maîtrise, qui me semble insuffisante, des innombrables données techniques du dossier.

Je suis accueilli par une vingtaine de professionnels, calepin et stylo à la main, qui me font part de leur irritation et de leur impatience. Le 20 heures est dans une demi-heure et les journaux du lendemain matin bouclent dans les minutes qui viennent ! Puis l'une des journalistes me pose la question à laquelle je ne m'attendais pas. Manque d'expérience de ma part mais surtout de bon sens, tant elle était prévisible !

« Combien ? ». Devant ma surprise, la journaliste consent à préciser sa demande. « Quel est le montant de l'enveloppe accordée aux infirmières ? ». Je suis décontenancé. Le dossier est difficile à résumer par un chiffre. Le montant des revalorisations est modeste la première année, plus important au fil du temps. Quel chiffre donner ?

Qui plus est, j'ignore si le chiffre global du coût des revalorisations peut être rendu public alors que la négociation n'est pas terminée. Je bredouille des explications, défends la position du ministère, propose de revoir les journalistes au plus vite. Mais le lendemain matin, un journal fait sa Une d'un chiffre dont j'ignore l'origine et qui focalise l'attention des observateurs pour plusieurs semaines. On apprend vite en cabinet que le faire-savoir est une composante majeure du savoir-faire !

En interministériel, la douche est aussi froide ! Le conflit n'est pas pris au sérieux. Il n'y a jamais eu de vrai mouvement social infirmier. Lors de la première réunion d'arbitrage à laquelle j'assiste, le représentant du ministère des Finances propose une revalorisation de 80 francs par mois alors que la revendication exprimée dans la rue est de 1 000, bientôt 2 000 F ! Avec Marcel Atlan et Édouard Couty, conseiller technique chargé des hôpitaux, nous réagissons avec virulence.

Le mouvement social s'amplifie. Chaque jeudi, un défilé de blouses blanches envahit le VIIème arrondissement. Fin septembre, une manifestation réunit 100 000 hospitaliers. La marée humaine est impressionnante. Le ministère est submergé par la succession des cortèges des régions et des professions. Jean-Luc Uguen, le jovial mais prudent chef de cabinet de Claude Evin, fait des allers et retours entre son bureau et les forces de l'ordre qui ceinturent l'immeuble ministériel. A aucun prix la manifestation ne doit donner lieu à des débordements ou des échauffourées. Nouvelle audience, nouvelles revendications.

Après plusieurs réunions interministérielles et une rencontre entre Michel Rocard et Claude Evin, une enveloppe substantielle est dégagée pour les personnels hospitaliers. Les propositions faites aux organisations syndicales, plusieurs centaines de francs d'augmentation mensuelle, suscitent l'intérêt de nos interlocuteurs. Les dernières séances de négociation laissent entrevoir la possibilité d'un accord.

Mais à ce moment, le Président de la République décide de visiter l'institut Gustave Roussy de Villejuif. Claude Evin accompagne, comme c'est la règle, le chef de l'État lors de son déplacement dans un établissement hospitalier. Je suis également du « voyage » avec

Marcel Atlan. Nous recevons pendant la visite présidentielle, les délégations syndicales de l'institut qui ont demandé une audience. À l'issue de la visite, nous assistons au discours de clôture prononcé par le Président. Avec son légendaire talent d'orateur, François Mitterrand évoque la grandeur des missions hospitalières et la lutte contre le cancer. À la fin de son intervention, le Président de la République fait un vibrant plaidoyer en faveur des infirmières. Il incite à la revalorisation de leur statut et demande au gouvernement de répondre à leurs légitimes attentes.

Nous nous regardons avec Marcel Atlan. C'est un coup de poignard. Exprimée avant les négociations budgétaires, la parole présidentielle aurait été d'or. A l'IGR, elle est de plomb ! L'accord envisagé est mort-né. Le conflit est relancé. Un dessin de Plantu à la Une du *Monde* résume la scène à laquelle nous venons d'assister. Un Mitterrand portant un numéro 2, référence au second septennat, lance des seringues en guise de fléchettes sur un Mitterrand revêtu du numéro un.

Nouveaux arbitrages, nouvelles négociations et finalement après plus d'un mois de conflit, l'accord est scellé le 13 octobre après plus de sept heures de discussions avenue de Ségur et un ultime « round » présidé par Michel Rocard à deux heures du matin dans la prestigieuse salle du conseil de l'hôtel Matignon. Le protocole est signé le 21 octobre 1988 avec les trois fédérations santé de la CFDT, de la CFE-CGC et de la CFTC. Quelques manifestations sporadiques tentent de prolonger le mouvement mais progressivement l'activité des hôpitaux redevient normale. Le mouvement « Ras la seringue ! » lancé par la première coordination infirmière est entré dans l'histoire sociale de notre pays.

Le bilan des grandes manifestations infirmières de 1988 est considérable. D'abord par les avancées statutaires que le conflit a permis pour les infirmières mais aussi pour les autres catégories de personnels non médicaux. Ce mouvement est d'ailleurs amplifié quelques mois plus tard par les accords Durafour qui s'appliquent à l'ensemble de la fonction publique et qui sont sans doute l'une des conséquences indirectes du mouvement de l'automne 1988.

Il est vrai, et la lettre que Claude Evin adresse à la coordination infirmière le 13 octobre le rappelle, que le chantier statutaire ouvert par la loi de 1986 créant le statut de la fonction publique hospitalière et qui devait permettre une modernisation des métiers hospitaliers, était resté en plan depuis cette date. Le gouvernement d'alternance, en fonctions de 1986 à 1988, n'avait négocié aucun statut d'application de la loi.

Le nouveau pouvoir infirmier

Mais au-delà des décrets statutaires qui sont élaborés et publiés à un rythme sans précédent par le ministère de la Santé à partir de 1989, la crise hospitalière des débuts du gouvernement Rocard marque une rupture dans les rythmes sociaux de l'hôpital et l'entrée sur le devant de la scène des professions hospitalières non médicales.

De nombreuses transformations en résultent. D'abord l'institutionnalisation du rôle des infirmiers. Des services de soins infirmiers sont créés. Ils ont vocation à réunir les personnels infirmiers et à favoriser l'organisation par les cadres infirmiers des fonctions soignantes. D'une certaine manière, le conflit débouche sur l'institution d'un pouvoir infirmier au sein de l'hôpital. Avec en toile de fond, une remise en cause plus ou moins explicite du pouvoir médical.

Pendant les négociations, la question des relations entre les médecins et les autres soignants est revenue à de nombreuses reprises. Si parfois était dénoncé le manque de considération de certains médecins, notamment de chefs de service, pour « leurs personnels », la revendication portait surtout sur la nécessaire reconnaissance des compétences techniques et du rôle propre de l'infirmier.

Les discussions avaient en particulier mis en exergue des pratiques contestables parce que préjudiciables à la qualité des soins. L'absence dans certains services, d'un véritable travail d'équipe, de « staff », limitait l'information des infirmières sur la situation des patients du service et ne permettait pas toujours de mettre en œuvre les protocoles de soins les plus appropriés. De même l'habitude des prescriptions orales, susceptible de conduire à des erreurs dans l'administration des médicaments, était régulièrement dénoncée.

L'incitation à la tenue de réunions de service dans les équipes qui ne les pratiquaient pas précédemment, puis la création par la loi hospitalière de conseils de service ou de département, tenteront de répondre aux attentes ainsi exprimées.

Autre conséquence du mouvement, la perception du monde hospitalier par les responsables politiques change. Comme les conflits des médecins hospitaliers de 1983 et 1984 ont mis fin à la tradition du « Silence, hôpital » à laquelle l'histoire hospitalière avait habitué les gouvernements, les manifestations infirmières de 1988 ont révélé la diversité sociale et professionnelle des hôpitaux et donné leurs lettres de noblesse aux coordinations.

Cette effervescence de l'action revendicative a d'ailleurs conduit à l'émergence de nouvelles forces syndicales. Le syndicat SUD a repris le flambeau de certaines coordinations et compte parmi les acteurs sociaux importants sur le secteur hospitalier.

La forteresse assiégée

Depuis cette époque, le ministère de la Santé est sans doute l'organe gouvernemental le plus souvent visé par des mouvements sociaux. Peu de jours, pas de semaines sans que des manifestants ne viennent battre le pavé des avenues de Ségur ou de Lowendal. Les services municipaux ont renoncé à ranger les barrières de protection du ministère. Les stationnements de CRS sont presque permanents autour de l'Ecole Militaire.

Les conflits sociaux se succèdent quand ils ne se télescopent pas. Entre les grands mouvements nationaux, des cortèges de la coordination infirmière aux défilés des médecins libéraux, s'intercalent des protestations catégorielles variées. Un jour les infirmières de salle d'opération revendiquent leur droit à un classement professionnel conforme aux exigences de leur métier et de leurs études, le lendemain les travailleurs sociaux contestent les modalités d'application de la réduction du temps de travail dans leur secteur. Le surlendemain, les chirurgiens ou les masseurs kinésithérapeutes manifestent leur mécontentement devant le gel de leurs honoraires depuis plusieurs années ou les projets du gouvernement pour réguler les dépenses de santé. Certains jours, les autorités de police établissent un véritable « programme » de la contestation : 10 heures pour un centre de rééducation, 11 heures pour un hôpital local, 14 heures pour une profession hospitalière, 16 heures pour une coordination libérale...

Chaque réunion du comité technique paritaire du ministère ou du conseil supérieur de la fonction publique hospitalière, où sont examinés les projets de réforme et de statuts professionnels, donne lieu à son lot de manifestations. Le rythme du calendrier social est largement déterminé par les cycles des « consultations » obligatoires prévues par la réglementation.

Régulièrement, le perron du ministère est envahi, les bureaux bercés par la carmagnole ou la musique rap des contestataires. La sono des manifestants est d'autant plus puissante que le nombre de manifestants est réduit.

En 2002, Bernard Kouchner organise une journée de réflexion sur la fin de vie avec des professionnels de santé, des intellectuels, des responsables associatifs, des juristes et des représentants des cultes. Françoise Giroud délivre un témoignage émouvant, Kristina Orfali du centre d'éthique clinique de l'université de Chicago présente l'état de ses recherches, les représentants des cultes analysent les questions qui les rapprochent ou les divisent. L'atmosphère est recueillie, la parole mesurée mais régulièrement couverte par les musiques antillaises généreusement diffusées par la « sono » de la CGT d'un établissement de la banlieue parisienne et les crécelles de cinquante manifestants. Les participants de la réunion ont parfois des difficultés pour entendre les témoignages et suivre les propos échangés. Par moments, les intervenants sont obligés de s'interrompre. Certains expriment leurs regrets. À une ou deux reprises, Bernard Kouchner ne peut contenir son irritation. Vie sociale et fin de vie se superposent, dans une atmosphère singulière.

La camisole du budget global

Cette « récurrence » de la crise hospitalière puise sans doute aussi ses racines dans des évolutions qu'a connues l'hôpital depuis les années 1970. En effet, longtemps accusé, et la critique n'a pas disparu, d'être le plus gros consommateur de la dépense de soins, l'hôpital a été soumis, avant les autres secteurs de la santé, aux rigueurs de la maîtrise des dépenses.

Dès 1979, le gouvernement de Raymond Barre a institué un taux directeur hospitalier. Préfiguration des objectifs de dépense qui se sont imposés à partir de la fin des années 1980, le taux directeur visait à tracer chaque année la ligne d'horizon budgétaire des hôpitaux. Toutefois, il est demeuré largement indicatif tant qu'aucun mécanisme de régulation n'a pas limité directement les dépenses hospitalières. Les hôpitaux ont été jusqu'en 1983 financés pour l'essentiel par un prix de journée versé par l'assurance maladie. En pratique, chaque fois qu'un patient entrait à l'hôpital, il permettait à l'établissement d'accroître son budget d'un montant égal au nombre de journées pendant lesquelles il y séjournait, multiplié par le montant du prix de journée.

En 1983, Pierre Bérégovoy et son directeur des hôpitaux, Jean de Kervasdoué[157] ont élaboré et mis en œuvre une réforme considérable, entrée dans l'histoire hospitalière sous les termes de « budget global ». Avec le « budget global », la logique de financement des hôpitaux a, en quelques mois, été totalement inversée. Chaque hôpital recevait en début d'année une dotation globale de financement comme une administration traditionnelle se voit affecter un budget limitatif. Et il ne pouvait dépasser au cours de l'année, quelle que soit son activité, le budget alloué. Le mécanisme a été redoutablement efficace pour la maîtrise des dépenses puisque l'hôpital ne pouvait dépenser plus que ses recettes ainsi globalisées, sans encourir les foudres des services de contrôle de l'État et de la Cour des comptes.

Dès lors le respect du taux directeur hospitalier, c'est-à-dire de l'objectif de dépenses fixées pour l'ensemble des hôpitaux, a pu, bon an mal an, être imposé. A la fin des années 1980, le rythme de la croissance des dépenses hospitalières, en volume, était le quart de ce qu'il était à la fin de la décennie précédente. L'hôpital public, qui pesait pour plus de 41 % de la dépense de soins en 1980 ne représentait plus que 34 % en 2000. Contrairement à certaines idées reçues, l'hôpital est le secteur de la santé qui a le plus restreint son niveau de dépense au cours des vingt dernières années.

Il reste que le budget global, pour efficace qu'il soit, comporte des effets pervers, qui sont progressivement devenus insupportables dans de nombreux établissements. D'abord il pénalise les structures les plus dynamiques. Plus l'établissement voit son activité croître, plus la limite budgétaire fixée a priori est difficile à tenir. D'où des difficultés, difficilement compréhensibles par le public, pour des établissements performants, d'accueillir un malade dont le traitement est particulièrement coûteux, lorsqu'il se présente en fin d'année ! Dans tous les cas que j'ai connus, le dépassement était évidemment autorisé et la direction des hôpitaux abondait les lignes budgétaires de l'établissement en cause.

Mais le budget global produit également des effets inverses. Des hôpitaux en perte de vitesse sont parfois avantagés par une dotation qui n'est pas toujours ajustée à la baisse, lorsque l'activité décline.

L'application pendant deux décennies de ce mécanisme, a produit des effets financiers qui n'ont pas manqué d'avoir des répercussions sur les conditions de travail. Des établissements performants, à l'activité en plein essor, ont été en quelque sorte « étranglés » par un mode de tarification insuffisamment dynamique. La pression qui s'est exercée sur les services hospitaliers les plus actifs et souvent aussi les plus difficiles, a entraîné une dégradation des conditions de travail des personnels soignants. Confrontés à des budgets limités, les hôpitaux ont certes fait des gains de productivité aussi considérables que nécessaires, mais ils les ont parfois faits au prix de conditions de travail dégradées à l'origine d'un malaise hospitalier persistant.

Qui plus est, les activités hospitalières, et la pénibilité des emplois qui en résulte, se caractérisent par une très grande hétérogénéité. Le seul regret que je conserve des avancées statutaires permises par les mouvements des années 1980 tient à une trop faible différenciation des rémunérations selon les fonctions exercées. Quelques améliorations ont sans doute été apportées par la création de nouvelle bonification indiciaire, la célèbre, du moins dans le fonction publique, NBI. Mais il suffit de rencontrer des personnels hospitaliers pour se convaincre de l'insuffisante valorisation des fonctions les plus exigeantes, les plus pénibles ou les plus éprouvantes. La prise en charge de patients gravement atteints, l'accueil des urgences ou les services de nuit soumettent les personnels soignants à des contraintes et des épreuves qui ne sont pas comparables à celles de bien d'autres services.

L'inversion de la carte sanitaire

La réforme de la dotation globale de financement n'est pas la seule transformation de son environnement à laquelle l'hôpital public a été confronté. L'impératif de maîtrise des dépenses, que la fin des 30 glorieuses et les crises pétrolières des années 1970 ont imposé, a bouleversé en quelques années la philosophie de la politique hospitalière. La loi hospitalière de 1970, dite loi Boulin, avait posé le principe d'une carte sanitaire, c'est-à-dire de la définition pour chaque secteur sanitaire du nombre de lits qui doit permettre de répondre aux besoins de la population. Les pouvoirs publics déterminaient ainsi des indices de besoin. Un exemple. Un arrêté de 1992 a fixé à 0,04 lit ou place pour 1 000 habitants les besoins en neurochirurgie[158]. Cette invention de la carte sanitaire avait, dans le contexte des années 1960, pour objet de planifier l'extension du système hospitalier et de garantir un maillage fin et harmonieux du territoire par des hôpitaux répondant aux besoins de la population. Jusqu'à la fin des années 1970, la carte sanitaire a été l'instrument administratif de la création d'hôpitaux.

Cette logique d'expansion a été brutalement remise en cause dès les années 1980. Les déficits récurrents de la sécurité sociale ont conduit aux premières mesures de maîtrise des dépenses de santé. La carte sanitaire a alors été utilisée à rebours pour réguler l'offre de soins. Les indices de besoin sont devenus des majorants alors qu'ils avaient été conçus comme des minorants. Leur contraction a permis de refuser l'ouverture de nouveaux services hospitaliers et de nouvelles cliniques. La politique hospitalière s'est fixée des objectifs de restructuration, c'est-à-dire pour décrypter le langage technocratique repris par les responsables politiques, de réduction du nombre des lits et services hospitaliers.

D'une activité d'avenir, promise à une expansion planifiée, l'hôpital est devenu un secteur en restructuration, une charge financière pour la collectivité. Comment une telle transfiguration pouvait elle rester sans effets sur les agents hospitaliers ? Une incompréhension radicale s'est dessinée. La contradiction entre une médecine hospitalière toujours plus efficace et un discours politique mettant de plus en plus systématiquement au centre des débats hospitaliers la « dérive » des dépenses, portait les ferments d'une crise d'identité des personnels comme des médecins hospitaliers. Il fallait « restructurer les hôpitaux » comme on restructurait la sidérurgie. Le message était pour le moins ambigu. Il suscitait incompréhensions et inquiétudes.

Au moment où l'hôpital achevait sa mue centenaire de lieu d'accueil des indigents, les hospices des XVIIIe et XIXe siècles, en centres thérapeutiques d'excellence, l'image qui lui a été renvoyée par le corps social et le pouvoir politique était celle d'une institution dispendieuse, à l'origine de l'augmentation des prélèvements obligatoires. Comment ne pas désespérer la Pitié-Salpêtrière !

L'émergence d'un pouvoir gestionnaire

Quant aux médecins hospitaliers, ils ont été confrontés à une évolution de leur statut social qui leur a donné le sentiment d'une perte de pouvoir. D'abord parce que la démographie des professions de santé, en très forte croissance depuis un demi-siècle, a modifié la place du médecin à l'hôpital. Les équipes se sont étoffées, le chef de service n'est plus le « patron » incontesté qu'il a pu être. La création d'un statut de praticien hospitalier a progressivement exacerbé les rapports de pouvoir au sein des équipes médicales. Ensuite parce que les PU-PH, en dépit du prestige de leur statut issu des ordonnances de 1958, ne bénéficient plus au sein de l'hôpital de l'autorité de principe qui leur était reconnue jusqu'aux années 1980. Des revendications tendant au rapprochement des statuts de PH et de PU-PH, et permettant à tous d'exercer des fonctions de soins mais également d'enseignement et de recherche, ont même été exprimées par certains syndicats de praticiens hospitaliers depuis plusieurs années.

Parallèlement, les directeurs d'hôpital ont acquis, par la compétence des membres du corps et le quasi monopole qui leur a été conféré pour la direction des établissements publics, une légitimité gestionnaire. Ils sont progressivement devenus les pilotes des hôpitaux. Ainsi le pouvoir médical a-t-il été confronté, au sein des établissements hospitaliers, à une autorité administrative dont les prérogatives ont été accrues lorsque l'impératif de maîtrise des dépenses s'est affirmé. Le temps des « mandarins » seuls maîtres à bord, image d'Épinal ou réalité, paraît bien révolu.

La marmite hospitalière en ébullition

Soumis aux mouvements tectoniques de la maîtrise des dépenses, des révolutions thérapeutiques et des transformations des métiers du soin, le monde hospitalier est entré dans une période de grande instabilité. Ses crises, aussi spectaculaires que fréquentes, ont été symbolisées à plusieurs reprises par une tente installée par les coordinations infirmières devant le 8 de l'avenue de Ségur. L'une d'elles y est demeurée plus d'un an. Une vaste toile de tente reliait les trois arbres qui délimitent le terre-plein triangulaire situé en face du ministère de la Santé. Quelques responsables de la coordination occupaient le campement. Nous avions l'habitude de les croiser et d'échanger quelques mots le matin en arrivant au ministère. Parfois nous passions avec Bernard Kouchner les saluer le soir en le quittant.

En intermittence avec les conflits qui ont fait les gros titres des médias, des conflits plus spécialisés se sont succédés. L'unification des diplômes des infirmiers a occupé pendant plusieurs années les services juridiques comme les équipes de sécurité du ministère. Les infirmiers relevaient en France d'un double statut, d'une part les infirmiers psychiatriques, d'autre part les infirmiers diplômés d'État. Les textes européens ont imposé l'unicité du diplôme, provoquant d'innombrables manifestations et une longue négociation. De même, plusieurs catégories d'infirmières, à formation particulièrement spécialisée, comme les infirmières anesthésistes ou les infirmières de bloc opératoire, ont mené une lutte sociale déterminée pour obtenir la reconnaissance de leur degré de qualification et la revalorisation de leur statut.

Lors d'une séance de travail organisée dans le bureau de Sabine Baur, l'infirmière générale qui suivait en 1992, au cabinet de Bernard Kouchner, les dossiers des professions paramédicales, la délégation reçue a eu la surprise de voir le ministre venir participer à l'improviste aux discussions. Privilège de la rencontre improvisée ou aboutissement d'un conflit venu à maturité, quelques semaines plus tard une solution a été trouvée.

Avec les médecins hospitaliers, les accès de fièvre sociale ont également été nombreux. En 1989, des préavis de grève ont été déposés par des praticiens qui se réunissaient en coordination nationale à l'instar des infirmières de l'automne 1988. Après des négociations difficiles, un accord a été conclu. Un demi milliard de francs était consacré à la revalorisation de leur statut. Amélioration de certains échelons de la carrière des PH, élargissement des conditions d'accès aux derniers échelons de la carrière. Les mêmes motifs ont donné lieu à de nouvelles négociations au cours de la décennie suivante.

En 1990, nouvelle grève des médecins des hôpitaux. Mais le conflit était, cette fois, lancé par les internes et les chefs de clinique pour des motifs étrangers au système hospitalier. Les jeunes médecins craignaient en effet de voir leurs conditions d'installation en libéral menacées par les négociations sur la convention médicale. Mouvement d'un genre nouveau qui a bloqué l'hôpital, y compris les urgences, pendant de nombreuses semaines, pour des revendications qui concernaient des négociations conventionnelles menées par les caisses d'assurance maladie et qui ne pouvaient trouver leur solution dans le cercle hospitalier.

En 1992, les praticiens hospitaliers se sont mis en grève pour obtenir une révision de leur statut. Philippe Renou, praticien hospitalier du Mans et conseiller technique de Bernard Kouchner, a mené la négociation pendant de nombreux mois. Son engagement, sa force de conviction, le respect qu'il suscitait dans la profession et de bons arbitrages ont permis de parvenir à un accord quasi unanime. Dix sept organisations syndicales représentant les praticiens hospitaliers ont apposé leur signature sur le texte de l'accord, qui consacrait de nouvelles et substantielles revalorisations salariales.

La dernière étape de ce dialogue social avec les médecins hospitaliers, à laquelle il m'a été donné de participer, m'a semblé d'une nature différente. Pour la première fois, elle portait directement sur le temps de travail des praticiens. La mise en œuvre de la réforme emblématique du gouvernement Jospin, la réduction du temps de travail – la RTT – a ébranlé le dogme du « temps qui ne compte pas » pour les médecins des hôpitaux. Jusqu'alors ces professionnels étaient tenus à dix demi-journées d'activité, dont deux d'intérêt général ou d'activité libérale, mais le nombre d'heures des demi-journées n'était pas précisé.

Le mouvement général de la RTT remet en cause, en 2001, cette approche de l'activité médicale hospitalière. Après une esquisse de discussion sur les horaires de travail, qui suscite des interrogations et même des désaccords des représentants syndicaux entre eux, les organisations de médecins hospitaliers réclament l'application des jours de congés attachés à la RTT, notamment pour les cadres. Non sans un certain paradoxe puisque la référence prise n'est pas celle des cadres dirigeants alors pourtant que dans les négociations traditionnelles, les responsabilités des médecins étaient le plus souvent, et fort justement compte tenu de leur niveau de formation et les responsabilités exercées, comparées à celles des cadres les plus élevés de la hiérarchie des entreprises.

Quoi qu'il en soit, la négociation aboutit. La RTT s'applique aux praticiens hospitaliers. Plus de 6 000 emplois médicaux sont créés[159]. Une page de l'hôpital se tourne. Le temps médical est compté. Les dépassements horaires sont rémunérés ou compensés, des tableaux de service complexes doivent être établis et gérés pour les médecins hospitaliers comme pour les autres professionnels soignants. Effet de générations pour certains. Reconnaissance légitime de la « banalisation » de la fonction pour d'autres. Transformation du fonctionnement des hôpitaux pour tous.

Les négociations sur la réduction du temps de travail, menées en parallèle pour la fonction publique hospitalière, occupent largement l'emploi du temps des ministres. Elisabeth Guigou et Bernard Kouchner président de solennelles tables rondes dans la salle des accords de la rue de Grenelle en 2001 et début 2002. Qu'elle n'est pas notre surprise lorsque la proposition de Bernard Kouchner qui paraissait logique pour ne pas dire nécessaire, de tenir des réunions communes entre les syndicats de la fonction publique hospitalière et les organisations de médecins hospitaliers essuie un refus catégorique. La dichotomie entre les personnels médicaux et les agents hospitaliers reste intangible. Même à l'occasion d'une négociation comme celle de la RTT, qui porte tout autant sur le fonctionnement des hôpitaux que sur les conditions d'emploi de ses personnels, la césure ne peut être remise en cause.

Preuve que les bouleversements qu'a connus l'hôpital depuis 1981, notamment l'émergence du pouvoir infirmier, n'ont pas suffi à rapprocher ses différentes composantes. Il est vrai que dans les établissements, le comité technique où siègent des représentants des personnels et la commission médicale d'établissement, demeurent distincts et ne tiennent qu'exceptionnellement des réunions communes malgré les dispositions les prévoyant issues de la loi hospitalière de 1991.

Les clivages hospitaliers n'ont pas été entamés par les réformes conduites depuis vingt ans. Comment ne pas y voir l'une des sources des dysfonctionnements structurels des hôpitaux ?

Les incendies hospitaliers qui jaillissent mois après mois ont de multiples ressorts. Pourtant ils m'ont toujours paru exacerbés et compliqués par la multiplicité exceptionnelle des catégories socioprofessionnelles à l'hôpital et les distances qui les séparent. Peu d'organisations connaissent autant de fonctions et de statuts. Personnels soignants et non soignants, personnels médicaux, paramédicaux, administratifs et ouvriers, praticiens hospitaliers et professeurs de médecine, internes et chefs de clinique, praticiens contractuels et praticiens étrangers. L'hôpital est un chaudron social dont les composantes sont à la fois isolées les unes des autres et extraordinairement soudées lorsque l'une d'elles se sent mise en cause et s'embrase.

Chapitre 13

Une réforme hospitalière sans manif !

Depuis la fin des années 1980, la réforme hospitalière est à l'ordre du jour. Comment répondre au malaise hospitalier dont chacun mesure la gravité ? Des réponses statutaires, législatives, budgétaires ont tour à tour été apportées. En 1996, une ordonnance du plan Juppé est consacrée à l'hôpital ; elle met en place des contrats d'objectifs et de moyens pour les hôpitaux et institue les agences régionales d'hospitalisation. En 2003, la loi de financement de la sécurité sociale élaborée par Jean-François Mattéi pose le principe d'une tarification à l'activité, qui met fin au budget global, rapproche les modes de tarification de l'hôpital public et des cliniques privées et introduit un lien entre l'activité réelle de l'hôpital et ses ressources

Mais en 1989, la législation hospitalière est gravée dans le marbre. La loi Boulin de 1970 a révolutionné le cadre juridique applicable aux hôpitaux, instauré la carte sanitaire et défini le statut juridique et financier de l'hôpital public. Quelques mois après le mouvement infirmier de septembre 1988, l'équipe « santé » de Claude Evin que j'anime en ma récente qualité de directeur adjoint du cabinet, travaille d'arrache-pied sur le malaise hospitalier. Nous ne cessons de consulter les acteurs de l'hôpital. Bruno Varet et Henri Delbecque reçoivent les médecins, Édouard Couty et Gilbert Chodorge les organisations professionnelles, Marcel Atlan les syndicats de la fonction publique hospitalière et Jérôme Cahuzac les représentants des cliniques.

Chaque audience, chaque déplacement du ministre, confirme les blocages que rencontrent les hôpitaux, le manque de souplesse de l'organisation hospitalière. Nous sommes convaincus que des pans entiers de la réglementation doivent être revus. Au fur et à mesure de l'avancement de ces travaux, je ressens la nécessité de donner une portée symbolique aux transformations que nous préparons. Habitué par mes années passées au Conseil d'État à l'élaboration des textes, je finis par me poser la question d'une nouvelle loi hospitalière. L'hôpital n'est plus celui des années 1970, la loi Boulin, pour historique qu'elle ait été, n'est plus adaptée aux réalités hospitalières. Pourquoi ne pas engager la préparation d'une nouvelle loi ?

Vingt après, une loi hospitalière

Des périodes passées en cabinet, on conserve le souvenir d'un travail envahissant et d'une disponibilité permanente. Quelques images restent aussi en surimpression malgré les années, quelques instants qui ont pu avoir une incidence sur le cours des choses, du moins a-t-on la faiblesse de le croire. Je conserve une émotion intacte de ce jour de 1989 où je suis entré dans le bureau de Claude Evin pour, comme nous le faisions de temps à autre, évoquer les dossiers santé du ministère et où je lui ai proposé l'élaboration d'une nouvelle loi hospitalière.

D'emblée, Claude Evin marque son intérêt pour le projet. Connaisseur des questions hospitalières et militant de l'hôpital public, le jeune ministre du gouvernement Rocard sait à quel point les hôpitaux aspirent au changement. Il a, à plusieurs reprises, exprimé publiquement son intention de redéfinir les règles hospitalières et de donner aux hôpitaux les moyens de préparer leur avenir. Plutôt que de réformer par des DMOS successifs, c'est-à-dire par des chapelets d'articles décousus inclus dans des lois portant diverses mesures d'ordre social – ces fourre tout législatifs qui permettent tous les deux ans d'amender la législation sociale –, pourquoi ne pas légiférer sur l'hôpital dans un cadre plus solennel et cohérent ?

Pour autant, la décision ne va pas de soi. Comment convaincre le Premier ministre de se lancer dans une aventure législative dont les dernières tentatives, de moindre ampleur, ont en 1983 et 1984 entraîné des troubles sociaux durables ? N'est-il pas provoquant, et en tout état de cause politiquement incorrect, de prendre le risque d' « agiter » le monde hospitalier alors que les cendres du mouvement de 1988 sont encore ardentes ? Pourtant, une réforme législative d'ensemble peut être l'occasion pour chacune des composantes de l'hôpital de se faire entendre, de lever les obstacles qu'elle rencontre et en fin de compte d'ouvrir de nouveaux horizons avec la communauté hospitalière.

Mais la loi doit être conçue comme l'aboutissement d'un processus de concertation et non comme l'expression d'une volonté unilatérale. Il faut donc conduire, pour sa préparation, une démarche de discussion et d'échange dans les hôpitaux. L'objectif doit être de dégager avec les personnels de l'hôpital les perspectives de son évolution.

Pour y parvenir, nous imaginons de constituer une mission de concertation destinée à présenter au monde hospitalier les axes de la réforme et à recueillir ses propositions. La mission a vocation à être l'interlocuteur permanent des organisations professionnelles et des syndicats hospitaliers, mais aussi à organiser des débats dans les hôpitaux, à rencontrer le plus grand nombre possible d'hospitaliers, à tenir en quelque sorte des « États généraux » itinérants dans les régions.

Michel Rocard, séduit par l'idée, donne très vite son accord à Claude Evin. Sa philosophie de l'action publique et sociale, sa culture politique, sa volonté de réformer l'institution hospitalière, lui font prendre le risque de cette « mobilisation » de l'hôpital par les pouvoirs publics. Le principe de la réforme est annoncé lors de la communication en Conseil des ministres du 12 avril 1989 au cours de laquelle Claude Evin présente les grandes orientations de la politique de santé du gouvernement pour les années 1989 à 1992.

Dans les mois qui suivent, le cabinet mène une concertation sur les orientations du projet de loi. Objectif : le discours d'ouverture des assises nationales de l'hospitalisation publique que le ministre doit prononcer le 4 décembre 1989.

La manifestation bisannuelle de la fédération hospitalière de France, à laquelle est d'ailleurs adossé le « salon des hôpitaux », Hôpital Expo, réunit la communauté hospitalière. Elle est l'occasion idéale pour donner le « la » de la réforme.

A la direction des hôpitaux, le projet est directement du ressort de son directeur, Gérard Vincent, nommé quelques mois plus tôt à la surprise générale. Après les conflits de l'automne 1988 qui ont pris le ministère au dépourvu, Claude Evin souhaite confier la direction des hôpitaux à une nouvelle personnalité afin de donner une impulsion différente à la politique hospitalière.

Un matin, il nous demande à Jean René Brunetière et à moi-même de venir dans son bureau. Il nous annonce avoir trouvé l'homme de la situation et ajoute « vous allez être surpris ! ». Claude Evin nous fait part de son intention de proposer la nomination de Gérard Vincent à la tête de la direction des hôpitaux. Il sait qu'au-delà de l'effet de surprise que cette nomination ne peut manquer de provoquer, l'idée peut susciter oppositions et protestations.

Directeur de l'Hôtel-Dieu de Paris, Gérard Vincent est en effet jusqu'à ce jour le leader charismatique du vigoureux syndicat national des cadres hospitaliers (SNCH), principal syndicat de directeurs d'hôpital. Mais ce savoyard habitué aux lignes de crête et fin connaisseur des aspérités de chaque face de l'hôpital, est également un grand professionnel.

L'idée était séduisante, elle devait s'avérer particulièrement féconde. Le Premier ministre et le Président de la République ayant accepté de procéder à cette nomination, Gérard Vincent prend ses fonctions dans une atmosphère menaçante. Quelques responsables politiques contestent la nomination d'un homme qui n'est pas « étiqueté » à gauche. Les organisations syndicales s'interrogent sur la venue d'un des leurs à la tête de l'administration avec laquelle elles négocient. Enfin, des hauts fonctionnaires du ministère s'émeuvent de la nomination pour la première fois d'un directeur d'hôpital à la direction des hôpitaux. Le monopole des énarques est entamé ! Le professionnalisme et le talent de Gérard Vincent vont rapidement faire taire les commentaires.

Le discours présentant les orientations de la réforme hospitalière est accueilli avec intérêt, satisfaction et méfiance, par le gotha hospitalier réuni aux assises de l'hospitalisation. Les lois hospitalières sont rares. Certains passages du discours provoquent un murmure dans la salle. Dès la fin de l'intervention du ministre, plusieurs représentants d'organisations professionnelles assaillent les membres du cabinet de questions pour faire préciser certains volets du projet de loi.

Quatre objectifs sont fixés pour la réforme. Rénover le statut de l'hôpital, démocratiser son fonctionnement, redéfinir l'organisation sanitaire et harmoniser les règles des hôpitaux publics et des cliniques privées.

Une concertation sans précédent

Sur ces axes, la mission d'information, de concertation et de proposition annoncée peut déployer son activité. Mise en place dès octobre 1989, elle réunit un quintet admirable d'harmonie et efficacité[160].

Cette équipe éclectique donne toute sa mesure sous la houlette de son président, Edouard Couty qui, à cet effet, a quitté le cabinet. Expert respecté et homme de dialogue, héraut de l'hôpital public et interlocuteur apprécié de l'hospitalisation privée, Edouard Couty fait rapidement l'unanimité[161].

Édouard Couty incarne aux yeux de tous la fidélité. Fidélité à ses engagements, à ses amitiés mais aussi, et ce n'est pas le moindre de ses mérites dans un univers administratif et politique mouvant, fidélité inflexible à la parole donnée. Ses interlocuteurs, y compris ses contradicteurs politiques, administratifs ou syndicaux, sauront toujours que ses engagements, parfois difficiles à obtenir, seront tenus. Edouard Couty, sous des allures d' « ours débonnaire » – référence à un surnom que je tairai – a profondément marqué l'histoire hospitalière de ces dernières années avant d'être nommé conseiller maître à la Cour des comptes.

La mission de concertation procède à plus de cent cinquante auditions et effectue une trentaine de déplacements en régions. En avril 1990, elle remet au ministre un rapport formalisant ses propositions. Sur la base de ce document, nous rédigeons avec la direction des hôpitaux un avant projet de texte. Commence alors une deuxième phase de concertation destinée à recueillir l'avis des représentants des hospitaliers et de leurs partenaires sur ce texte.

Douze forums interrégionaux sont tenus par la mission. Ils réunissent dix mille hospitaliers. En juillet 1990, la mission produit de nouvelles conclusions destinées à amender l'avant-projet de texte. Un projet de loi en bonne et due forme est alors élaboré. Ce texte fait à nouveau l'objet d'une concertation menée cette fois directement par le cabinet, qu'Edouard Couty a réintégré à l'issue de la mission de concertation.

Pendant de longs mois, le projet de texte est soumis aux organisations syndicales et professionnelles et discuté mot à mot. Chaque soir dans mon bureau, les membres du cabinet et de la direction des hôpitaux qui ont mené les concertations pendant la journée, viennent synthétiser les remarques, observations et suggestions faites. Nous relisons à chaque fois le projet de loi en essayant d'ajuster, en fonction des demandes, les 80 articles du texte.

Un an et demi après l'annonce du projet, une première version est formalisée et transmise pour consultation au conseil supérieur des hôpitaux, au conseil supérieur de la fonction publique hospitalière et à la caisse nationale d'assurance maladie et des travailleurs salariés.

En outre, à l'initiative de Claude Evin, le Conseil économique et social est saisi par le Premier ministre. La procédure n'est pas habituelle. Le calendrier de la réforme politique s'accommode mal des deux mois d'instruction et de débat devant le Conseil économique et social. Pourtant, inscrit dans la Constitution de 1958, le Conseil du Palais d'Iéna réunit les principaux acteurs de la vie économique et sociale. Les syndicats mais aussi les entreprises privées, les entreprises publiques, l'artisanat, les associations, la mutualité ou les professions libérales disposent d'un groupe en son sein. Les confédérations syndicales y sont représentées par des personnalités expérimentées et respectées. Le débat sur le projet de loi s'y déroule dans d'excellentes conditions. Le rapporteur du projet Adolphe Steg est un médecin hospitalo-universitaire de talent, Paulette Hofman, représentante du syndicat CGT-Force Ouvrière conduit les débats avec dextérité. Un avis largement favorable est rendu le 14 novembre 1990.

Dernière étape, l'examen du projet de loi par le Conseil d'État. J'ai le plaisir et l'honneur de conduire avec le représentant du secrétariat général du gouvernement la délégation des représentants des ministères lors de l'examen du texte en section sociale et en assemblée générale. Je reviens pour la première fois depuis mon départ en cabinet dans ma « maison mère ». De l'autre côté de la « barrière », j'y découvre le rôle délicat de commissaire du gouvernement soumis aux questions affûtées des collègues du palais royal. Expérience intéressante, préparation sans pareil au débat parlementaire. Des points longuement débattus lors de la concertation y sont examinés en quelques minutes alors que des difficultés nouvelles sont soulevées et suscitent des débats nourris.

Le débat inachevé

Le projet de loi ainsi examiné sous toutes ses coutures, débattu dans les multiples instances hospitalières, est soumis au Conseil des ministres le 19 décembre 1990 et déposé sur le bureau de l'Assemblée Nationale le même jour au nom du Premier ministre par Claude Evin et Bruno Durieux, qui vient d'être nommé ministre délégué à la santé.

Le texte proposé au Parlement est organisé autour de quatre axes. Tout d'abord l'ouverture de l'hôpital sur son environnement. La critique d'hospitalo-centrisme demeure présente en 1990. L'hôpital est encore perçu, malgré ses crises et ses doutes, comme impérialiste par les autres composantes du système de santé. Le décloisonnement de l'hôpital est un leitmotiv. La réforme fait du rapprochement entre les structures hospitalières et la médecine de ville une priorité. Il s'agit d'associer les médecins libéraux aux services de garde et d'urgence, de développer l'hospitalisation à domicile et les alternatives à l'hospitalisation, de mieux articuler le secteur sanitaire et le secteur médico-social notamment pour la prise en charge des personnes âgées. Enfin le texte ouvre la voie aux réseaux de santé même si le terme n'a pas encore connu le succès qui sera le sien à la fin des années 1990.

Deuxième thème du projet, le fonctionnement interne de l'hôpital. La réforme s'efforce de tirer les leçons de la crise infirmière, de rapprocher les différentes catégories socio-professionnelles et d'apaiser les rapports de pouvoir que les conflits ont exacerbés. Création des unités fonctionnelles, liberté d'organisation en services ou départements, mise en place de conseils de service ou de département, faculté de regrouper les services ou les départements en fédérations, institution d'un service de soins infirmiers. Les innovations sont nombreuses. Elles visent à transformer l'hôpital, structure encore très administrative et relativement napoléonienne, en établissement public disposant d'une large autonomie d'organisation.

Le troisième axe répond à la préoccupation du ministère de faire évoluer la carte sanitaire et de redéfinir les règles résultant de la loi de 1970. Le projet de loi crée les schémas régionaux d'organisation sanitaire, version dynamique de la carte sanitaire dont la vocation est de faciliter et accélérer l'évolution de la répartition territoriale des activités hospitalières dans chaque région. Pour y parvenir, le texte prévoit la conclusion de contrats d'objectifs entre les hôpitaux et l'État avec en contrepartie un allégement de la tutelle administrative pesant sur eux.

Dernier volet du projet, l'harmonisation des modes de financement des secteurs public et privé. Depuis le début des années 1980, l'institution de la dotation globale de financement des hôpitaux a créé une situation de fait profondément inégalitaire entre hôpitaux et cliniques. D'un côté, des établissements publics encadrés par un budget global, rigide, en théorie indépassable et largement indépendant de l'activité. De l'autre des cliniques dont les ressources sont directement proportionnelles à leur activité puisque constituées de prix de journée, de forfaits techniques et de reversements d'honoraires par les praticiens libéraux, en fonction du nombre d'interventions réalisées dans l'établissement. Singulière concurrence entre un système de financement incitant à réduire l'activité et un mode de tarification favorable à la multiplication des actes.

Le débat parlementaire qui s'engage le 10 avril 1991 gardera pour l'équipe, un goût d'inachevé. Un mois plus tard, le gouvernement de Michel Rocard cesse ses fonctions. Claude Evin n'est pas reconduit au ministère des Affaires sociales. L'aventure ministérielle de l'équipe s'arrête subitement. La loi hospitalière est adoptée le 31 juillet suivant sous l'égide de Jean-Louis Bianco et Bruno Durieux. Elle est publiée au *Journal officiel* du 2 août.

Le débat crucial de première lecture devant l'Assemblée nationale est néanmoins mené par Claude Evin au mois d'avril. Ce débat parlementaire offre à l'équipe hospitalière du cabinet l'opportunité d'assister le ministre comme commissaires du gouvernement. L'exercice est toujours périlleux. La rapidité d'examen des amendements suppose une agilité d'esprit et une connaissance des textes comme des réalités hospitalières, qui font douter les plus aguerris. Mais le sentiment de participer à la phase opérationnelle d'élaboration de la loi, de contribuer à la discussion par la représentation nationale du texte sur lequel on travaille depuis des mois est un privilège indicible.

Les échanges entre le ministre et les députés reprennent souvent la quintessence des débats qui ont accompagné la préparation de la loi. Le dialogue est rapide, circonstancié, parfois codé ou émaillé d'incidents. Quelques parlementaires saisissent l'occasion pour tenter de régler des problèmes rencontrés par l'hôpital de leur circonscription. Mais en cette année 1991, le malaise hospitalier perceptible depuis plusieurs années est au centre des débats.

En dépit de la longue concertation et du large consensus que recueille le texte, la discussion parlementaire connaît plusieurs rebondissements. D'abord en raison du calendrier politique. Le changement de gouvernement de mai 1991 modifie la donne et incite les différents groupes parlementaires à affiner ou durcir leurs positions. Heureusement, deux spécialistes du secteur de la santé et hommes de consensus animent les travaux des commissions parlementaires, Alain Calmat et Claude Huriet.

Deux thèmes sont au cœur des désaccords entre la majorité et l'opposition. Tout d'abord la rivalité entre l'hôpital public et les cliniques privées. Alors que ce thème était demeuré en sourdine lors de la concertation, il retrouve un écho politique au Parlement. L'opposition dénonce l'atteinte portée aux droits des opérateurs privés par le projet.

Le second débat, sans doute le plus vif, est suscité par la liberté offerte par le texte d'organiser les hôpitaux soit en services, soit en départements. Cette procédure vise à relancer la « départementalisation » des hôpitaux sans pour autant l'imposer. Il s'agit simplement d'ouvrir la faculté aux hôpitaux de mettre en place des structures pluridisciplinaires, les départements, ou d'en rester à une organisation mono disciplinaire, les services.

Mais plus encore que dans les hôpitaux, le mot « département » reste dans l'hémicycle parlementaire entouré d'une aura sulfureuse. Les discussions sont animées, le spectre de 1983 est branché. Les oppositions parlementaires sont telles que le gouvernement est contraint d'engager sa responsabilité sur le fondement du troisième alinéa de l'article 49 de la Constitution ! La suite du débat parlementaire est moins heurtée et, après réunion de la commission mixte paritaire, le texte est adopté en dernière lecture moins de quatre mois après le début de son examen.

Toutefois l'opposition poursuit son action en déférant le texte à la censure du Conseil constitutionnel. Celui-ci, par une décision du 29 juillet 1991, se borne à annuler les dispositions prévoyant des modes distincts de nomination pour les chefs de service et les chefs de département. Les articles censurés sont complétés par un DMOS du 31 décembre 1991, qui permet à la loi Evin sur l'hôpital d'entrer pleinement en vigueur.

Le droit nouveau de l'hôpital

En complément des dispositions qui ont été au cœur de la concertation, plusieurs chapitres de la loi modernisent le droit hospitalier. Tout d'abord en ce qui concerne les droits des malades. Le texte conforte le droit au « libre choix de son praticien et de son établissement de santé ». Il impose la tenue d'un dossier médical et garantit le droit d'accès aux informations qu'il contient par l'intermédiaire d'un médecin.

La loi modernise également le statut des hôpitaux, qui deviennent des établissements publics de santé. Les instances de dialogue social sont transformées. Les personnels non médicaux sont associés à la vie de l'hôpital, non plus par un comité technique paritaire, réunissant à parité, comme son nom l'indique, leurs représentants et ceux de l'administration, mais par un comité technique d'établissement. Plus proche dans sa philosophie d'un comité d'entreprise, le comité technique d'établissement, présidé par le chef d'établissement, n'est plus paritaire. Les représentants des agents hospitaliers y sont majoritaires. Il est le lieu de concertation sociale sur l'ensemble des questions d'organisation et de fonctionnement de l'établissement.

Deuxième apport de la loi, la régionalisation de l'organisation hospitalière. La création des schémas régionaux d'organisation sanitaire, les SROS, ancre les hôpitaux dans les régions. La loi institue en outre des comités régionaux de l'organisation sanitaire et sociale, afin de réunir l'ensemble des acteurs de la santé de chaque région et de les consulter sur les évolutions de l'organisation hospitalière. Le cadre régional devient avec la loi hospitalière le territoire de référence de la politique de santé. Et cette orientation a été confirmée toutes les réformes du système de santé conduites depuis 1991, à commencer par le plan Juppé qui a mis en place les agences régionales de l'hospitalisation.

La réforme de la planification sanitaire comporte des dispositions, peu commentées lors de l'élaboration de la loi, qui ont pourtant servi de base légale à l'établissement de normes de sécurité sanitaire de la fin des années 1990. La loi de 1991 étend en effet le champ de la carte sanitaire. Celle-ci ne régit plus les seuls lits d'hôpital et les équipements lourds, comme les scanners ou les IRM, elle s'applique également aux « activités de soins d'un coût élevé ou nécessitant des dispositions particulières dans l'intérêt de la santé publique ». Et la loi ajoute qu'un décret en Conseil d'État peut préciser les conditions d'implantation et la modalité de fonctionnement de ces installations.

De ce fait, le législateur pose, certes discrètement, le principe de normes sanitaires pour certaines activités hospitalières mais également extra hospitalières. C'est sur le fondement de ces dispositions que sont progressivement encadrées des techniques de pointe comme la chirurgie cardiaque, les greffes ou l'anesthésie.

De la même manière, les contrats pluriannuels d'objectifs entre les hôpitaux et l'État et, le cas échéant, les collectivités locales préfigurent la logique contractuelle déclinée par les ordonnances de 1996 à travers les contrats d'objectifs et de moyens. Le mouvement de contractualisation lancé dans les années 1970, notamment pour les grandes entreprises publiques, à la suite du rapport Nora, est introduit dans le droit hospitalier. L'objectif est de substituer à une tutelle administrative un partenariat fondé sur le contrat.

Enfin la création d'un service de soins infirmiers, réunissant l'ensemble des personnels infirmiers de l'hôpital, constitue l'expression législative du mouvement de 1988. Une commission, présidée par le directeur du service des soins infirmiers et composée des différentes catégories de personnels, est consultée sur l'organisation générale des soins infirmiers, la recherche en soins infirmiers, la politique de formation et le projet d'établissement. Cette disposition, introduite dans le code de la santé publique, consacre l'institutionnalisation d'un pouvoir infirmier et signe la reconnaissance solennelle du rôle des infirmiers dans les hôpitaux.

Les outils de la réforme

Malgré les vicissitudes du débat parlementaire, la loi hospitalière de 1991 a laissé le souvenir du relatif consensus qui a marqué son élaboration. À la différence des réformes de l'hôpital qui l'ont précédée, elle a été accomplie sans déclencher de mouvements sociaux. Ni grèves, ni manifestations de rue. Le patient travail de la mission de concertation, la tenue systématique de débats publics contradictoires, au sein même des hôpitaux, ont permis à de nombreux professionnels de participer à son élaboration.

Pour autant, la loi de 1991 n'a eu ni la prétention, ni pour effet de résoudre l'ensemble des problèmes hospitaliers. Elle a mis à la disposition des hospitaliers comme des pouvoirs publics une sorte de boîte à outils du changement. Cette approche pragmatique explique sans doute qu'elle ait survécu aux alternances politiques et même en partie servi d'assise à l'ordonnance de 1996, qui dans le cadre de la réforme Juppé, a marqué une nouvelle étape de la transformation de l'hôpital.

Pour la mise en place des agences régionales de l'hospitalisation et la définition des contrats d'objectifs et de moyens comme cela a été dit, mais également pour l'institution de l'accréditation. Dans son article premier, la loi de 1991 imposait déjà aux établissements de santé, publics ou privés, de développer « une politique d'évaluation des pratiques professionnelles, des modalités d'organisation des soins et de toute action concourant à une prise en charge globale des malades afin de notamment d'en garantir la qualité et l'efficience ». La transformation de l'Agence nationale pour le développement de l'évaluation médicale, créée en 1989 par Claude Evin, en Agence nationale d'accréditation et d'évaluation en santé et l'organisation d'une procédure d'accréditation, s'inscrivent bien dans cette lignée.

Pour l'activité du ministère, la loi de 1991 a représenté un chantier administratif d'une rare ampleur. Des dizaines de décrets d'application, des centaines de circulaires ont été nécessaires pour mettre en œuvre le texte. Une concertation préalable de plusieurs mois, parfois même de plusieurs années, a été nécessaire pour arrêter les termes de ces textes. De retour au ministère en 1992 pour diriger le cabinet de Bernard Kouchner, j'ai retrouvé un certain nombre des décrets d'application qui étaient en préparation. Par les hasards du calendrier et de la constitution des cabinets ministériels, j'ai pu pendant un an participer directement à la mise en œuvre de la loi qui avait été élaborée de 1989 à 1991.

C'est d'ailleurs à cette occasion que j'ai fait la connaissance d'un directeur d'hôpital, auquel Gérard Vincent avait confié la coordination de l'élaboration d'une partie de ses décrets, et qui est devenu un collaborateur précieux, et plus encore un ami. Claude Lavigne, a en effet été chargé pendant plusieurs années de la préparation des textes réglementaires de la réforme hospitalière. Juriste de formation, major de l'école nationale de la santé publique, il est devenu un habitué des couloirs du Conseil d'État pour y défendre les vagues successives de décrets qui étaient soumis à la haute assemblée. Ayant pu apprécier sa connaissance du monde hospitalier, sa puissance de travail et son goût pour l'action publique, je lui proposais de rejoindre l'équipe du cabinet.

Nos chemins ont souvent été communs depuis cette date. Il est venu me rejoindre à l'Agence du médicament comme directeur de l'administration générale, puis dans les équipes des cabinets de Martine Aubry et de Bernard Kouchner.

Chapitre 14

L'hôpital à la croisée des chemins

En août 2003, une canicule exceptionnelle s'abat sur la France. Des piques de chaleur continus provoquent une crise sanitaire d'une exceptionnelle gravité. 15 000 décès de plus que les autres années sont enregistrés. Les services de santé publique sont mis en cause, le ministre est acculé à se défendre en dénonçant les dysfonctionnements de son administration. Le directeur général de la santé donne sa démission. Une mission d'information parlementaire, suivie d'une commission d'enquête tente d'analyser et d'évaluer les conditions dans lesquelles les services de santé comme les services sociaux ont fait face à la crise.

Urgences en « prime time »

L'alerte a-t-elle été donnée tardivement ? Quelle que soit la réponse en termes de santé publique, une certitude : l'alerte a été donnée par les hospitaliers. C'est bien l'intervention de Patrick Pelloux, responsable d'un syndicat de médecins urgentistes, qui a déclenché la réaction des pouvoirs publics et la prise de conscience de la population. Quel symbole ! Non seulement l'hôpital occupe une place privilégiée dans l'organisation des soins mais il est aussi au cœur des enjeux de santé publique.

Les systèmes de vigilance, matério-vigilance, hémo-vigilance, pharma-covigilance,... reposent sur lui. Lorsqu'une menace bio-terroriste pèse sur le pays, des équipes hospitalières sont mobilisées. Des hôpitaux civils deviennent les centres de référence du dispositif. Les urgences sont au carrefour des drames de la vie courante comme des catastrophes. L'hôpital accueille les blessés mais également les détresses sociales, les malades comme les populations en perdition.

Ainsi en dépit des restructurations hospitalières qui ont marqué les deux dernières décennies, l'hôpital public redevient lieu d'accueil et de refuge. Quel paradoxe que de voir les centres d'excellence de la médecine technique et « déshumanisée », à la pointe de la science médicale, venir prendre le relais dans de nombreuses régions d'une médecine de ville en mutation.

Première conséquence paradoxale, une crise des urgences et concomitamment une valorisation sans précédent de la fonction que n'explique pas seulement le succès du feuilleton télévisé « Urgences ». La médecine urgentiste, naguère considérée comme marginale et indigne des carrières hospitalo-universitaires, acquiert des lettres de noblesse qui pourraient légitimement bouleverser sa place et ses perspectives.

Je me souviens de réunions tenues au ministère à l'initiative de Bernard Kouchner sur la situation des services d'urgences, au cours desquelles certains représentants des disciplines traditionnelles de médecine ou de chirurgie, s'indignaient à l'idée d'établir un pont entre leurs services et les services de « porte ». D'où la pénurie de lits d'aval, c'est-à-dire de lits susceptibles d'accueillir les malades reçus aux urgences. Combien d'hôpitaux sont dans l'incapacité d'affecter de nombreux patients admis aux urgences dans des services hospitaliers alors pourtant que les services de médecine interne, de gastro-entérologie, de cardiologie disposent de lits vacants ?

Les traditions hospitalières ont trop souvent isolé les urgences des activités programmées des autres services. Aux malades ayant pris rendez-vous pour une consultation ou organisé leur admission pour une intervention, les égards d'un lit réservé et d'une équipe dédiée. Aux malchanceux, entrés par la « porte » de l'hôpital à la suite d'un accident ou d'un problème de santé survenu pendant un week-end, les brancards et les lits logés dans les couloirs hospitaliers et l'attente pendant 12, 24 ou 36 heures d'une prise en charge par un service adapté.

Cette dichotomie affecte les relations entre professionnels. La place des médecins urgentistes demeure marginale. La discipline tarde à être reconnue malgré la loi du 17 janvier 2002. L'urgence reste perçue comme une activité provisoire, difficile, exigeante mais difficilement compatible avec les publications et les travaux scientifiques sur lesquels reposent les prestigieuses carrières hospitalo-universitaires de l'hôpital.

La trinité hospitalo-universitaire

Le statut hospitalo-universitaire repose en effet sur l'idée que chaque médecin doit, lorsqu'il appartient à un corps hospitalo-universitaire, participer aux soins bien évidemment mais également à des activités de recherche et d'enseignement. L'intention est louable. Elle n'est pas toujours réaliste. Combien de professeurs des universités - praticiens hospitaliers, les très enviés PU-PH, respectent intégralement leurs obligations ? Dans bien des cas, ils n'exercent que deux des trois activités, et remplissent en réalité cette triple mission par cycles successifs au cours de leur carrière.

D'où les propositions régulièrement avancées, notamment sous l'impulsion de Francis Peigné, de carrières hospitalières organisées autour d'un système de « valences », qui permettraient à tous les médecins hospitaliers d'exercer alternativement des fonctions d'enseignement, de recherche, de soins et, pourquoi pas d'ailleurs, de santé publique.

Cette idée butte sur le double statut des médecins hospitaliers. D'un côté, les praticiens hospitaliers, les PH, de l'autre les professeurs des universités, les anciens agrégés devenus les PU-PH. Les premiers, environ 30 000 constituent les cadres médicaux des hôpitaux. Les seconds, recrutés après un concours particulier, occupent souvent à l'hôpital des fonctions de chefs de service et forment à l'université les futurs médecins. On trouve parmi les 4 000 PU-PH la plupart des grands noms de la médecine française. L'accession au grade hospitalo-universitaire est l'étape décisive de la carrière du médecin hospitalier. Après l'internat et le clinicat, une sélection sévère est organisée selon des modalités complexes dont l'objectivité est parfois contestée mais qui a permis à dégager une élite médicale française reconnue au plan international.

Les questions hospitalo-universitaires tiennent toujours une place particulière au sein du cabinet du ministre de la Santé. Le conseiller qui les prend en charge devient l'interlocuteur des « grands patrons » hospitaliers, il se trouve investi du suivi des dossiers de nomination des professeurs de médecine, de la gestion de leur statut mais aussi souvent du dossier du numerus clausus à l'entrée en médecine et de la réforme des études médicales.

Depuis vingt ans, cette réforme, conduite de concert avec le ministère de l'Education nationale mais dont le ministère de la Santé est l'aiguillon naturel, est à l'ordre du jour. De la sélection à la fin du PCEM1, première année des études médicales, à la généralisation de l'internat, dans un premier temps à tous les médecins spécialistes puis à l'ensemble du corps médical, les interventions du législateur et du gouvernement ont été nombreuses depuis 1983. Elle est encore dans l'actualité avec les premiers pas de l'examen classant national qui s'est substitué à l'internat.

Au cabinet de Claude Evin, Bruno Varet était en charge de ces questions. Reçu brillamment à l'internat de médecine, nommé PU-PH très jeune, il exerçait ses fonctions d'hématologue à l'hôpital Cochin. Chercheur réputé, enseignant apprécié, il a été nommé ultérieurement chef de service à l'hôpital Necker. Mais au-delà de ses qualités intellectuelles, notre compagnonnage pendant trois ans m'a permis de découvrir un médecin d'une exceptionnelle stature. La médecine était sa vocation, les malades sa priorité. Sa conscience professionnelle et son engagement hospitalier forçaient l'admiration.

Travailleur infatigable, – il avait donné comme numéro de week-end sur la liste téléphonique du cabinet, les coordonnées de son bureau au ministère ! –, il s'est partagé dans un véritable « double temps plein » entre l'hôpital et le cabinet pendant les trois ans du ministère Evin. Conseiller disponible et carabin facétieux, toujours prompt à la plaisanterie et prêt aux travaux les plus exigeants, Bruno Varet a profondément marqué l'équipe. Il a largement contribué à l'élaboration de la loi hospitalière et s'est opposé avec constance à toutes les velléités corporatistes qui pouvaient s'exprimer.

De conflits en réformes statutaires, la situation des praticiens hospitaliers a été significativement améliorée. L'augmentation des rémunérations, la reconnaissance de demi-journées d'intérêt général ou d'activité libérale, la réduction du temps de travail, ont constitué autant d'avancées pour les médecins des hôpitaux. Pour autant, les clivages qui subsistent entre les statuts ou les fonctions, appellent à l'évidence une redéfinition du cadre d'exercice de la médecine hospitalière.

Pour donner leur place aux urgences et à la santé publique, pour réorganiser les activités de recherche et d'enseignement, il paraît inévitable de remettre sur le métier l'ordonnance de 1958 qui a fondé la carrière hospitalo-universitaire. Sans précipitation, ni dogmatisme. Une mission de préfiguration de la réforme devrait s'attacher à en dépassionner les enjeux, à définir pour les deux prochaines décennies les missions des médecins hospitaliers et à imaginer le cadre dans lequel elles doivent s'exercer. Mais la voie est étroite. Plus que tout autre, un tel projet sera soumis à l'influence des « grands patrons » de la médecine.

Le sceptre et le caducée

Par leur rayonnement national, parfois international, par les fonctions qu'ils occupent au sein des instances hospitalières et des institutions de recherche, les spécialistes renommés ont un accès privilégié aux cercles du pouvoir.

D'autant, qu'ils ont fréquemment noué dans l'exercice de leur métier des relations de proximité ou d'amitié avec des personnalités de premier plan. Ils ont soigné des enfants, parents ou amis de Présidents de la République, de ministres ou de parlementaires. Ils ont accompagné des artistes, des journalistes ou des intellectuels de renom. Leurs prises de position, parfois publiques, plus souvent informelles, ont un retentissement que ne peut ignorer le ministre de la Santé. Combien de réformes ont été remises en cause ou remodelees à la suite de l'intervention d'une personnalité médicale qui avait l'oreille du Président de la République ?

La proximité du Prince est, on le sait, source de pouvoir. Mais quand cette proximité prend ses racines dans le colloque singulier, elle procède du lien très affectif qui peut unir le patient au médecin. Une réforme élaborée dans la concertation, et sur des fondements techniques incontestables, peut alors buter sur la réaction « irrationnelle » d'un responsable politique, soumis à l'influence d'un ténor hospitalier menacé par le projet. Le ministre de la Santé avisé ne doit pas ignorer les médecins qui font partie de l'entourage du Président de la République et du Premier ministre...

Le pouvoir médical est également présent au Parlement. On connaît le nombre élevé des parlementaires issus des professions médicales et pharmaceutiques. Il est naturel que beaucoup d'entre eux suivent avec une attention particulière les débats consacrés aux questions de santé, et plus largement aux problèmes sociaux. Lors des discussions sur les textes de santé publique ou de sécurité sanitaire, il n'est pas rare que la moitié des parlementaires présents soient médecins, dentistes ou pharmaciens. Leur connaissance personnelle des enjeux de la loi conduit souvent à des débats approfondis pour ne pas dire techniques.

Dans certains cas, le risque existe d'ailleurs de voir le législateur entrer dans des détails relevant des décrets d'application ou les parlementaires échanger des argumentations très catégorielles... Pourtant la présence des professionnels de santé au sein des assemblées est le plus souvent un atout pour les ministères sociaux. Leur compréhension des problèmes posés, leur connaissance des particularités de l'action sanitaire et sociale permettent aux projets de trouver une audience que le concert interministériel ne leur accorde pas toujours.

Le dilemme de la proximité et de la qualité

Moutiers, Pithiviers, Saint-Affrique,... Certaines villes ont acquis depuis quelques années, au travers de leur hôpital, une notoriété imprévue. Elles ont en effet posé la question aussi lancinante que délicate de l'équilibre entre la proximité et la qualité des structures hospitalières. Amorcé dans les années 1980 à l'occasion de la fermeture de certaines maternités, dont l'activité réduite faisait craindre une perte de compétence et des risques pour les parturientes, le débat s'est porté sur le devenir de certains hôpitaux généraux, ou du moins de leurs services de chirurgie.

Comment concilier une permanence des soins chirurgicaux, qui justifie l'emploi d'au moins trois anesthésistes, et l'isolement de certains hôpitaux ? Comment garantir une prise en charge de qualité lorsque certains actes sont pratiqués moins d'une fois par jour alors qu'un consensus médical établit qu'en deçà de 500 ou 600 interventions par an, la compétence technique ne peut être garantie ? Le ministère de la Santé s'est engagé, sur les recommandations de la communauté scientifique, dans une démarche de réorganisation de l'offre hospitalière fondée sur une hiérarchie des compétences techniques des établissements. On distingue ainsi, depuis les décrets du 9 octobre 1998, des maternités de niveau I, II ou III.

Certaines activités très spécialisées, comme la chirurgie cardiaque ou les greffes, sont réservées à des équipes hospitalières sélectionnées sur des critères de compétence et d'équipement. Progressivement, des protocoles sont établis entre des centres hospitaliers proches les uns des autres afin de répartir au mieux les activités en fonction de la qualification des professionnels et des plateaux techniques disponibles.

Ces évolutions remettent en cause des services, quelquefois même des hôpitaux auxquels les populations sont habituées, et attachées. Le souci de résider à proximité d'un hôpital est, on ne peut plus, compréhensible. Le temps de transport peut être vital en cas d'accident ou d'urgence médicale. La politique hospitalière de l'après-guerre n'a eu de cesse que de mailler le territoire d'hôpitaux permettant de garantir un égal accès au service public hospitalier.

Mais l'égal accès s'entend aussi comme devant permettre à tous de bénéficier de traitements performants, de techniques adaptées, d'équipes compétentes et chacun peut comprendre que tous les hôpitaux de France ne peuvent, dans tous les domaines, offrir cette possibilité. Il faut donc trouver un équilibre entre proximité et qualité des soins, prendre en compte les données de la science mais aussi la géographie et la topographie de la région, apprécier les distances comme les temps de circulation et la mobilité des populations concernées. La Cour des comptes a souligné, dans son rapport 2005, les difficultés rencontrées par certains établissements pour respecter les normes imposées par la réglementation en matière de périnatalité en raison d'une pénurie de personnels qualifiés[162]. Et, pour la chirurgie, le rapport du professeur Guy Vallancien a mis en exergue, en 2006, la nécessité de réorganiser une centaine d'établissements dans lesquels moins de 2 000 actes sont pratiqués chaque année[163].

Confronté pendant une dizaine d'années aux protestations suscitées par les fermetures de service ou leur reconversion mais aussi aux avertissements des experts sur les risques auxquels étaient exposés les patients dans certains hôpitaux, j'ai acquis la conviction que l'établissement de normes minimales de sécurité est une nécessité absolue mais que des critères purement quantitatifs ne suffisent pas. Les réglementations doivent comporter un codicille leur permettant de s'adapter aux situations particulières, que les meilleurs experts ne peuvent prévoir. Et dans leur application, les autorités sanitaires qu'elles soient ministérielles ou régionales, doivent systématiquement rechercher des compromis, accepter des périodes transitoires, retenir des solutions innovantes comme par exemple le détachement provisoire d'un praticien d'un centre hospitalier proche... La réglementation procède du prêt-à-porter, son application du sur-mesure.

Dans le même temps le développement des centres d'excellence, et les centres hospitaliers universitaires en sont les noyaux naturels, est une nécessité que la sophistication des techniques médicales ne peut qu'accroître. Il va de soi que les centres pratiquant les greffes de cœur, de poumon ou de rein ou les établissements bénéficiant des derniers équipements d'imagerie médicale ne peuvent être qu'en nombre limité. Par les investissements qu'ils requièrent, les compétences qu'ils concentrent, la logistique qu'ils imposent, ils appellent une organisation régionale, parfois même nationale.

Lors de la préparation de loi hospitalière de 1991, le ministère des Finances a poussé la logique de la concentration à l'extrême. Il proposait la création d'assistances publiques régionales. Dans chaque région, l'organisation hospitalière se rapprocherait de celle de Paris avec un établissement unique, organisé autour de pôles d'excellence. L'idée était d'une rationalité technique incontestable. Elle permettait de mutualiser les moyens, de décloisonner les hôpitaux existants, de favoriser la mobilité professionnelle des praticiens au sein d'une région.

Nous nous y sommes pourtant opposés avec détermination, Édouard Couty, Marcel Atlan et moi au cours de réunions d'arbitrages interministériels animées. Reproduire la structure parisienne comportait également le risque de dupliquer ses défauts. Création d'une administration lourde et trop souvent bureaucratique, déresponsabilisation des établissements par une hiérarchie à plusieurs niveaux. Mais surtout le projet faisait fi des compétences et des richesses des établissements existants, des particularités locales et de l'attachement des populations à leur hôpital. Il a été écarté sans ménagement par le cabinet de Michel Rocard.

Les réflexions conduites au ministère de la Santé depuis une quinzaine d'années, invitent au contraire à accroître l'autonomie des composantes de l'AP-HP, autrefois accusée d'être la plus grande administration après l'Armée rouge ! Certains préconisent même l'éclatement de la structure en quatre ou cinq établissements hospitaliers. Premier hôpital au monde par ses effectifs, centre d'excellence et souvent vitrine de la médecine française mais également hôpital aux locaux vétustes et aux services en pénurie d'effectifs, l'AP-HP est le miroir à deux faces du monde hospitalier.

Elle bénéficie en outre d'un statut dérogatoire rendant hasardeuses les comparaisons avec les autres hôpitaux. Sa situation budgétaire, est réglée directement par les ministres de la santé, de la sécurité sociale et des finances et non par le directeur de l'Agence régionale de l'hospitalisation d'Île-de-France. Ce sont en effet les directeurs d'administration centrale qui négocient et fixent les dotations allouées à l'assistance publique, procédure singulière dont ne profitent pas les deux autres hôpitaux français à statut particulier, l'assistance publique des hôpitaux de Marseille et les hospices civils de Lyon. Enfin, le statut des agents de l'AP-HP diffère de celui des autres fonctionnaires hospitaliers. Par exemple, depuis la Libération, une part de leurs cotisations salariales est assumée par l'établissement.

Le maillage du territoire par des hôpitaux auxquels il est possible d'accéder en moins d'une demi-heure, est indispensable pour la prise en charge des pathologies courantes, même graves. En outre, l'hôpital de proximité a vocation à devenir le centre de réseaux de santé. Hospitalisation de proximité et maintien à domicile sont indissociables notamment pour les personnes atteintes de poly-pathologies, dont le nombre est appelé à croître fortement au cours des prochaines décennies avec le vieillissement de la population.

Le développement d'une hospitalisation de proximité et le renforcement de pôles régionaux hyper-spécialisés ne sont en rien contradictoires. Ils supposent simplement l'essor de ce que les techniciens appellent la coopération hospitalière. Cette association des hôpitaux entre eux, mais aussi des cliniques et de la médecine de ville, constitue sans doute la clé d'une évolution harmonieuse de l'offre de soins. Cette transformation de l'organisation des soins est d'autant plus souhaitable que la généralisation des systèmes d'information et l'essor de la télémédecine en décupleront les potentialités.

Avis de recherche pour la recherche

On ne peut s'interroger sur l'avenir de l'hôpital sans se poser la question de l'organisation de la recherche médicale. Les centres hospitaliers constituent, et cette dimension est trop souvent sous-estimée, le troisième pôle de la recherche en matière de santé.

La recherche fondamentale relève naturellement de l'INSERM et du département sciences de la vie du CNRS. Encore ne faut-il pas oublier que de nombreuses unités INSERM sont hébergées par les hôpitaux ou sont dirigées par des médecins hospitaliers.

De son côté, les industries du médicament et les dispositifs médicaux développent sur des financements essentiellement privés une recherche de haut niveau, recherche appliquée et recherche clinique, afin de concevoir et de développer des molécules nouvelles.

Depuis la réforme Debré de 1958, la recherche est une mission fondamentale des hôpitaux. De nombreuses équipes hospitalières conduisent des travaux d'investigation ou d'évaluation qui concourent directement au progrès médical. Mise au point de nouvelles techniques, observations épidémiologiques, expérimentation de traitements innovants, les « chercheurs » des hôpitaux ont un rôle déterminant en ces domaines. Ils sont les artisans des publications scientifiques qui honorent notre pays et font le renom de la médecine française. Pour un service hospitalier, parvenir à publier une étude dans le *Lancet* ou dans le *New England Journal of Medecine*, est une reconnaissance et un gage de crédit, auprès des autorités hospitalières comme de la communauté scientifique.

La recherche clinique tient une place particulière dans ce panorama. Elle vise directement à imaginer, concevoir et expérimenter sur l'homme de nouvelles stratégies thérapeutiques, des techniques ou des médicaments innovants. C'est grâce à elle que sont notamment évaluées l'efficacité et la sécurité d'un médicament avant sa mise sur le marché. Le développement de la recherche clinique, a, au-delà du rayonnement des équipes françaises dans la communauté scientifique et de l'émergence de techniques de pointe, un autre objectif. Permettre aux hôpitaux de notre pays de rester insérés dans les réseaux médicaux où la science progresse et les nouvelles pratiques se forgent.

La France a un gros atout dans la concurrence internationale entre les laboratoires pharmaceutiques pour développer leurs recherches cliniques : un réseau structuré autour de centres hospitalo-universitaires. Elle pâtit en revanche de la suprématie du marché nord-américain du médicament. De ce fait, l'enregistrement des nouvelles spécialités pharmaceutiques est le plus souvent demandé en priorité aux États-Unis et les études cliniques réalisées outre-Atlantique ou du moins dans les pays anglo-saxons, sont privilégiées par les évaluateurs de la FDA.

La constitution d'un réseau européen des agences du médicament et la réputation de la procédure d'enregistrement centralisée de l'agence européenne, pourraient progressivement rééquilibrer la répartition dans le monde des grands essais cliniques. Mais la partie est loin d'être gagnée. L'Agence française du médicament a tenté au cours de ses premières années de développer un réseau de pharmacologie clinique et de contribuer à la reconnaissance de la qualité méthodologique scientifique des équipes françaises. L'attention portée à l'émergence de pôles de recherche clinique reconnus en France doit constituer une priorité des politiques hospitalières.

Cette conviction, Félix Reyes, doyen charismatique de la faculté de Créteil et chef de service d'hématologie à l'hôpital Henri Mondor, est parvenu en 1992 à la faire partager à Bernard Kouchner, à son équipe et aux bureaux de la direction des hôpitaux lorsqu'il était en charge au cabinet des dossiers hospitalo-universitaires et de la recherche. Sous son impulsion, un programme hospitalier de recherche clinique, le PHRC, a été défini. Il s'agissait de dégager des crédits de l'enveloppe budgétaire destinée aux hôpitaux et de les injecter dans un programme de recherche piloté par les autorités sanitaires. Ce programme avait pour ambition de devenir, aux côtés de l'industrie pharmaceutique, la deuxième source de financement des essais cliniques en France. En dix ans, il a permis de financer près de 2 000 projets[164].

Un double objectif était poursuivi, conforter les équipes existantes et aider au développement des centres de recherche clinique mais aussi promouvoir des essais dans des domaines délaissés par l'industrie pharmaceutique ou jugés prioritaires par les pouvoirs publics ou les équipes hospitalières. Depuis 1993, des priorités sont définies chaque année et une fraction, modeste mais significative, des budgets hospitaliers est consacrée à cette recherche. De son côté, l'INSERM a renforcé depuis quelques années son action dans ce domaine et permis à des équipes de recherche de bénéficier de subventions, de contrats ou d'allocations de recherche pour développer des projets.

La première attribution de crédits pour le PHRC m'a laissé un souvenir pittoresque. Les arbitrages des budgets hospitaliers en 1993 étaient en cours depuis plusieurs semaines. Pour la première fois le ministère de la Santé avait sollicité une fraction du taux directeur pour la recherche clinique. À chaque réunion interministérielle sur le taux directeur hospitalier, nous plaidions en faveur de la mesure. Félix Reyes, cheveux gris et œil pétillant, déployait son charme pour convaincre nos interlocuteurs. Le soir où j'ai appris que le cabinet du Premier ministre avait arbitré en faveur de la création du PHRC, Félix Reyes, qui était également le batteur d'un groupe de jazz réputé, se produisait dans un club de Saint-Germain-des-Prés. Je l'y ai rejoint en fin de soirée et lui ai annoncé la bonne nouvelle. Il en a immédiatement fait part à la salle et s'est lancé dans un bœuf endiablé, devant un public interloqué par l'annonce ésotérique qui lui était faite mais ravi de ce déferlement de rythmes.

Fils d'émigré espagnol, Félix Reyes était un personnage atypique. Professionnel reconnu, auteur de publications scientifiques de renommée internationale, il savait être tour à tour promoteur inflexible de la rigueur scientifique, ardent défenseur du service public et animateur potache d'une soirée conviviale. Il a toujours été l'un des boute-en-train des cabinets ministériels de Bernard Kouchner, auxquels il a participé en 1992 et 1993 puis de 1997 à 2002.

Mais il était avant tout un grand médecin. Je me souviens de l'avoir vu arriver au cabinet en juillet 1992, le regard triste et le visage marqué. En réponse à mon inquiétude, il m'avait seulement dit : « J'ai beau être confronté à la leucémie depuis 20 ans, je la trouve encore plus injuste lorsqu'elle est découverte chez un patient qui se faisait une joie de partir en vacances ». Dans ce souci du malade qui allait au-delà de la maladie, il y avait cette humanité qui ne permet pas de réduire la médecine à une science. La vie ne lui en a pas su gré. Il nous a quittés en août 2006, au cœur de l'été.

Les maladies de l'hôpital

À l'hôpital comme dans les autres composantes du système de santé, la priorité a pendant longtemps été accordée à l'efficacité des soins, aux prouesses thérapeutiques, aux succès médicaux. Depuis les années 1990, les préoccupations liées à la sécurité des soins ne cessent de s'affirmer. La lutte contre les infections nosocomiales, en particulier contre les risques iatrogènes, constitue un enjeu majeur pour la santé publique. D'abord par la fréquence de ces pathologies. De 500 000 à 800 000 personnes en seraient victimes chaque année en France. Ensuite par leur gravité. Ces affections touchent des personnes fragilisées par la maladie ou l'accident et entraînent souvent des conséquences d'une particulière gravité. On estime à près de 10 000 le nombre des décès imputables à ces maladies. Enfin, ces infections ont un coût économique considérable qui est estimé à près d'un milliard d'euros par an[165].

Techniquement on distingue les maladies iatrogènes qui résultent directement des soins, et qui peuvent d'ailleurs être contractées en médecine de ville, et les infections nosocomiales qui englobent toutes les pathologies liées à un séjour à l'hôpital. Les infections nosocomiales ne sont pas toutes iatrogènes. Il suffit de songer à une intoxication alimentaire provoquée par l'alimentation servie à l'hôpital ou une légionellose contractée en y prenant une douche.

Dès 1988, les bases d'un dispositif de lutte contre ces infections sont posées. Des comités dédiés à la réduction du risque nosocomial sont institués dans les hôpitaux. Ils ont d'abord réuni des précurseurs, médecins et pharmaciens, ingénieurs sanitaires et infirmiers sensibilisés aux questions d'hygiène hospitalière qui ont développé des méthodologies d'action et construit les premiers systèmes de vigilance. En 1992, le ministère de la Santé crée une structure nationale de pilotage, le Comité technique national des infections nosocomiales (CTIN) et cinq centres interrégionaux de coordination de la lutte contre les infections nosocomiales.

A partir de 1994 des programmes nationaux sont déployés aux fins de réduire progressivement l'incidence de ces pathologies. La crise de la maladie de la vache folle et de sa transmission à l'homme, renforce encore l'attention portée aux risques iatrogènes. De nouvelles mesures de sécurité onéreuses et délicates à mettre en œuvre sont décrétées comme l'obligation d'usage unique de matériels biomédicaux.

De retour au ministère en 1997 après cinq années passées à l'Agence du médicament, il me semble indispensable de rapprocher les systèmes de vigilance qui ont été développés en matière de produits de santé et le dispositif de lutte contre les infections nosocomiales. J'insiste donc lors de l'élaboration de la loi de sécurité sanitaire du 1er juillet 1998 pour que les accidents médicaux, les infections nosocomiales ou iatrogènes fassent l'objet d'un mécanisme de déclaration obligatoire.

Pourquoi les effets indésirables des médicaments devraient-ils être obligatoirement signalés aux autorités sanitaires par les professionnels de santé qui les constatent et non les accidents médicaux ou les infections nosocomiales ? Il est nécessaire pour concevoir et mettre en œuvre des programmes de santé publique destinés à réduire ces risques, d'identifier les infections les plus fréquentes ou les plus graves.

Malgré de nombreuses réticences, au sein de l'administration comme dans les milieux professionnels, l'obligation de déclaration est inscrite dans la loi. Il est vrai que la mise en œuvre d'un tel dispositif comporte le risque de conséquences paradoxales. À la différence des effets indésirables dont la déclaration n'a, en général, de répercussion que pour le laboratoire pharmaceutique qui l'exploite, la déclaration d'un accident médical ou d'une affection iatrogène est susceptible d'engager la responsabilité du médecin ou d'un de ses confrères. D'où une tentation évidente de non déclaration d'incidents constatés.

Plus pernicieux encore, l'expérience des centres de lutte contre les infections nosocomiales montre que les établissements les plus vigilants et les plus engagés dans des actions de réduction du risque nosocomial, sont aussi ceux qui en détectent le plus grand nombre, parce que leurs équipes y sont plus attentives. Les statistiques peuvent ainsi faire apparaître parmi les établissements déclarant le plus grand nombre d'infections nosocomiales ceux qui paradoxalement sont les plus sûrs ! Il est donc particulièrement indispensable de conjuguer transparence et pédagogie si l'on ne veut pas pénaliser les établissements les plus vertueux et induire en erreur des patients en leur livrant des statistiques difficiles à interpréter. L'obligation de déclaration, consacrée dans la loi du 4 mars 2002 sur les droits des malades, n'est sans doute pas pleinement entrée dans les pratiques professionnelles et l'exploitation des données qui en résultent peut encore être améliorée. Mais le mouvement est lancé.

La connaissance du risque nosocomial est précieuse pour les hôpitaux et les autorités sanitaires, mais elle peut-être vitale pour les patients. Lors de la préparation de la circulaire d'application de ces textes, il nous paraît indispensable d'imposer l'obligation d'information du malade victime d'une infection contractee à l'hôpital. Catherine Dumartin, pharmacienne des hôpitaux et experte en matière d'hygiène hospitalière, est en 2001 la conseillère technique chargée des dossiers de sécurité sanitaire au cabinet de Bernard Kouchner. Dans la phase finale de rédaction de la circulaire, elle mène de concert avec la direction de l'hospitalisation et de l'organisation des soins, les consultations préalables à la publication du texte.

Professionnels et services administratifs sont très hostiles à un système dont ils redoutent les effets contentieux. Informer les patients peut les inciter à saisir les tribunaux ! L'association « le Lien » insiste pour que la mesure soit retenue. Nous discutons Gilles Brücker, patron du pôle de santé publique au cabinet, Catherine Dumartin, et moi du projet de circulaire avec Bernard Kouchner. Sur la question de l'obligation d'information, nous n'avons aucune hésitation. L'information du malade est une obligation de santé publique, plus encore une obligation morale. Avec sa discrète efficacité et son affable opiniâtreté, Catherine Dumartin reprend la concertation, convainc progressivement ses interlocuteurs et propose quelques jours plus tard à la signature du ministre une circulaire comportant l'obligation d'information.

Mais une circulaire ne vaut que par la diligence des administrations qui l'appliquent et par la vigilance des associations qui assurent le contrôle social. Aux représentants des usagers, et particulièrement au Lien, de maintenir une pression suffisante pour qu'elle entre dans les faits.

La radiographie de l'hôpital

L'hôpital est-il une boîte noire ? La question aurait choqué il y a encore trente ans, elle est aujourd'hui d'une brûlante actualité. Deux dates ont marqué cette évolution. En novembre 1992, *50 millions de consommateurs* publie sous le titre accrocheur « Urgences, sauvez votre peau », une liste de services d'urgences à risques au vu d'une enquête de la rédaction qui suscite la réprobation de nombreux professionnels de santé. Une dérive vers la « société de consommation » en matière de santé est dénoncée. Mais plus fondamentalement, le tabou de la qualité est entamé.

L'Express reprend le flambeau dans les années suivantes et met à disposition de ses lecteurs les premiers classements des services hospitaliers. Une nouvelle étape est franchie en 1997 lorsque *Sciences et avenir* publie un palmarès des hôpitaux établi pour la première fois sur la base des données du PMSI, c'est-à-dire du système d'information des hôpitaux[166].

À chacune de ces initiatives, l'émoi est considérable dans le monde hospitalier comme au ministère de la Santé. Comment, des journalistes se permettent de distribuer des médailles aux services hospitaliers et de mettre à l'index des services qu'ils jugent dangereux ? Quelles sont leurs compétences ? Quelle est leur légitimité ? Le débat est vif, des médecins et des responsables hospitaliers font part de leur désapprobation, des procès sont intentés. La polémique conduit Bernard Kouchner à s'exprimer devant le Parlement, puisqu'en 1992 comme en 1997 il est aux affaires.

L'attitude est balancée. Ces enquêtes ont le mérite d'exister mais elles souffrent de nombreux défauts.

Les conclusions des publications sont sans doute parfois contestables. Les analyses méritent d'être affinées. Mais après tout, ces carences n'ont elles pour origine l'insuffisance des données disponibles et l'absence d'indicateurs élaborés par la communauté médicale et les pouvoirs publics ? Le débat se focalise à tort, et je le regrette rétrospectivement, sur la méthodologie des enquêtes alors que la question posée est celle de la transparence du monde hospitalier, et d'ailleurs plus largement du secteur de la santé.

Le public ne s'y trompe pas. Il plébiscite ces initiatives. Les numéros des palmarès des hôpitaux s'arrachent. D'autres publications s'engagent sur cette voie. *Le Point* et *Le Figaro Magazine* confient à des équipes spécialisées de nouvelles enquêtes. Pendant des mois, des journalistes, souvent médecins, compulsent les données disponibles, adressent des questionnaires aux hôpitaux, traquent les publications scientifiques pour établir des listes sur des bases techniques incontestables. Une compagnie d'assurance annonce en 2005 qu'elle met à disposition de ses clients un service d'informations téléphoniques sur la qualité des hôpitaux et cliniques basées sur les enquêtes du *Point* ![167]

Parallèlement, l'idée d'une publication par les autorités sanitaires des résultats de l'évaluation des activités hospitalières fait son chemin au ministère. Après un débat technique, incompréhensible et incompris, sur les risques d'identification des patients au travers des données du PMSI, qui donne l'impression que le ministère refuse de mettre à disposition des informations dont il dispose, la transparence est mise à l'ordre du jour. Mais le mouvement ne s'engage que lentement sans qu'il soit aisé de distinguer ce qui relève d'inévitables difficultés méthodologiques et ce qui traduit de discrètes manœuvres d'arrière-garde.

En 2001, Bernard Kouchner engage l'ANAES à développer une évaluation des hôpitaux par service dans le cadre de l'accréditation et à élaborer une méthodologie permettant de mettre à disposition du public les résultats de ces travaux. Au cours de son discours d'ouverture d'Hôpital Expo, Philippe Douste-Blazy annonce en mai

2004 l'établissement d'un classement des hôpitaux par le ministère de la Santé. En février 2006, un premier tableau de bord des infections nosocomiales est publié par le ministère de la Santé. Il classe les hôpitaux en cinq catégories, de A à E, à l'aide d'un indicateur dénommé ICALIN, indice composite des activités de lutte contre les infections nosocomiales ! Le ministre de la Santé, Xavier Bertrand, évoque lors de la publication des résultats la mise en place d'indicateurs de la qualité hospitalière dans d'autres domaines.

Les prochaines années verront peut-être l'aboutissement de ces projets, qui pourraient constituer l'un des axes majeurs de l'intervention de la Haute autorité en santé auprès du grand public. L'enjeu est majeur. Pour les malades d'abord. Savoir où aller pour être bien soigné est une préoccupation naturelle. En l'absence de publications, on ne peut se fier qu'aux « recommandations », à la rumeur, au bouche-à-oreille. Et l'accès à l'information est sans doute aujourd'hui la source des plus graves inégalités rencontrées dans le système français de santé. On est d'autant mieux informé que l'on est proche de milieux médicaux bien « informés ». Et le premier réflexe, quand on est touché par la maladie ou qu'un proche l'est, est souvent, quand on le peut, de prendre contact avec un ami médecin susceptible d'identifier le « meilleur » service ! Comment s'étonner qu'en l'absence de tels contacts, on se rue dans les librairies pour acheter le palmarès des hôpitaux ou le classement des établissements « dangereux » ?

Curieuse situation pour un pays dans lequel le principe d'égalité est au firmament des valeurs constitutionnelles et auquel la population est jalousement attachée. La mesure de la qualité des chaînes hi-fi, des automobiles ou des services hôteliers est-elle plus importante que celle des établissements auxquels on confie sa santé et celle de ses proches ? Le développement du PMSI, la généralisation de l'accréditation et l'émergence de l'évaluation des pratiques offrent aujourd'hui l'occasion de mettre fin aux carences du passé et de proposer aux usagers une information transparente et incontestable sur la qualité et la sécurité des établissements hospitaliers. Et cette démarche ne doit en rien remettre en cause la vigilance des médias. Au contraire, elle peut leur permettre d'aller plus loin et sur des bases plus fiables, dans leurs travaux d'investigation.

Ajoutons que la mesure de la qualité est également une impérieuse nécessité pour les autorités sanitaires. Il faut réaliser que le système hospitalier et les 67 milliards d'euros qu'il représente, sont gérés sans connaître de manière objective la qualité des prestations médicales fournies. Les seules données disponibles en matière de qualité hospitalière sont celles produites par le système de surveillance des infections nosocomiales et les informations très globales résultant des dispositifs d'accréditation. La nouvelle procédure de certification des établissements de santé, qui doit être mise en œuvre sous l'égide de la Haute autorité en santé, prévoit de privilégier l'évaluation de la prise en charge des patients et de l'organisation des soins. Puisse ce dispositif préfigurer un nouveau mode de pilotage de la politique hospitalière centré sur le service au malade.

Mesurer la qualité et connaître les coûts ne relèvent pas d'une démarche inquisitoriale. Mais d'une attente légitime des malades comme des contribuables.

Un nouveau service public hospitalier ?

Depuis vingt ans, l'hôpital est soumis à des cycles de réformes qui l'ont incontestablement transformé mais qui ne sont pas parvenus à apaiser les crises qui le traversent. Crise sociale bien sûr, crise financière sans doute, crise des vocations peut-être, crise d'identité surtout. L'hôpital ne parvient pas à se stabiliser parce que la notion même de service public hospitalier est remise en cause.

Une réflexion associant l'ensemble du monde hospitalier est aujourd'hui indispensable pour redéfinir les missions et les modes d'organisation du service public. L'environnement dans lequel les hôpitaux publics s'intègrent, change rapidement.

Au cours des deux prochaines décennies, le temps médical sera compté. Pour des raisons d'origines diverses mais qui se cumulent pour amplifier le phénomène : myopie des pouvoirs publics lors de la fixation du numerus clausus, féminisation du corps médical, limitation de la durée de travail résultant de l'application de la RTT mais aussi de directives européennes réglementant par exemple le repos de sécurité, aspirations des médecins hospitaliers à un exercice professionnel préservant les équilibres de leur vie privée.

L'époque des médecins hospitaliers présents 60 ou 70 heures par semaine, disponibles pour les gardes et astreintes sans véritable limite, prend fin. Elle a été l'honneur de la médecine et a largement contribué à forger l'image prestigieuse des hôpitaux publics. Cet engagement sans réserve dans la carrière s'accompagnait souvent d'un accomplissement personnel, d'une valorisation sociale qui en faisaient supporter les contraintes, aussi lourdes soient-elle.

J'écoute toujours avec plaisir et émotion Gérard Lévy, évoquer son activité de chef de service de gynécologie obstétrique au CHU de Caen. Il aime faire partager les souvenirs des nuits interrompues pour un accouchement ou une urgence, qui ont rythmé sa carrière, des journées commencées tôt et terminées tard où se succédaient cours à la faculté et consultations, interventions et staff, préparation de communications scientifiques et participation à des groupes de travail professionnels. La passion que trahissent ses propos, témoigne de l'attraction que le service public hospitalier a exercée sur des générations de médecins.

J'ai rencontré Gérard Lévy en 1992, lorsqu'il a rejoint le premier cabinet de Bernard Kouchner au ministère de la Santé, pour y devenir chargé de mission auprès du ministre et s'atteler au redoutable dossier des études médicales et à celui de la périnatalité. Doyen respecté de la faculté de Caen, patron incontesté dans sa discipline, il s'est intégré dans l'équipe cabinet avec une aisance et simplicité que sa réputation austère ne laissait pas présager. Alsacien rigoureux, infatigable travailleur, il sait, en petit comité, laisser libre cours à sa personnalité de carabin moqueur et de conteur prolixe.

La pénurie de temps médical qui se profile, impose une réorganisation de l'ensemble du système de santé. Les professionnels de santé seront, de plus en plus, appelés à partager leur temps entre les hôpitaux, les cliniques, les cabinets de ville et de nouvelles formes d'organisation des services de soins et de prévention. Cette articulation entre les différentes composantes du système ne pourra plus être une option, exercée au gré de sympathies locales ou de financements exceptionnels. Les politiques de santé devront privilégier l'émergence de réseaux de santé, le partage des plateaux techniques, le développement de la télémédecine, la cogestion des urgences et des gardes. Il faudra dépasser les statuts et le carcan des modes de rémunération.

A défaut d'un tel effort, les populations des territoires les plus défavorisés ou les plus éloignés, seront privées de services de santé essentiels. La résolution du dilemme qualité-proximité passe par la création d'un continuum de services associant tous les acteurs du système. Pour tenir sa place dans ce mouvement, le service public hospitalier doit s'interroger sur ses missions. Égal accès aux soins, accessibilité proportionnée à la technicité de la prise en charge, information sur la qualité des services...

Quelles sont les spécificités du service public hospitalier au XXIe siècle ? Que doit il offrir à la population ? De quelle légitimité démocratique doit il se prévaloir ? Le débat doit porter sur les fondements du service public, plus que sur ses structures ou sa gouvernance, comme c'est trop souvent le cas.

Pour autant, la question des moyens juridiques et financiers ne manquera pas de se poser. À cet égard la tarification à l'activité qui fait ses premiers pas, répond à une réelle nécessité. La loi du 27 juillet 1999 sur la CMU avait autorisé l'expérimentation de nouveaux modes de financement des hôpitaux et des cliniques, fondés sur une tarification à la pathologie. Sans attendre les résultats de telles expériences, la loi de financement pour la sécurité sociale pour 2004 a mis en place une tarification dite « à l'activité ».

L'objectif de la réforme est d'assurer, dans la mesure du possible, un financement homogène des secteurs publics et privés et surtout de lier les ressources des établissements à leur activité réelle. Pour schématiser, le financement des établissements du service public est désormais double : une partie couvre les missions d'intérêt général (enseignement, recherche,...) et l'autre les activités de soin. Pour les premières, une enveloppe spécifique, dite des MIGAC (missions d'intérêt général et d'aide à la contractualisation), est attribuée chaque année à l'établissement. Les soins sont, quant à eux, financés sur la base de tarifs établis pour des catégories de malades « semblables » (âge, morbidité, complications...). A noter que pour les cliniques, les honoraires médicaux des praticiens libéraux ne sont pas inclus dans les tarifs. Ils restent payés aux professionnels de santé dans les mêmes conditions qu'en médecine de ville.

Quels que soient les avatars, et ils sont nombreux et conséquents, de sa mise en œuvre précipitée, la réforme mérite d'être poursuivie avec souplesse mais détermination. L'harmonisation des modes de tarification entre le public et le privé, recherchée depuis vingt ans, est au bout du chemin. La loi en avait fixé le terme à 2012. L'IGAS a proposé de prolonger le délai de convergence des tarifications, compte tenu des obstacles rencontrés[168].

La réforme devrait faciliter les coopérations, mais aussi inciter à une réflexion utile sur les missions d'intérêt général. Les activités de formation, de recherche comme de prise en charge des urgences et de continuité des soins, ne peuvent faire l'objet d'une tarification comparable à celle des soins. Leur identification tarifaire incite donc à en mesurer la charge mais aussi à en redéfinir les contours.

La voie du renouveau du service public hospitalier est à notre portée. Si l'hôpital est en proie au doute, il conserve auprès de la population l'essentiel de son prestige et une image d'excellence. Un sondage réalisé en novembre 2005 en faisait le service public préféré des Français[169]. Un autre sondage d'avril 2006 confirmait la remarquable image de l'hôpital public dans la population : 82 % des sondés en avaient une « bonne opinion ». L'hôpital public devançait même de 9 points les cliniques privées, gratifiées de 73 % de bonnes opinions[170]. Malgré les accusations d'opacité, les accidents médicaux révélés par la presse, la rudesse de l'accueil dans certains services, les interminables files d'attente aux caisses hospitalières, l'hôpital bénéficie dans toutes les enquêtes d'opinion d'une cote d'amour indéniable. L'afflux aux urgences, les prouesses médicales qu'il réalise, l'attachement du public à ses personnels sont autant d'atouts pour réussir la mue sans laquelle le brontosaure hospitalier ne survivra pas aux séismes climatiques qui s'annoncent sur la santé.

Chapitre 15

La loi des malades

« 303 DT 02 ». Immatriculation facétieuse d'une étonnante maquette au 1/15 d'une traction Citroën. Je reçois, avec une émotion non contenue, ce cadeau qui m'est offert par les membres du cabinet en ce 29 avril 2002, au cours d'un déjeuner réunissant l'ensemble des collaborateurs directs de Bernard Kouchner. Pour marquer la fin de notre équipée de 14 mois, ils me font la surprise, mais surtout l'amitié, de m'inclure dans l'hommage rendu au ministre, en m'offrant un cadeau personnel.

Personnel et particulièrement personnalisé puisqu'à l'instigation de Claude Lavigne, grand amateur de modèles réduits d'automobiles, ils ont fait façonner une réplique des célèbres tractions. Superbe maquette métallique, aux roues caoutchoutées, aux enjoliveurs argentés, aux sièges moulés. Exemplaire devenu unique par l'immatriculation qu'ils ont choisie : mes initiales et l'année en cours, précédés d'un 303 énigmatique, dont seuls quelques initiés peuvent deviner qu'il s'agit du numéro de la loi sur les droits des malades.

La loi n° 2002-303 du 4 mars 2002, relative aux droits des malades et la qualité du système de santé, a été publiée au *Journal officiel* quelques semaines auparavant. Mes amis savent ce qu'elle représente pour moi, connaissent le chemin que j'ai suivi depuis 15 ans et qui m'a permis de contribuer à plusieurs reprises à la conception, à l'élaboration et à l'adoption de ce texte.

Sans doute parce qu'une vingtaine d'années plus tôt, j'ai été confronté aux effets pervers du secret médical mal compris, lorsque j'ai pris connaissance d'une correspondance entre médecins, évoquant un accident médical et comportant entre parenthèses la mention « non révélé au malade » ! Mais, plus encore, parce que j'ai acquis la conviction que l'engagement en faveur des droits de l'homme doit, dans les sociétés démocratiques, se confronter aux situations où la vie crée une inégalité radicale. Celles de la pauvreté et de l'exclusion bien sûr, mais aussi celles du handicap, de l'accident, de la maladie.

La confiance et le droit

La sécurité sociale n'épuise pas les obligations de la société à l'égard des personnes malades. Même admis, sans obstacle financier, dans le meilleur service hospitalier, l'accidenté, l'insuffisant cardiaque ou le cancéreux se trouve dans une situation de fragilité qui engendre les inégalités les plus profondes. Son intégrité physique, parfois même sa vie, sont en jeu.

La relation qui s'instaure avec le médecin, l'infirmier, l'équipe hospitalière ne peut, par nature, être équilibrée. Soumise à la souffrance et à l'angoisse, à l'exigence de l'un et à la disponibilité de l'autre, elle peut balancer entre prévenance affectueuse et maltraitance sournoise, dévouement absolu et prestation anonyme. Cette relation personnelle, intime, essentielle, doit s'enraciner dans le sentiment de confiance qui peut exister entre deux êtres. Pour autant la règle de droit doit-elle ignorer les caractéristiques du rapport inégal qui s'établit entre le soignant et le soigné ? Doit elle se fonder exclusivement sur la compétence du professionnel et renforcer le principe d'autorité, qui au fil du temps distille la défiance ?

Pendant longtemps le code de déontologie médicale et le droit ont confié au médecin le soin d'apprécier si son patient était apte à connaître le diagnostic auquel il était parvenu. Ils lui réservaient le droit d'accéder directement aux dossiers médicaux et lui conféraient le pouvoir d'adapter ses tarifs à la « condition » de son interlocuteur. Dans le même temps, les juridictions rechignaient, au vu d'expertises médicales très « confraternelles », à constater certaines fautes médicales.

À tel point qu'à la fin des années 1980, le monde médical est, de plus au plus souvent, perçu comme échappant au droit commun et bénéficiant d'une protection diffuse. Les crises de santé publique et le retentissement médiatique d'accidents médicaux dramatiques, ont altéré l'image de la relation médecin malade. L'inquiétude d'une dérive à l'américaine et la crainte du face-à-face entre les blouses blanches et les robes noires s'expriment depuis les années 1970.

Une intervention du législateur paraît indispensable. Les droits et les responsabilités des professionnels de santé mais aussi des personnes malades et des usagers du système de santé, doivent être réexaminés et sans doute redéfinis. Ce d'autant que les progrès de la médecine, le développement de l'assurance maladie et les évolutions sociologiques ont modifié les conditions d'accès aux services de santé et les attentes de la population.

L'éclosion du projet

Au début de 1989, Claude Evin, qui vient de me nommer directeur adjoint de son cabinet, me charge de préparer une communication en conseil des ministres sur les orientations de la politique de santé qu'il entend conduire au cours des années suivantes.

Le 12 avril, un document de seize pages est diffusé à l'issue du conseil des ministres. Intitulé « les grandes orientations de la politique de santé. 1989 – 1992 », il fait un état des lieux du système de santé et propose quatre axes dont le premier est ainsi libellé « affirmer les droits des malades ». Un paragraphe précise l'ambition du projet : « Un important travail vient d'être engagé sur les droits généraux des malades. Le gouvernement après les consultations les plus larges déposera un projet de loi sur ce thème en 1990. Ainsi, seront précisément définis le respect du consentement préalable du patient, son information sur les protocoles diagnostiques et thérapeutiques pratiqués, l'accès à son dossier médical, et ses possibilités de recours en cas de litige ». Un sous-titre accompagne ce paragraphe : « Mieux informer les malades et leurs familles ». Dans la candeur de mes trente ans et de mon inexpérience en cabinet, je n'imagine pas qu'il faudra treize ans pour que le projet voit le jour.

À la fin du gouvernement de Michel Rocard, Claude Evin quitte ses fonctions ministérielles et je regagne le Conseil d'État. Retour à la sérénité du Palais-Royal et aux exigences austères du contentieux. Je retrouve dans le bureau monacal de mon domicile, accessible à la lumière du jour par un vieux vasistas, la cote grise des dossiers du Conseil d'État.

Jean-Jacques Dupeyroux, universitaire vedette du droit de la sécurité sociale et « spectateur engagé » du débat social, me propose de tenir une chronique dans la revue *Droit Social* qu'il dirige. J'avais eu le privilège de faire sa connaissance à l'occasion de la mission sur l'avenir de la protection sociale que lui avait confiée Claude Evin. Je consacre l'un de mes premiers papiers, en mars 1992, à « l'indemnisation du risque thérapeutique » et je me hasarde à proposer, cette fois à titre personnel, la mise en place d'un dispositif permettant l'indemnisation des accidents médicaux. Surprise. L'article est repris dans la presse professionnelle. La revue *Espace social* me propose de répondre à une interview. Je précise mon projet et plaide pour la création d'un régime « qui constituerait une nouvelle branche de la sécurité sociale »[171]. *Le Quotidien du médecin* reprend la proposition sous le titre : « Sécu : Didier Tabuteau suggère de créer une nouvelle branche pour couvrir le risque thérapeutique » !

Le droit en pratique

Dans le même temps, je suis nommé commissaire du gouvernement au Conseil d'État. Le commissaire du gouvernement est, au sein de la juridiction administrative, appelé à prononcer des conclusions en séance publique sur les affaires qui sont soumises à la formation de jugement. Il s'exprime, contrairement à ce que son appellation suggère, en toute indépendance et propose une solution, en droit et en fait, pour les différents litiges examinés.

Dans le cadre de mes fonctions, j'ai à me prononcer sur des affaires de responsabilité médicale. Les questions sont particulièrement sensibles puisque le Conseil d'État est sur le point d'opérer un revirement jurisprudentiel majeur. En 1992, il abandonne l'exigence de la faute lourde pour qu'un hôpital soit condamné à indemniser les victimes en cas de faute. La survenue d'une faute simple suffit désormais pour ouvrir aux victimes un droit à réparation. Quelques mois plus tard, il ira encore plus loin, en introduisant par voie prétorienne un droit, certes strictement encadré et limité, à l'indemnisation de l'aléa thérapeutique.

Avant que ces arrêts ne soient rendus, je suis rappelé en cabinet ministériel. Bernard Kouchner me propose de diriger son cabinet lors de sa nomination comme ministre de la Santé et de l'action humanitaire. Dès l'élaboration du programme de travail du ministère, l'idée d'un projet de loi sur les droits des malades et l'indemnisation des accidents médicaux, s'impose. Le ministre retient la priorité que je lui propose. Médecin de formation, il a, sans doute plus que tout autre, été confronté aux risques au cours de sa vie et de sa carrière. A ceux de la médecine bien sûr, mais aussi à ceux de l'extrême pauvreté, des catastrophes et des guerres.

Et puisque pour la première fois santé et action humanitaire vont de pair dans l'organisation gouvernementale, quoi de plus naturel que d'inscrire dans les tables de la loi les droits des personnes malades et les règles applicables aux risques sanitaires ? Mais au ministère, une priorité s'impose. Il faut réformer la transfusion sanguine et tirer les conséquences du scandale du sang contaminé. Dès le mois d'avril 1992, l'élaboration de la réforme qui deviendra loi du 4 janvier 1993, mobilise le ministre et son cabinet. Les jeunes « turcs » de Bernard Kouchner, comme les surnomme Jean-Pierre Fourcade, président de la commission des affaires sociales au Sénat, à l'occasion d'une séance de travail au palais du Luxembourg, préparent la réorganisation du système transfusionnel et la création de l'Agence française du sang. Journées, soirées et parfois nuits, sont occupées par les concertations et les arbitrages. Le projet de texte sur les droits des malades et l'indemnisation des risques sanitaires est retardé.

L'esquisse législative

Pourtant après de premières discussions internes à l'administration et au cabinet, Bernard Kouchner confie à François Ewald, philosophe, ancien secrétaire de Michel Foucault et auteur d'une remarquable thèse sur l'État Providence, une réflexion sur les risques sanitaires. Plusieurs mois de travail débouchent, en novembre 1992, sur un rapport original, replaçant le risque sanitaire dans la perspective de l'évolution de la protection sociale et insistant sur la nécessité d'une médiation entre médecins et malades.

Les préconisations inclinent en faveur d'un système assuranciel qui suscite bien des débats au sein de l'équipe. Partisan d'un régime inspiré de la sécurité sociale, je soumets au ministre et au cabinet un avant-projet de texte d'une dizaine d'articles, dont j'ai conservé le manuscrit. Il repose sur trois principes : l'obligation d'information du malade par le médecin, l'engagement de la responsabilité de celui-ci uniquement en cas de faute et l'indemnisation des accidents non fautifs, de l'aléa thérapeutique, lorsque les conséquences sont particulièrement graves.

Je reprends d'ailleurs pour préparer ce projet de loi, la rédaction à laquelle je m'étais essayé, quelque mois plus tôt, au Conseil d'État et que j'envisageais de défendre devant l'assemblée du contentieux : l'indemnisation en cas d'aléa, des préjudices « d'une gravité exceptionnelle et disproportionnée avec les conséquences probables de l'acte ou de la thérapeutique comme avec l'évolution prévisible de l'état ou de la pathologie du patient ».

Malgré l'engagement du ministre, la conviction et l'énergie des membres du cabinet, le projet n'aboutit pas. Les échéances électorales sont trop proches. Les élections législatives de 1993 se profilent. Les sondages sont au plus bas. Personne ne doute de la défaite que la gauche va connaître. Comment dans un tel contexte déposer un projet de loi réformant le droit de la responsabilité médicale et conduire une discussion parlementaire, au pas de charge, pour parvenir à une adoption en quelque mois ?

Le Premier ministre n'accède pas à la demande de Bernard Kouchner et lui concède seulement la possibilité de présenter devant le conseil des ministres une communication. Lot de consolation permettant de graver dans le « marbre républicain », les principes d'une réforme espérée mais avortée. Le texte de la communication rejoint les archives de Matignon sur les étagères surchargées du secrétariat général du gouvernement.

Elle permet à Bernard Kouchner de présenter publiquement son projet. Le 17 mars 1993 le communiqué du conseil des ministres indique : « Le ministre de la Santé et de l'Action humanitaire a présenté une communication sur l'aléa thérapeutique. La médecine est de plus en plus efficace. Mais, en dehors de toute faute médicale, des accidents thérapeutiques peuvent se produire. Notre système de protection contre la maladie bien qu'il soit l'un des meilleurs au monde, n'assure pas aujourd'hui la réparation de ses accidents thérapeutiques.

Le ministre a présenté les grandes lignes du dispositif à mettre en place pour remédier à cette insuffisance. L'objectif est d'indemniser toute personne victime d'un accident médical grave dont les conséquences sont disproportionnées aux effets probables de l'acte médical ou à l'évolution prévisible de la maladie. Cette indemnisation doit être faite selon procédure souple et rapide, évitant aux victimes des démarches longues, pénibles et coûteuses ».

Les bases d'un projet de loi sont posées. D'une part, l'affirmation des droits généraux des malades, de l'autre la création d'un dispositif d'indemnisation des accidents médicaux. L'annonce passe relativement inaperçue dans le brouhaha électoral d'un mois de mars qui voit la gauche subir l'une de ses plus sévères défaites.

Pendant les semaines qui précèdent les élections, je me souviens d'avoir, tout à fait exceptionnellement, abandonné mon bureau une journée entière pour accompagner Bernard Kouchner lors du dernier meeting politique de Pierre Bérégovoy. Entorse à la règle selon laquelle le directeur de cabinet se doit d'être présent, par principe, mais aussi par nécessité, lorsque le ministre n'est pas au ministère, tout particulièrement à la santé, où crises et catastrophes convergent naturellement. Nous retrouvons le Premier ministre à la mairie de Nevers. Pierre Bérégovoy a souhaité que son populaire ministre de la Santé intervienne lors de cette réunion publique qui marque la fin de la campagne électorale.

Je garde en mémoire l'image d'une petite pièce obscure, sorte d'antichambre des salles de réception de la mairie. Le Premier ministre, seul, se tient adossé au mur, silencieux. Il accueille Bernard Kouchner par une touchante et inhabituelle accolade. Nous ne pouvons imaginer le drame qui se produira quelques semaines plus tard. Mais rétrospectivement, comment ne pas ressentir la tristesse et la détresse de l'homme qui a dirigé le gouvernement pendant une année et avec lequel Bernard Kouchner entretenait des relations confiantes, respectueuses et, à n'en pas douter, très affectueuses.

La décision retentissante du Conseil d'État

Trois semaines après les élections, le 9 avril 1993, le Conseil d'État rend l'arrêt « Bianchi ». Faute de législation, le juge administratif ouvre la voie de l'indemnisation de l'aléa thérapeutique. La Haute Assemblée condamne l'Assistance publique de Marseille à indemniser, en l'absence de toute faute, la victime d'un accident survenu pendant une artériographie. Un « considérant » de principe pose le cadre d'une telle indemnisation : « lorsqu'un acte médical, nécessaire au diagnostic ou au traitement du malade, présente un risque dont l'existence est connue mais dont la réalisation est exceptionnelle et dont aucune raison ne permet de penser que le patient y soit particulièrement exposé », un droit à indemnisation est reconnu « si l'exécution de cet acte est la cause directe de dommages sans rapport avec l'état initial du patient comme avec l'évolution prévisible de cet état, et présentant un caractère d'extrême gravité ». Une première étape est franchie. Mais le projet politique reste en suspens.

Entre 1993 et 1998, les rapports se succèdent. Frédéric Salat-Baroux, jeune collègue du Conseil d'État qui sera nommé, quelques années plus tard, secrétaire général de l'Élysée auprès de Jacques Chirac, rend à Philippe Douste-Blazy, ministre délégué à la Santé un rapport préconisant la création d'un fonds destiné à indemniser les dommages exceptionnels, résultant d'accidents médicaux non fautifs ainsi que de l'utilisation de produits de santé. Un projet de loi imminent est annoncé. Il doit, selon *Libération*, être examiné dès mars 1994 en conseil des ministres. En vain...

Deux ans plus tard, le Conseil économique et social s'empare du sujet et Claude Evin, qui vient d'y être nommé, est chargé d'un rapport sur « les droits de la personne malade ». En juin 1996, le palais d'Iéna se prononce sur les conclusions de son rapporteur et adopte une proposition visant à instituer un fonds d'indemnisation des accidents non fautifs.

Le retour du *french doctor*

Changement de gouvernement l'année suivante. Des états généraux de la santé sont organisés, conformément à l'engagement pris par Lionel Jospin dans son discours de politique générale. Bernard Kouchner, de retour au gouvernement dans la position inconfortable de secrétaire d'État à la Santé, en assure le pilotage. Plus de mille réunions se tiennent dans 180 villes. Ici un débat sur la lutte contre le cancer, là un « amphi » sur les hôpitaux de proximité.

Ces réunions, d'ampleur très variable, se tiennent parfois à l'instigation des pouvoirs publics, les services déconcentrés de l'État – directions régionales des affaires sanitaires et sociales – y jouent un rôle pivot, mais aussi à l'initiative d'hôpitaux, de collectivités locales, de mutuelles, d'organisations professionnelles, d'associations, ... Manifestations régionales loin des grand-messes auxquelles avaient donné lieu les États généraux précédents, comme ceux sur la recherche ou sur la sécurité sociale. L'image de la « baleine » et le souvenir des débats qui s'étaient tenus en 1986 sous la houlette du ministre des Affaires sociales de l'époque, Philippe Seguin, sont présents à l'esprit. Le débat avait été nourri mais n'avait pas eu de véritables suites.

Les États généraux de la santé, qui se déroulent de septembre 1998 à mars 1999, ont un retentissement paradoxal. Au vif succès des réunions tenues partout en France – 200 000 personnes y participent –, aux comptes-rendus détaillés et pédagogiques qu'en donne la presse régionale, fait « écho » le silence quasi général de la presse nationale. Peu d'articles, pratiquement pas d'émissions, même la clôture des États généraux de la santé en présence du Premier ministre à Paris ne suscite guère d'intérêt. Certains observateurs s'interrogent même sur leur réalité !

Pourtant, au cours des milliers de réunions qui se tiennent, les débats font rage, l'intérêt du public ne se dément pas, les professionnels de santé y participent largement. Le comité national d'organisation, chargé de la coordination et de la synthèse des États généraux, met clairement en évidence les inquiétudes qui s'expriment sur l'accès aux services de santé, avec, notamment, les menaces de fermeture des petits hôpitaux, le malaise qui persiste au sein des personnels hospitaliers, mais aussi les attentes de la population en matière de droits des malades. Le droit à l'information, la possibilité d'accéder directement à son dossier médical et la protection du secret médical, sont des thèmes récurrents au cours des réunions.

Revenu en cabinet ministériel, comme directeur adjoint du cabinet de Martine Aubry, ministre de l'emploi et de la solidarité, et emblématique numéro 2 du gouvernement, je suis chargé des affaires sociales, c'est-à-dire de l'action sociale, de la sécurité sociale ainsi que de la santé. Je me retrouve, de ce fait, dans la position délicate d'intermédiaire, entre la toute-puissante responsable du pôle social au gouvernement et Bernard Kouchner, placé sous sa « tutelle ».

Nous travaillons avec Martin Hirsch, nommé directeur de cabinet du secrétaire d'État, à la cohérence des actions des deux ministres. Nous nous connaissons depuis le coup de téléphone, reçu lorsque j'étais auditeur au Conseil d'État, de ce jeune normalien, admis à l'ENA, et alors en stage en préfecture. Martin Hirsch m'avait appelé, sur les recommandations de son père, haut fonctionnaire charismatique, qui m'avait recruté, pour la chaire de droit de l'école nationale des ponts et chaussées, qu'il dirigeait. Le jeune stagiaire de l'ENA, confronté à un problème de droit, avait sans doute voulu assurer ses arrières avant de proposer à « son » préfet de saisir le tribunal des conflits d'un contentieux complexe. Je lui avais été d'un bien piètre secours, mais j'avais gardé le souvenir de notre conversation, de sa gentillesse et de sa vivacité.

Nous étions restés en contact et je l'avais même quelques années plus tôt, recommandé auprès de Gilles Johanet, pour qu'il en soit le conseiller juridique à la caisse nationale d'assurance maladie. J'avais reçu en retour, de l'écriture déliée du directeur de la CNAMTS, le commentaire sans ambiguïté : « Merci de m'avoir fait connaître Martin Hirsch, c'est l'homme idoine ». J'avais également entraîné Martin Hirsch dans divers groupes d'experts qui travaillaient sur les réformes de la sécurité sociale. Martin Hirsch sera nommé, en 1999, directeur général de l'Agence française de sécurité sanitaire des aliments. Dans le même temps, il deviendra le président efficace et le porte-parole incontesté du mouvement Emmaüs, où il était engagé de longue date.

Notre amitié permet de surmonter les difficultés, d'aplanir les contradictions, de garantir la réactivité de structures ministérielles fortement sollicitées. Nous savons lorsque l' « inter », – téléphone interministériel sécurisé –, sonne le matin, vers sept heures, que l'autre est au bout du fil. Nous préparons dans le silence précieux des « aubes ministérielles » le programme de la journée, évoquons les dossiers potentiellement conflictuels et élaborons les réponses aux questions de nos deux ministres. Parfois nous échangeons sur les rigueurs de la vie en cabinet, sur nos absences familiales respectives, sur ces nuits passées au parlement et ces week-ends consacrés à la préparation des arbitrages ou des débats législatifs. Nous partageons souvent les mêmes doutes. À la fin du cabinet, ces conversations matinales, amicales pour ne pas dire fraternelles, m'apparaîtront comme des moments privilégiés et des souvenirs empreints de nostalgie.

Dès le début 1999, Martin Hirsch et moi sommes convaincus de la nécessité de proposer à l'issue des États généraux de la santé, la préparation d'une loi sur les droits des malades. L'idée fait son chemin. Au cabinet de Bernard Kouchner l'équipe s'active. En étroite collaboration avec Gilles Brücker et Étienne Caniard, animateurs du comité national d'organisation des États généraux, la conseillère technique chargée du dossier, Véronique Fournier, praticien hospitalier et ancien responsable de Médecins du Monde, prépare les premiers éléments de réflexion et conduit une concertation avec un certain nombre de personnalités et d'organisations professionnelles. Le cabinet du Premier ministre est convaincu. Lionel Jospin donne son accord. Nous préparons avec Aquilino Morelle, la « plume » du chef du gouvernement, le discours que le Premier ministre doit prononcer le 30 juin, à l'occasion de la clôture des états généraux. Médecin et énarque, Aquilino Morelle est un ami et un fin connaisseur des questions de santé. Son soutien est à plusieurs reprises déterminant.

La promesse d'une loi

La préparation de dispositions législatives, consacrant les droits des malades, est annoncée par le Premier ministre qui mentionne explicitement le droit à l'information, le droit au consentement, le droit à la dignité et l'accès direct au dossier médical. Le chantier tant attendu s'ouvre dans des conditions qui permettent d'espérer son aboutissement avant la fin de la législature. Bien évidemment, nous incluons avec Bernard Kouchner, le droit à indemnisation en cas d'aléa thérapeutique, dans le champ des droits des malades. Avec six années de décalage, nous reprenons le dossier inabouti de 1993.

Les inspections générales des services judiciaires et des affaires sociales sont chargées d'un rapport sur la question de l'aléa thérapeutique. Elles procèdent à une instruction technique et financière des enjeux de la création d'un dispositif d'indemnisation. Nous disposons progressivement d'esquisses juridiques, de chiffrages et de contributions élaborées par les associations et les organismes professionnels. Pourtant, le projet stagne, chaque trimestre dégage des priorités nouvelles qui reportent ses échéances. Les lois sur l'aménagement et la réduction du temps de travail accaparent Martine Aubry. La préparation des projets de loi de financement de la sécurité sociale occupe une part essentielle du calendrier législatif disponible pour la santé et les affaires sociales. Enfin nous sommes attelés à l'élaboration du projet de loi qui m'avait convaincu de revenir en cabinet ministériel en 1997 : la couverture maladie universelle.

La CMU est le grand projet de la législature en matière de protection sociale, elle peut transformer les conditions de l'accès aux soins dans notre pays, elle mobilise légitimement une partie de l'équipe de Martine Aubry et de Bernard Kouchner. La loi est votée en 1999, le 27 juillet. Elle est précédée, le 4 mars 1998, d'une communication en conseil des ministres qui présente un programme triennal de lutte contre les exclusions et, le 29 juillet 1998, du vote de la loi d'orientation relative à la lutte contre les exclusions. À la fin de l'année 1999, les décrets d'application de la loi sur la CMU sont publiés, le dispositif est opérationnel, la gratuité des soins est effective pour des millions de personnes.

Après deux années harassantes de cabinet, affecté par des mises en cause personnelles au titre de mes précédentes fonctions, je m'ouvre auprès de Martine Aubry de mon intention de me démettre de mes fonctions de directeur adjoint du cabinet et de réintégrer le Conseil d'État. Nous évoquons le travail réalisé. Les lois de financement de la sécurité sociale, la réforme de la tarification des maisons de retraite, les plans de maîtrise des dépenses de santé, l'informatisation du système de santé, la gestion des crises sanitaires, en particulier celle de la vache folle, les États généraux de la santé, la loi de sécurité sanitaire du 1er juillet 1998, la CMU... Et puis, bien sûr, les nombreuses réformes qui restent en chantier, celle de la prestation spécifique dépendance, la rénovation de la loi de 1975 sur le secteur médico-social, les conséquences à tirer de la réévaluation des médicaments remboursables, la réforme des retraites et la mise en œuvre de la réorganisation du ministère que nous avons élaborée.

Martine Aubry, avec son exceptionnelle capacité d'adaptation, me fait une proposition aussi inattendue qu'irrésistible :

« D'accord pour mettre fin à vos fonctions de directeur adjoint, mais restez au cabinet avec le titre de conseiller spécial, chargé de la préparation de la loi sur les droits des malades. Vous ne pouvez pas partir avant d'avoir terminé cette loi à laquelle vous tenez tant ! ». J'avoue avoir oublié toutes les raisons qui, depuis plusieurs mois, m'avaient convaincu de revenir à une vie normale... Les 80 à 100 heures hebdomadaires, le « stress » des questions d'actualité, les inerties du « grand ministère », les confidences perfides de partenaires ministériels, le sentiment que les questions de société peinaient, malgré l'énergie des occupants de l'avenue de Ségur et de la rue de Grenelle, à trouver leur place dans l'arène politique...

Le poids des mots, le choc des droits !

Je consacre ainsi, les huit premiers mois de l'année 2000, à la préparation de la loi sur les droits des malades et pour reprendre l'appellation retenue à l'époque, sur la modernisation du système de santé. Période particulièrement stimulante, qui me permet, sans doute pour la première fois, de consacrer tout mon temps à la rédaction d'un projet de loi. Une équipe, constituée à la direction générale de la santé autour d'Alice Slonimski, directrice de projet et d'Hélène Khodoss, sous-directrice, m'apporte le soutien indispensable pour l'élaboration du texte. L'engagement de toute l'équipe est patent. Chacun est convaincu de la nécessité de consacrer les droits des malades dans le code de la santé publique. Le bureau « éthique et droit » est, sous la houlette d'Anne Correze, le pivot administratif du projet. Les travaux sur l'indemnisation du risque thérapeutique mobilisent, également, les spécialistes de la direction de la sécurité sociale.

Les premiers mots couchés sur le papier, les premiers articles qui s'enchaînent, la version zéro du texte, me donnent un sentiment d'exceptionnelle liberté intellectuelle et, dans le même temps le désir de confronter mes réflexions et mes propositions à celles des autres, de tous les autres, praticiens et théoriciens, professionnels et usagers, institutionnels et citoyens.

Inlassablement, chaque partie du texte est soumise à une concertation systématique avec les 80 organisations directement concernées par le projet. Dans mon bureau du premier étage de l'hôtel du Châtelet – l'ancienne chambre bleue –, les auditions se succèdent au rythme de quatre à huit organisations par jour. Confédérations syndicales, ordres, syndicats professionnels hospitaliers ou libéraux, fédérations et conférences hospitalières, représentants de la mutualité et des sociétés d'assurances, associations d'usagers...

Les débats s'organisent autour des chapitres du projet consacrés aux droits généraux des malades et à l'indemnisation des accidents médicaux. Ils butent d'emblée sur une difficulté sémantique qui peut paraître anecdotique, mais qui me semble symbolique des problèmes posés. Faut-il définir les droits des « malades », pour reprendre l'expression concise et commode, retenue par les titres des journaux ? La notion de malades parait pourtant trop restrictive puisqu'elle exclut les proches les accompagnant mais aussi tous ceux qui ont recours au système de santé sans souffrir d'une pathologie identifiée, par exemple dans le cadre d'actions de prévention.

Le terme de patient, figurant dans le code de déontologie médicale, est, quant à lui, connoté et s'opposait, par l'idée de passivité qu'il induit, à l'objectif du projet. Quant au mot d'usager, a priori neutre, il est refusé par les professionnels libéraux, l'usager renvoyant, conformément son acception en droit administratif, à la notion de service public ...

Enfin, nous ne voulons pas retenir la notion de consommateur, qui présente pourtant l'avantage de correspondre au droit européen. Le consommateur renvoie en effet, du moins dans son sens commun, à l'idée d'une personne achetant librement et volontairement des biens ou des services. Or on le sait, la consommation n'est en matière de santé que très rarement choisie. L'essentiel des dépenses de santé sont le fait de traitements lourds, subis, parfois extrêmement pénibles et auxquels le vocabulaire de la consommation me semble devoir rester étranger.

Après un débat nourri et parfois controversé, le texte retient une double terminologie. Certains articles mentionnent « la personne malade », l'expression est jugée plus respectueuse que le seul mot de malade. Pour d'autres dispositions, l'expression « usager du système de santé » est employée. En faisant référence au système de santé et non au service public, elle est acceptable par tous.

Au delà de la sémantique, les droits inscrits dans le texte signent l'aboutissement d'un mouvement profond, engagé dans les années 1970. Dans la foulée de la loi hospitalière du 31 décembre 1970, la question de l' « humanisation » des hôpitaux et des hospices avait été posée. Une charte du patient hospitalisé avait défini en 1975 les droits et devoirs des malades dans les structures hospitalières. Elle avait été actualisée en 1995 à la suite de la loi hospitalière du 31 juillet 1991.

Parallèlement, une loi du 20 décembre 1988 avait garanti la protection des personnes qui se prêtent à des essais cliniques et une loi du 27 juin 1990 avait modernisé les droits des personnes hospitalisées pour des troubles mentaux. Enfin les lois bioéthique du 29 juillet 1994 avaient solennellement consacré le principe de respect du corps humain et les conditions du consentement individuel en cas d'utilisation de thérapeutiques mettant en cause l'intégrité de la personne humaine, comme les greffes ou la procréation médicalement assistée.

Le projet élaboré affirme les principes essentiels qui doivent régir les relations entre le système de santé et la personne qui y a recours. En premier lieu, le droit au respect.

Le principe de dignité

« La loi assure la primauté de la personne » et « interdit toute atteinte à la dignité de celle-ci ». L'article 16 du code civil n'a pas attendu le projet de loi pour imposer le respect de la personne humaine. Et le Conseil Constitutionnel a rappelé en 1994, à l'occasion des lois bioéthiques, la valeur fondamentale de ce principe. Quelques juristes ont pu en déduire que des dispositions spécifiques et, de surcroît, introduites dans le code de la santé publique, étaient inutiles pour protéger les personnes malades.

Juridiquement peut-être. Mais en pratique, le code de la santé publique est le « guide » de référence. Les professionnels de santé dont le droit n'est pas le métier, doivent pouvoir s'appuyer, au cours de leur formation comme dans leurs pratiques, sur un corpus de textes simple d'utilisation. Et cet argument de simplification vaut également, à l'évidence, pour les usagers et les malades. Enfin et peut-être surtout, le champ de la santé appelle des dispositions plus précises que les droits civils généraux de la personne. Les menaces qui pèsent sur la dignité humaine sont d'autant plus graves que les personnes, fragilisées par leur état de santé, sont plus vulnérables.

Le texte préparé décline donc le principe de dignité et en précise la portée dans diverses situations liées à la maladie ou à l'accident. Il est d'abord proclamé solennellement que toute discrimination dans l'accès à la prévention et aux soins est interdite.

Les conditions dans lesquelles le secret médical est protégé, sont ensuite définies avec rigueur mais en tenant compte des nécessités de la prise en charge. Ainsi par exemple, dans un hôpital, les informations concernant une personne « sont réputées confiées par le malade à l'ensemble de l'équipe ».

En revanche, chacun a le droit de s'opposer à l'information de ses proches et même de restreindre les conditions dans lesquelles ceux-ci pourront accéder à une information couverte par le secret médical, après son décès.

De même, la loi accorde une importance renforcée à la protection de la personnalité du malade. La place de sa famille ou de ses proches est précisée. Par exemple, si l'intéressé ne peut exprimer sa volonté, « aucune intervention ou investigation ne peut être réalisée sauf urgence ou impossibilité sans que ... la famille ou, à défaut un de ses proches ait été consulté ».

Le projet prend également en compte les relations affectives de l'individu. Il introduit dans le code de la santé publique le concept de « personne de confiance » qui peut-être un parent mais aussi un ami ou le médecin traitant. La personne de confiance désignée par le malade a vocation à être consultée si ce dernier est hors d'état d'exprimer sa volonté. Elle peut l'accompagner dans ses démarches, assister aux consultations médicales afin de l'aider à prendre les décisions, parfois difficiles, auxquelles il est confronté. Désormais, les hôpitaux doivent proposer au malade de désigner une personne de confiance dès son admission.

Cette avancée, qui a suscité beaucoup de méfiance, semble, depuis sa mise en œuvre, recueillir l'assentiment de la plupart des intervenants. Elle permet de rassurer, de dédramatiser des situations où la solitude du patient était souvent cause d'angoisse et d'incompréhension. À tel point que l'extension de ce dispositif au secteur médico-social est aujourd'hui souhaitée.

L'autonomie malgré la maladie

La maladie bouleverse souvent les équilibres affectifs, professionnels et sociaux qui s'étaient établis. L'intervention du médecin, la prise en charge à l'hôpital ou en clinique, créent une relation nouvelle, un lien de dépendance imposé par l'état de santé. Quand il ne s'accompagne pas de difficultés financières que l'assurance maladie ne suffit pas à écarter. Dans ce contexte, la question de l'autonomie de la personne se pose avec acuité. Comment conserver la maîtrise de sa vie, comment prendre des décisions parfois lourdes de conséquences, quand la science médicale vous est étrangère ?

L'asymétrie de l'information, qui caractérise pour les économistes la relation entre le médecin et le malade, prend une forme très concrète pour toute personne confrontée à un grave problème de santé. C'est pourquoi, l'accès à l'information a toujours été l'un des pivots des règles juridiques organisant le colloque singulier. Le code de déontologie médicale fait, depuis longtemps, devoir au médecin de délivrer au patient une « information loyale, claire et appropriée sur son état, les investigations et les soins qu'il lui propose ». Mais il ajoute, sans doute dans l'intention de bien faire, mais par une reconnaissance implicite d'une inégalité entre le médecin et le malade, « toutefois dans l'intérêt du malade et pour des raisons légitimes que le praticien apprécie en conscience, un malade peut être tenu dans l'ignorance d'un diagnostic ou d'un pronostic graves, sauf dans les cas où l'affection dont il est atteint expose les tiers à un risque de contamination ».

Ainsi, le praticien est maître de l'information. Seule sa conscience doit guider son action. Dans bien des cas, la confiance du patient dans le médecin permet une application sans anicroche de la règle déontologique. Mais qu'en est-il des situations de doute, des cas où le patient veut absolument savoir, pour des raisons qu'il lui revient d'apprécier. Qui doit finalement, après l'indispensable dialogue entre le soignant et le soigné, trancher le désaccord qui peut exister entre le médecin estimant ne pas devoir informer et le malade désireux de connaître, quelle qu'en soit la teneur, les informations médicales le concernant détenues par le praticien ?

Le texte que nous préparons modifie l'équilibre traditionnel. « Toute personne a le droit d'être informée sur son état de santé ». Et cette information doit porter « sur les différentes investigations, traitements ou actions de préventions qui sont proposées, leur utilité, leur urgence éventuelle, leurs conséquences, les risques fréquents ou graves normalement prévisibles qu'ils comportent ainsi que sur les autres solutions possibles et sur les conséquences prévisibles en cas de refus ». Bien évidemment ce droit à l'information n'est en aucune manière une obligation d'information. Le texte prévoit que « la volonté d'une personne d'être tenue dans l'ignorance d'un diagnostic ou d'un pronostic doit être respectée sauf lorsque les tiers sont exposés à un risque de transmission ».

Le symbole de l'accès au dossier médical

Le droit à l'information s'enrichit, bien sûr, de l'accès direct et personnel au dossier médical, disposition qui demeure le symbole de la loi Kouchner. La mesure est perçue, au début, par les professionnels de santé, comme une marque de défiance, voire comme la première étape d'une dérive contentieuse de la relation médecin/malade. *Le Quotidien du médecin* titre le 15 mars 2000 : « Dossier médical : non à l'accès direct » sur la base des réponses à un questionnaire proposé aux médecins par le journal et dont il ressort que 60 % des médecins ayant répondu sont hostiles à la mesure. Risque de divorce avec l'opinion publique qui, un mois plus tôt, s'est prononcée à 94 % en faveur de l'accès direct selon un sondage publié par *Le Panorama du médecin*. En fait, la césure est en voie de résorption.

Au fur et à mesure des rencontres, les représentants des professionnels acceptent, de mieux en mieux, le projet. L'ordre des médecins, les organisations syndicales, les conférences médicales s'accommodent du texte quand ils ne le soutiennent pas. Les praticiens les plus favorables sont d'ailleurs, et d'une manière apparemment paradoxale, ceux qui sont, le plus fréquemment, confrontés aux diagnostics et aux pronostics les plus lourds. Cancérologues, hématologues, cardiologues, chirurgiens, tirent de leur expérience la conviction que tout peut se dire, dès lors que l'on respecte la demande du malade et qu'est offert un accompagnement adapté. Le devoir de vérité est, pour eux, une pratique quotidienne, une démarche éthique, un fondement de la relation médicale, avant d'être une obligation juridique. Les plus réticents à cet accès, par le malade, aux informations contenues dans son dossier, me semblent plus motivés par la crainte d'avoir à ouvrir des dossiers lacunaires, mal tenus, peut-être même contestables que par le poids de révélations médicales.

Plusieurs mois de discussions permettent d'encadrer et de préciser les conditions de cet accès. Seront concernées les informations de nature médicale : bilans biologiques, résultats d'imagerie médicale, comptes-rendus hospitaliers, correspondances entre confrères... À la demande notamment des médecins généralistes et des psychiatres, les informations émanant de tiers, ou les concernant, seront exclues du droit à communication. La lettre au médecin adressée par un parent, par un conjoint, ne sera pas accessible. Un document mentionnant une autre personne que le patient, ne pourra être communiqué avec le nom de l'intéressé. Si le secret médical doit être absolu, cette règle doit également protéger les tiers.

De même, la concertation aboutit à l'inscription dans la loi d'un délai à double détente pour l'accès au dossier. Mécanisme juridique peu fréquent. À la demande des associations, le texte impose la communication du dossier médical dans les huit jours. Le but est, notamment, de pouvoir disposer rapidement d'un deuxième avis médical documenté en cas d'intervention à risques ou de traitement lourd. Ce délai de huit jours, applicable aux informations datant de moins de cinq ans, est porté à deux mois pour les dossiers plus anciens. Mais pour prendre en compte les réactions des organisations professionnelles de médecins, un délai « au plus tôt » est également fixé par le texte. La personne malade ne peut accéder à son dossier qu'après avoir observé « un délai de réflexion » de 48h. Volonté de réduire, dans la mesure du possible, les situations où un patient très anxieux, ou auquel vient d'être révélé un diagnostic médical grave, pourrait, prendre connaissance seul, fragilisé, souvent après une nuit d'insomnie, de résultats d'analyses ou de documents médicaux, susceptibles d'accroître son angoisse, son désespoir et de l'inciter à commettre un geste fatal. Dans le même esprit, est ajoutée dans le texte, la possibilité de recommander expressément la présence d'une tierce personne, lors de la consultation de certaines informations, en raison des risques « que leur connaissance sans accompagnement ferait courir à la personne concernée ».

Enfin une procédure particulière est imaginée pour l'accès au dossier médical, lorsque les informations ont été recueillies dans le cadre d'une hospitalisation sur demande d'un tiers ou d'une hospitalisation d'office, c'est-à-dire en matière psychiatrique. Le débat est vif entre les associations de familles et de malades et les représentants des médecins sur ce point. Les risques encourus, notamment par les professionnels, en cas d'accès au dossier par des patients en souffrance psychiatrique, paraissent justifier qu'un arbitre, en l'occurrence la commission départementale des hospitalisations psychiatriques, puisse être saisie en cas de désaccord entre le médecin et la personne malade sur la question de l'accès au dossier. Et en cas de refus de communication prononcé par la commission départementale, son avis s'impose aux détenteurs du dossier comme au demandeur.

En dépit des avancées des discussions et du rapprochement des points de vue, des réserves subsistent sur le principe même de la disposition. Je propose à Dominique Gillot, qui a succédé à Bernard Kouchner lors de son départ pour le Kosovo, au secrétariat d'État à la santé et à l'action sociale, de tenir une réunion rassemblant les principales associations et les représentants du monde médical pour relire ensemble le texte auquel plusieurs mois de travail ont conduit.

La réunion se tient, le vendredi 5 mai 2000, dans les salons du deuxième étage de l'avenue de Ségur. Plusieurs tours de table clarifient les positions de chacun. Peu de divergences réelles sur les principes. Le face-à-face impose la confiance entre partenaires. Seuls deux représentants des professionnels libéraux confirment leurs réserves. La réunion permet de mieux identifier l'origine de certaines réticences, en particulier la crainte des médecins de se voir privés de la possibilité de faire des hypothèses par écrit, de griffonner leurs interrogations, de prendre des notes strictement personnelles, des points de repères utiles pour eux, mais inexploitables par d'autres.

La discussion est ouverte. Les associations de malades acceptent d'entrer dans la problématique qui leur est soumise. Toute hésitation d'un professionnel de santé, à prendre des notes, pourrait se traduire par une perte de chance pour le malade. Après plusieurs tours de table, les points de vue se rapprochent. Je rédige une formule de synthèse, plus que de compromis. Seules les informations « formalisées » entreront dans le champ de la communication. Les termes sont examinés, soupesés, débattus mais retenus. À l'issue de la séance, un texte d'une vingtaine de lignes est arrêté. Son équilibre paraîtra suffisamment nuancé et équitable pour qu'il soit repris, tel quel, par les parlementaires. Il deviendra l'article L1111-7 du Code de la santé publique.

Et si le malade décidait !

La nouvelle responsabilité de la personne malade est affirmée, avec encore plus de détermination, dans les dispositions consacrant son droit à décider. En vertu du texte qui deviendra l'article L1111-4 du Code de la santé publique : « Toute personne prend, avec le professionnel de santé et compte tenu des informations et des préconisations qu'il lui fournit, les décisions concernant sa santé.

Le médecin doit respecter la volonté de la personne après l'avoir informé des conséquences de ses choix. Si la volonté de la personne de refuser ou d'interrompre un traitement met sa vie en danger, le médecin doit tout mettre en œuvre pour la convaincre d'accepter les soins indispensables ». Et le texte ajoute avec une redondance partielle « aucun acte médical ni aucun traitement ne peut être pratiqué sans le consentement libre et éclairé de la personne et se consentement peut être retiré à tout moment ».

À la différence du code de déontologie médicale, la loi ne confère pas au malade un simple pouvoir de veto, de refus de consentement. Elle regarde le choix thérapeutique comme une décision relevant du malade mais partagée avec le médecin. Hors les circonstances où la protection des autres est en jeu, comme c'est le cas pour les vaccinations obligatoires ou les hospitalisations psychiatriques sous contrainte, rien ne peut justifier qu'il soit porté atteinte à l'intégrité physique d'une personne, pour le soigner contre son gré.

L'obligation du médecin est une obligation de moyens, celle de tout mettre en œuvre pour le convaincre d'accepter les soins nécessaires. Bien évidemment, la loi prend en compte les cas d'urgence et d'inconscience de la personne traitée. Mais même dans ces circonstances, elle s'attache à préserver l'autonomie de l'individu, en prévoyant, dans la mesure du possible, l'intervention de la famille, des proches ou de la personne de confiance.

A la regarder de près, le texte de loi ainsi élaboré, ne correspond pas à l'image simpliste qui en a parfois été faite. Trop souvent présentée comme défavorable aux médecins, et exclusivement consacrée aux droits des malades, cette législation procède, en réalité, à un rééquilibrage des rapports juridiques entre les professionnels de santé et ceux qui s'adressent à eux. En consacrant l'autonomie de la personne malade, en favorisant son accès à l'information, en légalisant l'intervention de ses proches, la loi institue de nouveaux droits mais crée aussi pour eux de nouvelles responsabilités. Lorsqu'il y a décision partagée, il y a aussi responsabilité partagée.

La ligne de crête associative

Reconnaître les droits « individuels » des personnes ne suffit pas. Leur expression collective, est une garantie supplémentaire pour leur respect. Lors de l'élaboration de la loi, la question du rôle du mouvement associatif est d'emblée posée.

Curieusement, du moins de prime abord, les associations de malades n'avaient jamais véritablement acquis droit de cité dans le secteur de la santé, jusqu'aux années 1980. Pourtant de nombreuses structures sanitaires étaient gérées par des associations. Mais la crainte de dérives sectaires et de l'entrisme de groupuscules marginaux dans les institutions et réseaux de santé, ont pendant longtemps freiné le développement d'associations d'usagers du système de santé.

Aux États-Unis, le mouvement des « alcooliques anonymes » s'est créé dès 1935. Les premiers groupes d' « AA » se sont constitués en France en 1960, à la suite de la série d'articles sur l'expérience américaine publiés par Joseph Kessel dans *France Soir*[172]. Ce mouvement est resté le symbole de la prise en charge d'une pathologie par une organisation non médicale. Progressivement, certaines maladies comme le cancer ou le diabète, ont donné lieu à la création d'associations réunissant, le plus souvent, les professionnels de santé concernés, les malades et leurs familles.

Dans les années 1980, les associations de luttes contre le sida ont ouvert de nouvelles perspectives. Les malades se sont imposés comme des acteurs à part entière de leurs traitements. Ils ont fait entendre leur voix dans les débats sur les stratégies thérapeutiques et leurs conditions de prise en charge sociale. Les associations, notamment celles réunies depuis 1992 au sein du collectif TRT5 : Actions Traitements, Act Up Paris, Aides, Arcat Sida et Vaincre le sida, ont réussi, par leurs compétences ou leurs actions d'éclat, à devenir des interlocuteurs privilégiés des pouvoirs publics mais aussi des médecins et des laboratoires pharmaceutiques.

En 1996, la réforme Juppé a entrouvert la porte des conseils d'administration des hôpitaux aux associations. Une première journée de rencontre des grandes associations nationales a été organisée. L'année suivante, le collectif inter associatif sur la santé (CISS) a été créé. Il rassemble des structures dédiées à de grandes pathologies, comme la ligue nationale contre le cancer, Aides, l'association française des diabétiques ou des hémophiles, des associations mises en place pour défendre des victimes d'accidents sanitaires tel le LIEN, mais aussi des fédérations et confédérations représentant de manière transversale les usagers, les malades et les consommateurs. On y trouve l'association des paralysés de France, la fédération nationale des accidentés du travail et des handicapés (FNATH), l'union nationale des associations familiales (UNAF), l'union nationale des associations de parents et amis des personnes handicapées mentales (UNAPEI) ou l'UFC Que choisir.

Les États généraux de la santé permettent dès 1998, de constater l'audience de ce mouvement et les attentes du public en cette matière. Plusieurs des représentants du CISS jouent un rôle primordial dans la rédaction du projet de loi. Son porte-parole, Pierre Lascoumes, est un intellectuel engagé, directeur de recherches au CNRS et longtemps responsable du comité Ile-de-France d'AIDES. Avec ferveur et subtilité, il négocie chaque mot et chaque virgule des projets d'article. Juriste averti et politique méfiant, il impose dans la loi ce qui relèverait du simple décret, insiste sur les délais de mise en œuvre, plaide pour une évaluation du dispositif.

Le concept de démocratie sanitaire, forgé au cabinet et mis en avant dans les discours ministériels annonçant la loi sur les droits des malades, inquiète les tenants de la démocratie sociale. Les organisations syndicales sont-elles les seuls représentants légitimes des assurés sociaux, et par extension, des malades et usagers du système de santé à la fin du XXe siècle ? Y a-t-il une place entre les élus du suffrage universel, les parlementaires, représentants légitimes du peuple dans une démocratie politique, et les pouvoirs sociaux, issus des conquêtes sociales qui ont marqué notre pays depuis le XIXe siècle ?

Pour clarifier le débat et dégager des perspectives, une mission de réflexion et de proposition est confiée à Étienne Caniard. Membre influent de la fédération nationale de la Mutualité française, spécialiste reconnu des questions de santé, Étienne Caniard a le goût et le sens de la concertation. Disponible et enthousiaste, il rencontre, pendant plusieurs mois, acteurs associatifs et professionnels de santé, représentants de l'assurance maladie et des ordres professionnels. Les plus réservés face à la reconnaissance du fait associatif sur le secteur de la santé sont, sans doute, les administrateurs de la sécurité sociale.

Dans les premiers contacts que nous avons, directement au ministère ou par intermédiaire de la mission Caniard, le malentendu est patent. L'idée de démocratie sanitaire viserait à saper le pouvoir syndical au sein de l'assurance maladie. Elle ferait le lit d'une étatisation de l'assurance maladie ! L'enjeu est pourtant d'une autre nature. Il s'agit de rééquilibrer les relations de pouvoir qui enserrent le système de santé. Reconnaître au malade, en tant que tel, une place dans l'organisation sanitaire, lui permettre d'être acteur de sa destinée lorsque celle-ci est menacée, consacrer ses droits lorsque les accidents de la vie le place dans une situation d'extrême faiblesse. Pour ce faire, une représentation spécifique est, à l'expérience, indispensable. Sa spécialisation, loin d'être un inconvénient, est un gage de son efficacité.

Comme en matière d'environnement ou de consommation, le mouvement associatif a toute sa place sur le champ de la santé. Il ne menace, ni ne déstabilise, les autres modes de représentation. Le patient et minutieux travail de concertation permet de lever certaines préventions, de préciser le rôle des associations de malades, de rapprocher les points de vue. Le rapport rendu en 2000 est bien accueilli. Il sert de base à l'élaboration du chapitre de la loi consacré à la « participation des usagers au fonctionnement du système de santé » pour reprendre l'expression, juridiquement correcte, retenue par le législateur.

Le principe d'associations agréées, sur des critères de représentativité et d'indépendance, permet de rassurer ceux qui s'inquiétaient des dérives sectaires possibles ou de l'émergence de chevaux de Troie de pouvoirs économiques, et notamment, de laboratoires pharmaceutiques. Un article ouvre aux associations le droit de se porter partie civile, avec l'accord des victimes, dans les actions pénales en matière de santé publique. La place des associations d'usagers du système de santé dans les institutions de santé publique est élargie. Enfin les premières pierres d'un statut social des membres des associations, sont posées. Le code du travail leur reconnaît un droit au congé de représentation et un droit à la formation est inscrit, à leur bénéfice, dans le code de la santé publique.

Les textes d'application de la loi tarderont à être publiés, après le changement de gouvernement de 2002. Jean-François Mattéi et son équipe seront plus que réservés sur la place que doivent tenir les associations dans le système. De nombreux mois d'observation seront nécessaires pour débloquer la situation malgré la pression exercée par le collectif inter-associatif. Finalement, l'un de ses leaders, Alain Michel Cerretti sera chargé d'une mission d'étude et de proposition. Au vu de son rapport, le gouvernement acceptera de mettre en œuvre des dispositions de la loi du 4 mars 2002. Après de nouvelles concertations et bien des hésitations, le décret sur l'agrément des associations sera publié au *Journal officiel* du 1er avril 2005 par Philippe Douste-Blazy.

La place des associations dans l'organisation de la santé reste, aujourd'hui, fragile. La tentation existe de les confiner dans un rôle de spectateur timoré, ou pire d'en faire l'alibi d'une démocratie sanitaire en trompe l'œil. Le risque est d'autant plus grand que la présence et la capacité d'intervention des associations sont très disparates selon les régions, les structures ou les commissions. Pourtant, une étape a été franchie. La vitalité des mouvements engagés dans le CISS et les attentes de la population devraient, au cours des prochaines années, consolider, quels que soient les obstacles rencontrés, le rôle des associations de malades. Les droits individuels des personnes ne sont durablement garantis que si leurs droits collectifs sont défendus.

Chapitre 16

Le droit du risque

À l'été 2000, le projet de loi sur les droits des malades est rédigé et largement arbitré. Olivier Lyon-Caen et Danièle Jourdain-Menninger ont été, à Matignon, les grands régulateurs des arbitrages gouvernementaux[173]. Les réunions interministérielles se sont succédées à bonne cadence. Les procédures de retardement, traditionnelles lors de l'élaboration d'un texte important mais sans calendrier impératif, ont été fermement déjouées.

Malgré tout, le projet est en panne. Il ne figure plus parmi les priorités gouvernementales. D'autres réformes sociales sont attendues. Le départ du gouvernement de Bernard Kouchner a émincé le poste santé dans les équilibres ministériels. Martine Aubry se prépare à quitter l'hôtel du Châtelet pour rejoindre la mairie de Lille. Or les arbitrages gouvernementaux butent sur un dernier volet du projet, l'indemnisation de l'aléa thérapeutique. Impossible de surmonter la difficulté sans l'engagement d'un responsable politique de premier plan. Le projet reste en suspens, les associations s'indignent sans se résigner[174]. La presse souligne l'incapacité politique à régler la question de l'indemnisation de l'aléa thérapeutique depuis trente ans.

C'est pour moi le temps du retour au Conseil d'État. Nouvelle pose dans mes activités au ministère de la Santé. Je retrouve avec plaisir l'ambiance feutrée et chaleureuse du Palais-Royal. D'autant que j'y suis accueilli par une marque de confiance, que j'apprécie d'autant plus qu'elle se manifeste après une longue absence contentieuse de huit années. J'y suis nommé assesseur, c'est-à-dire chargé de « réviser » les dossiers préparés par les rapporteurs, de confirmer leur projet ou de proposer une solution alternative. Cette nomination me rappelle aussi les années qui se sont écoulées. La fonction n'est pas accessible aux auditeurs et aux maîtres des requêtes ! C'est la première fois que je reviens dans l'institution depuis que j'ai été nommé conseiller d'État en 1999 !

Cette immersion dans le contentieux est de courte durée. En février 2001, Bernard Kouchner, de retour du Kosovo, est sollicité pour revenir au gouvernement. La discussion avec Lionel Jospin est délicate. Bernard Kouchner, instruit des difficultés de l'exercice ministériel sous « tutelle » par les deux années passées au secrétariat d'État à la santé de 1997 à 1999, aspire à retrouver un ministère plein comme en 1992, et de surcroît à disposer d'une autorité sur les services chargés de l'assurance maladie.

J'avoue, pour ma part, être plus sensible à la nécessité d'un grand ministère de la santé, de l'environnement et de la consommation. La proximité des problématiques de ces trois secteurs, la configuration retenue par les autorités européennes me paraissent plus déterminantes que l'intégration dans la structure ministérielle des comptes de la santé. Quoi qu'il en soit, Bernard Kouchner est nommé ministre délégué à la Santé, placé auprès d'Élisabeth Guigou, ministre de l'Emploi et de la Solidarité, et assuré d'une large autonomie. Un engagement essentiel est pris à son égard, la possibilité de faire aboutir le projet de loi sur les droits des malades.

Quelques jours avant sa nomination, Bernard Kouchner me téléphone. Moment d'émotion pour moi. L'appel téléphonique fait suite à quelques mois de silence, de non-dits, de doutes sur une loyauté pourtant indéfectible, pire, de fissures dans une amitié précieuse. Les relations entre un ministère et un secrétariat d'État rattaché, sont une machine à broyer les hommes et les sentiments. En cas de désaccord entre les équipes, le ministre de plein exercice impose son arbitrage ! Son cabinet en est le héraut... Incompréhensions, divergences, aussi inéluctables que destructrices. Nous étions donc en froid. Quelques mots plus tard, notre proximité, notre complicité se rétablissent sans altération, ni condition. Bernard Kouchner me demande si je suis prêt à reprendre du service, à retrouver les affres et les bonheurs de l'avenue de Ségur, à réunir une équipe pour les quinze mois d'une fin de législature.

Tout me conduit à accepter la proposition qui m'est faite. Le plaisir de retravailler avec Bernard Kouchner et de diriger auprès de lui un nouveau cabinet. Une part également de nostalgie de la période 1992-1993 où tant de choses ont été lancées, où un groupe d'amis et de professionnels s'est forgé, où une période inoubliable de ma vie s'est ancrée. Enfin, le soutien immédiat et sans réserve de mes enfants et de ma compagne qui n'ignorent pourtant rien des horaires et des astreintes imposés par la vie de cabinet. Et puis le projet de loi sur les droits des malades nous attend !

Ultime tentative !

Alors *bis repetita*. J'aurais été pendant les deux législatures de gauche 1988-1993 et 1997-2002, les trois premières années auprès du ministre des Affaires sociales comme directeur adjoint du cabinet, la dernière année avec Bernard Kouchner comme directeur de l'équipe.

Retour au quatrième étage de l'avenue de Ségur. L'installation est rapidement faite, les lieux sont connus. Le personnel du ministère nous accueille avec un sourire qui fait réellement plaisir. C'est le troisième ministère de la Santé pour Bernard Kouchner, mon quatrième cabinet sur le social.

La composition du cabinet est rapidement menée, les conseillers de Dominique Gillot, dont certains ont d'ailleurs servi auprès de Bernard Kouchner entre 1997 et 1999 rejoignent, sans hésitation, l'équipe, quelques anciens du cabinet de 1992, de l'Agence du médicament ou du cabinet de Martine Aubry, reprennent du service, les « novices » constituent le dernier tiers du cabinet.

Le programme de travail du ministre a une priorité : l'adoption de la loi sur les droits des malades et la modernisation du système de santé. Nous avons une « grosse » année pour faire aboutir le projet. L'engagement de Lionel Jospin, la disponibilité de son cabinet permettent de relancer rapidement des arbitrages restés en suspens. Le débat sur l'indemnisation de l'aléa thérapeutique bute toujours sur les coûts du dispositif. Les évaluations sont délicates. Le système proposé est innovant. Les données disponibles sont disparates. Enfin, beaucoup redoutent que la loi ne constitue une incitation à la multiplication des demandes d'indemnisation. Au total les chiffres avancés fluctuent entre 1 et 2,5 milliards de francs.

L'engagement est significatif pour la collectivité. Il correspond en partie, à des sommes déjà mobilisées pour les indemnisations par voie transactionnelle ou juridictionnelle. Le surcoût net est difficile à identifier. Pour autant, il est le prix à payer pour tenter de redonner un fondement rationnel à la relation médecin malade en cas d'accident, pour dissocier clairement la faute de l'aléa, pour mettre fin à la confusion croissante et insidieuse entre préjudice et faute, que le droit et les procédures existantes ont progressivement introduite.

Après quelques mois d'expertises complémentaires, de débats avec nos interlocuteurs des ministères de l'intérieur, de la justice et des finances, le texte est définitivement arbitré. Il est vrai que le contexte interministériel est différent de celui que j'ai connu avant 2000. Nous travaillons, avec une rare efficacité, avec le ministère de la justice, et même le ministère des Finances manifeste au cours des débats, son intérêt pour le projet. Le déjeuner que j'ai organisé avec les directeur et directeur adjoint du cabinet de Laurent Fabius, Bruno Crémel et François Auvigne, m'a convaincu de la bonne volonté de Bercy. Les arbitrages confirment cette impression même si le ministère des Finances qui incline comme toujours pour une formule « assurancielle », conteste le principe d'un mécanisme public.

Pendant cette période, la concertation avec les associations et les organisations professionnelles, est permanente. L'homme-orchestre est Dominique Martin. Cet énarque psychiatre – il doit être le seul de la catégorie ! – mène, avec détermination et fermeté, les discussions sur les 80 pages du projet de loi. Il prépare, à ma demande, en parallèle de la loi, les décrets d'application. Car si la loi doit être votée, elle le sera au dernier moment de la législature et son application devra être assurée dans des délais d'une exceptionnelle brièveté[175].

En juin 2001, le collectif associatif sur la santé rend publics les résultats d'un sondage qui confirme l'urgence de la réforme. La presse rappelle la litanie des promesses non tenues, la succession des annonces sans lendemain. *Libération* titre « les patients las d'attendre leur droits »[176].

Début juillet, nous sommes quelques-uns à nous sentir gagnés par l'émotion de ce moment privilégié qui marque la fin des arbitrages. Le serpent de mer n'est pas encore sorti de l'eau, mais il est ferré. Après une ultime réunion de ministres, présidée par Lionel Jospin, le projet de loi relatif aux droits des malades et à la qualité du système de santé est arbitré. Dans la dernière ligne droite, son intitulé a changé, il n'est plus question de « modernisation du système de santé » mais de « qualité du système de santé ». Le titre retenu initialement a été écarté, le terme de modernisation ayant été « repris », entre-temps, pour une autre loi, dite de « modernisation sociale »...

Mais en fin de compte, le terme de qualité du système de santé, corollaire indispensable des droits des malades, résume, peut-être mieux encore, la philosophie du texte. Nantis du sésame de la rue de Varenne, nous engageons le travail auprès du Conseil d'État. L'été sera chargé, le cabinet se met à l'entière disposition des rapporteurs de la Haute Assemblée. Les débats sont nourris et occupent juillet et août. Le texte est volumineux et innovant. En outre, il porte sur des questions sensibles pour la juridiction administrative, puisqu'il réforme le contentieux des accidents médicaux, moins de dix ans après les révolutions jurisprudentielles des années 1992 et 1993. Je mène la délégation des commissaires du gouvernement lors du débat devant la section sociale, puis aux côtés d'Olivier Lyon-Caen pour l'examen par l'assemblée générale du Conseil d'État.

Cette dernière séance se transforme en marathon. Commencée en début de matinée, elle ne s'achève que vers 22 h 30. Le président de la section sociale et le vice-président du Conseil d'État acceptent de travailler le texte adopté par l'assemblée générale, tôt le samedi matin afin de permettre une relecture du projet de loi au secrétariat général du gouvernement dans la matinée du samedi 1er septembre et son inscription à l'ordre du jour du conseil des ministres suivant.

Le 5 septembre 2001, Bernard Kouchner présente, au Président de la République et au gouvernement, le projet de loi tant attendu. À son retour du palais de l'Élysée, nous nous remémorons, autour d'une coupe de champagne, la communication en conseil des ministres de mars 1993. La conférence de presse qui suit est un moment de vive émotion. Bernard Kouchner m'invite à le rejoindre à la tribune pour la présentation de ce projet fleuve.

Face aux médias, le ministre décrit les principales dispositions du projet mais insiste surtout sur la portée du texte. Les droits des malades vont être consacrés par la loi, les associations les défendant seront reconnues. Pour la première fois en France, mais aussi en Europe, un dispositif général d'indemnisation des accidents médicaux mais aussi des dommages causés par les médicaments ou les autres produits de santé, applicable en cas de faute comme d'aléa, va être mis en place par la loi. La presse salue unanimement l'aboutissement du projet dont elle a suivi les vicissitudes. Un journal annonce victorieusement « la fin du "sois malade et tais toi" »[177]. Les associations et la plupart des organisations professionnelles font part de leur satisfaction.

Pourtant nous savons que la partie est loin d'être gagnée. Il ne reste que quelques mois avant la fin de la législature. Et les mois des campagnes électorales qui s'annoncent ne peuvent être pris en compte ; la tradition républicaine s'oppose à ce que des réformes soient adoptées pendant cette période. En fait, il est impératif que la loi soit adoptée avant le mois de mars. Mission impossible ? À l'exception des lois de finances ou de financement de la sécurité sociale, qui bénéficient de délais constitutionnels pour leur adoption et peuvent ainsi être publiées au *Journal officiel* trois mois après leur dépôt sur le bureau de l'Assemblée nationale, aucun texte de l'ampleur du projet sur les droits des malades n'est normalement voté définitivement en moins de neuf mois.

L'urgence parlementaire

C'est sans compter sur l'efficacité et l'entregent de Bernard Kouchner. Fort d'une première lecture devant l'Assemblée nationale au début du mois d'octobre, le ministre fait feu de tout bois. Il rencontre les parlementaires qui seront les pilotes du texte, à l'Assemblée nationale comme au Sénat. Entretiens individuels, réunions de travail, déjeuners studieux dans la salle à manger du septième étage du ministère, déplacements consacrés au texte. Le travail de conviction fait son œuvre. Le texte ouvre la session de l'Assemblée nationale le 2 octobre. Le texte est adopté, après une discussion intéressante et largement consensuelle. Nous espérons une première lecture au Sénat fin novembre ou début décembre, qui permettrait, compte tenu de la procédure d'urgence qui a été retenue à notre demande par l'hôtel Matignon pour le texte, d'envisager une commission mixte paritaire en janvier et une adoption définitive en février ou mars.

Mais entre-temps, le débat public s'est porté sur la douloureuse, complexe et délicate question de l'arrêt Perruche. Plusieurs mois auparavant, la Cour de cassation, réunie en assemblée plénière, a rendu, le 17 novembre 2000, un arrêt reconnaissant à un enfant né handicapé, le droit d'obtenir réparation du préjudice résultant de ce handicap, en cas de faute médicale ayant empêché sa mère d'exercer son choix d'interrompre sa grossesse. Dans un contexte difficile, le débat sur l'interruption volontaire de grossesse rejoint celui sur l'indemnisation des accidents médicaux. L'arrêt de la Cour de cassation, commenté par les seuls spécialistes pendant plusieurs mois, confirmé par d'autres décisions de la haute juridiction le 13 juillet et le 28 novembre 2001, donne lieu, au cours de l'automne, à des prises de position aussi émouvantes que divergentes de personnalités du monde social ou politique, d'intellectuels, de juristes, de médecins.

Le droit de la responsabilité médicale, d'ordinaire cantonné aux cénacles des spécialistes, envahit la presse, les médias et les hémicycles politiques. Si le droit à l'indemnisation des parents n'est guère contesté, le principe d'un droit propre à l'enfant lui permettant de recevoir indemnisation d'un handicap inhérent à sa propre naissance, c'est-à-dire d'un handicap non causé directement par le professionnel de santé, suscite un débat solennel et passionné.

La question avait été évoquée dès le 10 janvier 2001 à l'occasion de la première lecture par l'Assemblée nationale du projet de loi de modernisation sociale, puis le 31 janvier 2001 lors de la discussion sur le projet de loi rénovant l'action sociale et médico-sociale. Elle avait fait, de nouveau, l'objet d'échanges au Sénat le 28 mars 2001 pendant l'examen du projet de loi relatif à l'interruption volontaire de grossesse. Mais le point d'orgue parlementaire est la proposition de loi déposée à l'Assemblée nationale par Jean-François Mattéi et qui vient en discussion le 13 décembre, après deux questions d'actualité posées au gouvernement le 27 novembre et le 6 décembre.

Les débats parlementaires sont graves, empreints d'une émotion rare, argumentés avec précision mais délicatesse. Finalement, un accord est trouvé entre le gouvernement, la majorité et l'opposition, pour que la question soit reprise dans le cadre des débats sur le projet de loi relatif aux droits des malades. La fenêtre parlementaire de la fin de l'année 2001 s'est refermée sans que le Sénat ait examiné en première lecture le projet de loi Kouchner. Il faut, désormais, s'attacher à ouvrir l'année 2002 par le débat au Sénat mais en intégrant les dispositions concernant l'arrêt Perruche dans le texte.

Le projet est appelé à la discussion dans l'enceinte du palais du Luxembourg le 24 janvier 2002. Cinq jours de débats sont nécessaires pour l'adoption du texte. Une part importante des discussions porte sur la jurisprudence Perruche et aboutit à un dispositif excluant la réparation du préjudice pour l'enfant lui-même. « Nul ne peut se prévaloir d'un préjudice du seul fait de sa naissance ». L'affirmation devient la première phrase du projet de loi. La suite du texte laisse aux parents la possibilité de demander une indemnité au titre de leur propre préjudice. Mais elle exclut « les charges particulières découlant, tout au long de la vie de l'enfant, de ce handicap », renvoyant à la solidarité nationale la compensation de celles-ci.

Je reste convaincu que le texte est allé trop loin, et que, pour les parents, la compensation de ces charges devrait pouvoir relever, à leur demande, de l'indemnisation des conséquences de la faute médicale. La Cour européenne des droits de l'homme condamnera, en octobre 2005, la France en raison des dispositions prévoyant l'application de la loi aux naissances intervenues avant son entrée en vigueur. Les juges de Strasbourg estimeront qu'en cette matière, la rétroactivité n'est pas légitime.

Quoi qu'il en soit, le texte est adopté après une prise de position en conscience des parlementaires. Les groupes politiques se divisent, les sénateurs hostiles à la solution de la Cour de cassation, sont largement majoritaires. Plusieurs élus s'expriment avec une douleur non contenue. Assis derrière le ministre, au banc des commissaires du gouvernement, je peux discerner quelques larmes mouillant les yeux de parlementaires, dont l'expérience personnelle, familiale, intime, donne, à l'évidence, aux phrases qu'ils prononcent un retentissement singulier.

Le reste du texte fait l'objet d'échanges courtois, souvent techniques, parfois divergents. Le texte adopté par le Sénat, n a pas été dénaturé par rapport à celui voté par l'Assemblée nationale. Un accord en commission mixte paritaire peut être envisagé, un vote définitif, avant la fin de la session, n'est pas exclu.

Lors de la CMP qui se réunit le 7 février, la discussion reste vive, particulièrement sur les dispositions concernant l'arrêt Perruche. Pourtant, un compromis est trouvé. Les débats parlementaires peuvent reprendre et l'Assemblée nationale ratifie définitivement le texte, le 12 février, le Sénat faisant de même le 19. Dans les jours qui suivent, la question d'une saisine du Conseil Constitutionnel est posée par les adversaires de la solution retenue pour l'indemnisation des handicaps de naissance. Mais aucun groupe parlementaire, aucune autorité, investie par la Constitution du droit de saisir le Conseil Constitutionnel, ne donne suite à cette proposition.

L'obstination féconde

La loi est publiée au *Journal officiel* du 5 mars. Elle devient la loi n° 2002-303 du 4 mars 2002 relative aux droits des malades et à la qualité du système de santé. Elle occupe 40 pages du JO, compte 126 articles, crée ou modifie près de 450 articles de codes et de lois, à commencer, bien sûr, par le code de la santé publique qu'elle réforme en profondeur. Elle introduit dans ce texte un chapitre préliminaire intitulé « droits de la personne » et consacre un titre nouveau à la « réparation des conséquences des risques sanitaires ».

Un cycle d'une douzaine d'années d'engagement professionnel et politique se termine pour moi. L'émergence d'attentes sociales et politiques, la succession des alternances, l'engagement personnel de Bernard Kouchner ont permis au projet auquel je croyais de prendre corps. Les hasards de la vie et de la carrière, orientés par mon opiniâtreté, m'ont offert la chance de participer à cette construction, de vivre une exceptionnelle aventure politique et personnelle.

Après trente années de débat sur l'indemnisation des risques sanitaires, de propositions de loi et de rapports concluant tous à la nécessité d'un dispositif de réparation des accidents médicaux, la loi adoptée en 2002 réalise une petite « révolution juridique » en ce domaine.

D'abord par son champ d'application. Le système mis en place vaut pour tous les types d'accidents envisageables. Il concerne les actes réalisés par tous les professionnels de santé, que ces actes soient thérapeutiques, de prévention ou de diagnostic. Il s'applique aux hôpitaux publics, aux cliniques privées et aux cabinets de médecine libérale. Il régit les accidents dus à une faute comme ceux, et c'est l'innovation fondamentale, liés à un aléa médical.

Ensuite le texte ne se contente pas d'instituer un régime d'indemnisation. Au contraire. Il commence par clarifier les règles de la responsabilité médicale et consacre la primauté de la faute pour décider de l'indemnisation. L'article L1142-1 du code de la santé publique, par lequel s'ouvre le chapitre nouveau du code consacré à la préparation des risques sanitaires, énonce solennellement l'obligation de moyens qui peut, seule, peser sur les praticiens « les professionnels de santé ... ne sont responsables des conséquences dommageables d'actes de prévention, de diagnostic ou de soins qu'en cas de faute ».

Le droit de l'aléa

Ce n'est qu'en l'absence de faute, que l'innovation centrale du texte, la prise en charge de l'aléa, trouve à s'appliquer.

« Lorsque la responsabilité d'un professionnel, d'un établissement, service ou organisme ... n'est pas engagée, un accident médical, une affection iatrogène ou une affection nosocomiale ouvre droit à la réparation des préjudices du patient au titre de la solidarité nationale ».

La loi précise les conditions dans lesquelles cette indemnisation est versée par la collectivité « lorsqu'ils – les préjudices – sont directement imputables à des actes de prévention, de diagnostic ou de soins et qu'ils ont eu pour le patient des conséquences anormales au regard de son état de santé comme de l'évolution prévisible de celui-ci et présentent un caractère de gravité, fixé par décret, apprécié au regard de la perte de capacités fonctionnelles et des conséquences sur la vie privée et professionnelle mesurées en tenant notamment compte du taux d'incapacité permanente ou de la durée de l'incapacité temporaire de travail ».

Ce texte a été remis sur le métier, dix, vingt, cinquante fois pendant la concertation. Notamment sous la pression efficace et continue d'Alain-Michel Ceretti. Ce membre actif du CISS a embrassé la cause associative à la suite du drame qu'a connu sa femme. Victime du Xenopi, lors des contaminations nosocomiales qui ont fait basculer la réputée clinique du sport dans la rubrique des faits divers, Béatrice Ceretti a traversé de longues années de souffrance et de rejet par une partie de la communauté médicale. En réaction aux incompétences et dissimulations dont elle a été victime, elle a créé avec son mari et compagnon de lutte, l'association des victimes de la bactérie Xenopi, qui s'est rapidement transformée en association de lutte, d'information et d'études des infections nosocomiales (LIEN)[178]. Alain-Michel Ceretti s'est imposé, pour le collectif, comme la cheville ouvrière du débat sur l'indemnisation du risque thérapeutique.

La solidarité nationale est ainsi mise en œuvre pour les accidents médicaux les plus graves et qui ne sont pas dus à une défaillance d'un professionnel ou d'un établissement. L'accident inconnu ou inévitable, la réaction rare et indécelable à un traitement pleinement justifié, ne laisseront plus démunies les victimes de la « malchance ». Les juges ne seront plus confrontés au dilemme de laisser la victime, devenue tétraplégique, sans indemnité ou de condamner pour une faute mal établie le praticien qui a pris en charge le patient.

Et ces nouvelles règles de la responsabilité médicale s'appliquent devant les juridictions judiciaires relevant de la Cour de cassation comme devant les juridictions administratives soumises, par la voie de la cassation, au Conseil d'État. Ainsi que l'accident ait lieu dans le service public ou en médecine libérale ou privée, la législation est la même.

La construction juridique pouvait en rester là mais nous étions convaincus que le droit « théorique » ne suffisait pas, qu'il fallait, de surcroît, imaginer un dispositif accessible à tous, gratuit et permettant d'obtenir l'application rapide de la loi. Les délais des procédures juridictionnelles, le coût des provisions pour frais d'expertise, les méandres des débats devant le juge, dissuadent parfois, notamment les victimes disposant de ressources modestes, d'engager une action et de faire valoir leurs droits.

C'est pourquoi, nous concevons un dispositif particulier pour le traitement des accidents médicaux les plus graves. Les concertations et les arbitrages débouchent sur l'institution de commissions régionales de conciliation et d'indemnisation appelées à recevoir les contestations et les demandes d'indemnisation. Ce guichet unique de l'indemnisation des risques sanitaires est une commission présidée par un magistrat, composée des différentes parties intéressées et notamment des associations d'usagers et de malades. Leur rôle consiste à instruire les dossiers reçus, à diligenter aux frais de la collectivité les expertises nécessaires, à rendre un avis sur la nature de l'accident, fautif ou consécutif à un aléa, et à proposer les bases de l'indemnisation.

Cette procédure n'est en aucun cas un préalable à la saisine d'un juge. La victime a le choix entre ce dispositif public et la saisine directe des tribunaux. Dans tous les cas, le droit appliqué sera le même. La vocation de cette procédure nouvelle est d'accélérer le traitement des dossiers et de ne pas faire supporter par les plaignants les frais d'expertise. Lors de la préparation de la loi, des voix s'élèvent pour s'inquiéter d'une « déjudiciarisation » des questions de santé. La critique mérite une attention particulière.

Le juge doit demeurer le régulateur, en dernier ressort, des droits et obligations dans une société. Il possède, seul, la légitimité de l'investigation et de l'application du droit. Et il va de soi qu'aucune procédure ne peut, ni ne doit être concurrente de la voie pénale. Afin de faciliter et d'accélérer les procédures pénales les plus complexes engagées en matière de santé publique, la loi du 4 mars 2002, par son article 33, autorise la constitution d'un ou plusieurs pôles « santé justice ». Ces pôles doivent permettre de spécialiser des magistrats et de les faire assister par des équipes de professionnels aux compétences techniques notamment dans les domaines pharmaceutiques, médicaux ou alimentaires.

La faute pénale appelle sanction. Elle impose le juge. Avec ses compétences, ses moyens d'investigation et sa légitimité exclusive. Pour autant, les sociétés admettent pour les litiges civils ou administratifs, pour l'indemnisation de certains préjudices, des procédures amiables, assurancielles ou publiques. Faut-il rendre systématique le recours aux tribunaux en cas de tôle froissée dans un accrochage entre deux automobilistes ?

Une procédure d'indemnisation non juridictionnelle peut comporter des avantages en termes de coût et de célérité dans la résolution du litige. Elle doit, bien sûr, se conformer aux règles du droit et ne jamais pouvoir faire obstacle à ce que le contentieux soit porté devant le juge, en cas de désaccord entre les parties. Tels sont les principes qui ont inspiré la procédure publique de règlement des litiges institués par la loi du 4 mars 2002. La victime peut toujours refuser les offres qui lui sont faites et, à tout moment, saisir la juridiction compétente.

Il reste que l'institution des commissions, les règles fixées pour instruction des demandes et la gratuité des expertises, offrent aux victimes d'accidents médicaux une voie nouvelle et, en principe, efficace pour obtenir indemnisation. La commission régionale de conciliation indemnisation, qui reçoit et instruit le dossier de la victime, est le pivot de la procédure.

Si la commission conclut à l'existence d'une faute, son avis est transmis au professionnel de santé et ou à l'institution concernée, qui doit proposer une indemnisation. Si un accord intervient entre la victime et le professionnel ou son assureur, une transaction est conclue et le litige relatif à l'indemnisation est éteint. En cas de refus d'indemnisation par le professionnel ou son assureur, un établissement public créé par la loi, l'Office national d'indemnisation des accidents médicaux (ONIAM) prend le relais et se charge de l'indemnisation. Il se retourne, ensuite, devant le juge contre le professionnel en cause, afin d'obtenir le remboursement de l'indemnité versée. C'est donc la puissance publique, à travers cet office, qui supporte la charge et les délais des procédures juridictionnelles. Si la commission estime que le préjudice est dû à un aléa thérapeutique, l'ONIAM est chargé d'indemniser la victime au titre de la solidarité nationale. En effet, l'office est financé par l'assurance maladie.

Au total, l'indemnisation des accidents médicaux, du moins de ceux dont la gravité permet de bénéficier de la procédure des CRCI, doit intervenir, qu'il y ait eu faute ou aléa, dans un délai n'excédant pas, en vertu de la loi, une année. De surcroît, il faut le rappeler, si la victime n'est pas satisfaite du déroulement de la procédure devant la commission, elle peut, à tout moment, y renoncer et saisir le juge.

Le bilan établi par l'Office national d'indemnisation des accidents médicaux pour l'année 2004, montre l'utilité du dispositif retenu. Plus de 3 500 dossiers de demande d'indemnisation ont été enregistrés par les CRCI au cours de l'année. 2000 expertises ont été diligentées. Plus de 1200 avis ont été rendus. Et l'ONIAM estimait que les dossiers étaient en moyenne examinés en six mois et donc, pour la plupart, dans les délais fixés par la loi. Quant au coût des indemnisations versées, il était évalué pour 2005 à environ 50 millions d'euros, ce qui est loin des chiffres redoutés par les détracteurs du projet de loi lors de sa préparation.

Une loi sous le feu des projecteurs

Après une gestation de plus d'une décennie, une concertation permanente pendant près de deux ans, la loi du 4 mars 2002 est accueillie avec enthousiasme par les associations, avec satisfaction par l'opinion publique et les médias, avec interrogation par les professionnels de santé. « Les nouveaux droits des malades bien accueillis »[179], « la révolution sanitaire »[180], les titres des journaux témoignent de l'attention portée à la nouvelle législation. L'insistance de Bernard Kouchner pour faire aboutir la réforme, avant la fin de la législature, est saluée et un journal met même en exergue avec une certaine ironie la pertinence politique de son projet : « La réforme Kouchner ranime le gouvernement »[181].

Le débat parlementaire a, quant à lui, été relativement consensuel puisque l'adoption du texte a fait suite à un accord en commission mixte paritaire et donné lieu à un vote très consensuel. Les clivages politiques n'ont eu que peu de prises sur la réforme. Pourtant quelques semaines après sa publication au *Journal officiel*, la loi suscite polémiques et nouveaux débats.

L'article 10 de la loi a modifié le code de procédure pénale pour permettre de suspendre la peine d'un détenu incarcéré, atteint d'une maladie engageant son « pronostic vital » ou dont l'état de santé est « durablement incompatible avec le maintien en détention ». Disposition à visée humanitaire. Pourquoi imposer le régime carcéral à un cancéreux en fin de vie ? L'amendement n'avait pas suscité de réelle opposition, ni même d'inquiétude. Mais l'un des premiers bénéficiaires d'une mesure de suspension de peine par la Justice à ce titre est, en septembre 2002, Maurice Papon ! La loi Kouchner est prise à partie. Pourtant, un bilan établi deux ans après sa mise en œuvre, montre que seuls 83 détenus ont bénéficié d'une telle suspension de peine et pour des états de santé particulièrement dramatiques[182].

Quelques semaines plus tard, le 25 août 2002, le tribunal administratif de Lille se prononce sur le refus d'une transfusion sanguine par une patiente, témoin de Jéhovah. Le juge administratif fait prévaloir la volonté de l'intéressée sur le fondement du nouvel article du code de la santé publique résultant de la loi Kouchner. Le débat sur le droit des malades à prendre les décisions concernant leur santé, notamment à refuser certains traitements, est relancé.

Là encore, dans un contexte exacerbé, les opposants à l'esprit de la loi tentent de remettre en cause ses principes. Il est vrai que la jurisprudence en cette matière a, jusqu'alors, été hésitante Le 26 octobre 2001, par l'arrêt « Sananayaké »[183], le Conseil d'État a tenté de concilier l'obligation de protection de la vie du médecin et le respect du consentement du malade. Après avoir constaté la méconnaissance de la volonté du patient, il a déclaré non fautive une transfusion réalisée contre sa volonté, en raison de l'urgence de la situation !

La question du refus des transfusions sanguines par les témoins de Jéhovah, parce qu'elle superpose les débats sur le respect des convictions religieuses et les risques de dérive sectaire, obscurcit régulièrement les enjeux réels du refus de soins. Puisse la loi du 4 mars 2002 offrir le cadre d'un réexamen serein de l'ensemble des situations où de telles décisions se présentent. Le droit a pour devoir, en ces matières, d'être le reflet de notre humanité, non l'expression de nos peurs et de nos traditions. Il doit apaiser le malade et rassurer le médecin.

Comment imposer de force un traitement à un patient ? Comment imaginer d'administrer une chimiothérapie à un malade cancéreux qui la refuse ? Le médecin ne peut supporter qu'une obligation de moyens, celle de convaincre son patient d'accepter les soins qui lui paraissent le plus approprié, celle de l'accompagner quelle que soit sa décision, avec le plus d'humanité.

Le Comité consultatif national d'éthique, saisi de cette délicate question, a rendu, le 14 avril 2005, un avis essentiel, équilibré et modeste, qui devrait apaiser les inquiétudes que nous pouvons tous avoir en ce domaine. Le Comité d'éthique rappelle que « dans la rencontre de deux libertés, la compassion comporte le piège de l'abus d'autorité ». Et il conclut « le refus de traitement clairement exprimé par une personne majeure ayant encore le gouvernement d'elle-même ne peut être que respecté, même s'il doit aboutir à sa mort ».

Et le Comité d'ajouter « soigner une personne, ce n'est pas prendre en compte chez elle, seulement l'aspect médical mais l'unité même de sa personne. Venir en aide à une personne n'est pas nécessairement lui imposer un traitement. C'est ici tout le paradoxe parfois méconnu par la médecine qui doit accepter d'être confrontée à une « zone grise » où l'interrogation sur le concept de bienfaisance reste posée ». Comment mieux consacrer le principe d'unité de la personne malade sur lequel la loi du 4 mars 2002 a été bâtie ?

La « crise » de l'assurance professionnelle

C'est dans un tout autre domaine que la loi provoque la polémique la plus vive. Les médecins seraient menacés de ne pouvoir trouver de compagnies d'assurances acceptant de couvrir leurs risques professionnels. Qui plus est, les tarifs proposés pour ces polices « explosent ». Le texte législatif est incriminé par les professionnels de la santé ou de l'assurance. L'arène politique fait immédiatement écho aux inquiétudes exprimées. La loi Kouchner aurait précipité le monde de l'assurance professionnelle dans le chaos ! Singulier amalgame dont les débats politiques ont le secret.

Plusieurs facteurs contribuent à cet emballement. D'abord, la réelle mais modérée progression du contentieux médical qui suscite, depuis une vingtaine d'années, une crainte sourde chez les professionnels de santé. Au plan pénal d'abord, un article du journal *Le Monde* intitulé « Les nostalgiques du pouvoir médical » publié en avril 1981, s'ouvrait par un chapeau que peu de chroniqueurs hésiteraient, aujourd'hui, à reprendre : « Cinq cents procès sont intentés chaque année en France contre des médecins. Signe d'une crise de confiance qui inquiète la profession » ![184]

Or une étude de 2004, fondée sur les chiffres du groupement d'assurances mutuelles médicales, portant sur les deux tiers des médecins en activité, avançait un nombre de dépôts de plainte de l'ordre de 300 à 350 pour 1999[185]. La dérive du contentieux pénal, régulièrement pronostiquée, ne semble pas, fort heureusement, s'être réalisée.

Les litiges relatifs à des accidents survenus à l'hôpital public semblent également stabilisés depuis plusieurs années. 2 500 à 2 700 contentieux de responsabilité hospitalière sont enregistrés chaque année par les juridictions administratives[186]. Le contentieux de la responsabilité civile des professionnels de santé connaît, en revanche, un accroissement notable depuis les années 1990. Alors qu'il représentait un millier de litiges par an, ce qui était d'ailleurs très peu compte tenu des millions d'actes pratiqués et des risques inhérents à la médecine, il peut être évalué, pour 2002, à près de 4 000 affaires.

Mais l'impression de « harcèlement » judiciaire des professions tient, sans doute, surtout à la concentration des litiges sur trois métiers : les obstétriciens, les chirurgiens et les anesthésistes. Ces 2 000 praticiens supportent pratiquement la moitié des indemnisations versées par les médecins chaque année. Les autres professionnels sont rarement mis en cause. Les médecins libéraux font aujourd'hui, en moyenne, l'objet de deux actions au cours de toute leur carrière.

Si la « sinistralité », pour reprendre le terme des assureurs, c'est-à-dire le nombre de déclarations de sinistres par praticien et par an, semble se stabiliser depuis cinq ou six ans, le montant des indemnisations allouées, notamment en cas de préjudice grave, s'est fortement accru. Le coût actualisé moyen de règlement d'un sinistre est passé de 20 000 à 30 000 € entre 1990 et 2002. Les indemnités allouées pour les accidents les plus graves peuvent atteindre plusieurs millions d'euros. On comprend mieux, dès lors, l'évolution des tarifs de l'assurance professionnelle pour les trois spécialités concernées. À titre d'exemple, les primes d'assurance des chirurgiens qui étaient de l'ordre de 5 300 € en 1997, dépassaient 15 000 € en 2003, ce qui, d'ailleurs, représentait un taux de contribution, par rapport aux revenus, à peu près comparable à celui des architectes...

On cherche, en vain, l'incidence de la loi du 4 mars 2002 sur ces données. Certes, elle a institué une obligation d'assurances pour les médecins. Mais les spécialités à risques étaient déjà assurées et pour les autres, n'était-il pas logique, au regard des patients, que les praticiens soient couverts, en cas de faute, par une assurance. En tout état de cause, cette mesure ne pouvait avoir aucune incidence sur la sinistralité, ni même a priori sur le coût des assurances.

S'agissant des règles d'engagement de la responsabilité des praticiens, le droit résultant de la jurisprudence de la Cour de cassation et du Conseil d'État, n'était pas moins exigeant pour les professionnels de santé que la loi de 2002. On peut donc s'interroger sur les motifs qui ont conduit aux polémiques de 2002. La loi n'a-t-elle pas été l'occasion, pour certains assureurs, d'augmenter leurs tarifs et de demander un réexamen des critères de couverture des risques médicaux ? Les organisations médicales n'ont-elles pas provoqué ou accompagné le mouvement pour protéger les deux aux trois spécialités supportant des hausses vertigineuses de leurs coûts d'assurances mais aussi pour obtenir des avancées tarifaires ou sociales, sans lien direct avec le droit de la responsabilité ?

Quoi qu'il en soit, dès le mois d'octobre, une proposition de loi est présentée par Nicolas About, président de la commission des affaires sociales du Sénat qui était intervenu, avec vigueur, lors du débat sur la loi Kouchner. La proposition discutée pour la première fois le 13 novembre, est adoptée dans des délais records et devient la loi du 30 décembre 2002. Elle amende la loi Kouchner et fait supporter par la solidarité nationale, à travers l'ONIAM, le poids des infections nosocomiales les plus graves. Le changement est de taille. L'assurance des professionnels et des établissements se voit délestée d'une composante importante des risques. Les analyses épidémiologiques estiment à près de 700 000 le nombre total de ces infections. Le CCLIN Nord, centre de lutte réputé contre les infections à nosocomiales, estimait à 4500 le nombre de décès directement imputables, chaque année, à ces infections[187].

Il est certain que le régime de la présomption de faute conduisait fréquemment les établissements à être condamnés en cas d'infections nosocomiales. La solution pouvait paraître inéquitable pour les professionnels et les institutions lorsque l'infection avait une origine inconnue et apparaissait comme le résultat « malchanceux » d'une activité médicale difficile. Mais assimiler, par principe, les infections nosocomiales graves à des aléas thérapeutiques comporte le risque, plus inacceptable encore, d'un relâchement de l'attention portée à la lutte contre les infections nosocomiales. Quelle sera l'attitude d'un gestionnaire d'établissements face à des investissements de sécurité ou à des coûts de formation pour les personnels, qui ne peuvent que réduire les moyens dont il dispose pour d'autres activités, si les coûts des infections nosocomiales les plus lourdes, ne pèsent plus sur son budget ?

Le législateur a tenté de prendre en compte ce risque, en instituant une obligation de transparence sur les risques nosocomiaux identifiés. De même il a prévu la possibilité pour l'ONIAM de se retourner contre l'établissement à l'origine du dommage en cas de faute « établie », notamment en cas de « manquement caractérisé aux obligations posées par la réglementation en matière de lutte contre les infections nosocomiales ». De la vigilance de l'Office et de la rigueur des tribunaux, dépend le fragile équilibre instauré par la loi du 30 décembre 2002.

En définitive, la « crise » de l'assurance professionnelle a révélé, sans doute plus les interrogations des sociétés d'assurances devant l'évolution des régimes de responsabilité civile, que l'incapacité des régimes d'assurance médicale à faire face à leurs échéances. La responsabilité civile médicale ne représente, pour la France, avec un coût de moins de 300 millions d'euros, guère plus de 10 % de la responsabilité civile générale, qui elle-même ne compte que pour 5 % du total de l'assurance hors assurance-vie[188].

Les débats sur son financement pourraient n'avoir été qu'un ballon d'essai. La question essentielle, sous-jacente à la crise de 2002, est, sans doute, celle de la couverture assurancielle des sociétés « fragiles ». Catastrophes industrielles, aléas climatiques, attentats. Les menaces à couvrir se multiplient depuis quelques années. L'aversion pour le risque des sociétés développées s'accroît, les coûts des indemnisations changent d'échelle. La capacité à prévenir ces risques et à mutualiser leurs conséquences est, à l'évidence, un enjeu clé pour les prochaines décennies.

Pour en revenir à l'assurance médicale, je regrette que les pouvoirs publics n'aient pas proposé de faire de l'ONIAM ou d'un autre organisme public, l'assureur par défaut des professionnels confrontés à des tarifs prohibitifs ? Il est vraisemblable qu'après une telle annonce la « crise » de l'assurance aurait fait long feu !

Il est, en tout état de cause, nécessaire de rassurer définitivement les professionnels sur l'évolution des tarifs de leur protection juridique. Une prise en charge partielle des cotisations par l'assurance maladie, comme celle accordée aux chirurgiens lors du conflit de l'été 2006, pourrait devenir l'une des composantes du statut du médecin conventionné, à condition toutefois d'être liée à des engagements en matière de démarche qualité et au respect des tarifs de la sécurité sociale.

Sous le signe de la responsabilité

Au terme de ce parcours d'une vingtaine d'années qui m'a permis de participer à certains épisodes de l'évolution de ce qu'il est désormais convenu d'appeler, par une formule aussi réductrice qu'ambiguë, les droits des malades, je reste convaincu que le maître mot des transformations qui se sont réalisées est la confiance.

Redonner confiance aux patients dans un système de santé, qui reste l'un des meilleurs du monde, malgré les drames de santé publique qui l'ont endeuillé. Redonner confiance aux malades dans des professionnels de santé et des institutions hospitalières d'une exceptionnelle qualité, malgré la litanie des accidents médicaux, qu'égrène, parfois avec malignité, une presse avide de scandales. Redonner aussi confiance aux professionnels de santé qui se sentent, trop souvent, menacés dans leur exercice, parfois contestés dans leurs compétences.

Or, en dépit de certaines apparences, et surtout de commentaires hâtifs, la clarification et la définition des droits des malades ne constituent pas une remise en cause de la position des professionnels de santé. Lorsqu'il y a droits, il y a responsabilités. L'objectif de la loi du 4 mars 2002 était de rétablir cet équilibre indispensable, de consacrer des droits fondamentaux et partant, de fonder des devoirs irréductibles.

Les premiers bilans de la loi Kouchner ont mis en évidence des difficultés pratiques dans son application, sans doute aussi des limites dans ses effets[189]. Pourtant, personne ne nie ses apports. La tenue des dossiers médicaux s'améliore. Leur consultation n'a pas posé de problèmes majeurs. Au contraire. Les associations de malades et d'usagers trouvent progressivement leur place dans le système de santé. Le dispositif d'indemnisation des accidents médicaux se déploie, avec constance et efficacité, malgré les critiques qu'il a suscitées à son origine.

Il m'arrive souvent, lorsque chez moi, j'écris ou je prépare un cours, installé à mon bureau, de lever la tête et de porter le regard sur le cadre qui m'a été offert lorsque j'ai quitté l'avenue de Ségur en 2002. Il contient le *Journal officiel* du 5 mars 2002 ouvert à la page 4118, celle de l'article 1er de la loi relative aux droits des malades. Je repense à ce médecin, qui deux décennies plus tôt, m'avait demandé d'être « très courageux » pour entendre le terrible diagnostic. En un instant et bien involontairement, il m'avait fait ressentir le caractère unique du colloque singulier et imposé de comprendre l'erreur médicale, inhérente à l'exercice, exceptionnellement difficile de son art, et qui, pour cette fois, jouait en ma faveur.

Chapitre 17

A notre santé

« Empêcher la guerre ou soigner les blessés. C'est le dilemme du médecin militaire. Les médecins de ma génération auront connu ce changement de la médecine. Je soignais, je soigne, il faut maintenant éviter la maladie ». En ouvrant cette matinée débat le 18 mai 2005 à la cité universitaire, Joël Ménard résume en quelques mots la rupture a connue le système de santé. Le médecin humaniste, chercheur réputé et trop éphémère directeur général de la santé, fait partager à l'auditoire ses réflexions sur l'évolution de la médecine. Avec humour et conviction, il illustre son propos d'anecdotes tirées de sa carrière hospitalière et universitaire, de son expérience industrielle et de son aventure administrative. Je retrouve dans son récit les interrogations que j'ai rencontrées au cours de mon parcours professionnel.

La quadrature de la politique de santé

« La médecine part du malade. Elle va aujourd'hui vers l'environnement. Elle s'ouvre vers la société ». Lorsque Joël Ménard dit « la médecine », j'entends comme en écho « la politique de santé ». Le médecin s'est pendant longtemps focalisé sur le malade, sur son intervention pour le soulager, et le système de santé donnait symétriquement une priorité absolue aux soins. L'osmose entre le paradigme médical et la philosophie de l'action publique en matière de santé était complète. Les progrès de la science et les évolutions de la société ont remis en cause cette approche de la santé Les connaissances épidémiologiques, la surveillance les risques sanitaires, les progrès spectaculaires de la biologie et de la génétique ont bouleversé notre compréhension de l'état de santé des populations, des causes et de l'histoire des maladies.

La société a redécouvert les intuitions d'Hippocrate : « Celui qui veut approfondir la médecine doit faire ce qui suit : ... Lorsqu'un médecin arrive dans une ville à lui inconnue, il en observera la situation et les rapports avec les vents et avec le lever du soleil... Il acquerra des notions très précises sur la nature des eaux dont les habitants font usage... Il reconnaîtra le genre de vie des habitants... »[190]. Le système de santé a bien sûr toujours pour vocation de soigner, et de guérir, quand il le peut. Et il le fait de mieux en mieux. Mais il a aussi pour ambition d'intervenir plus tôt, de prévenir les maladies et de réduire les risques pour la santé. Le médecin doit aujourd'hui résoudre le dilemme du médecin militaire. Toujours soigner mais aussi lutter contre les causes du mal.

Avec les apports de la génomique, les préoccupations environnementales, les travaux sur les effets des faibles doses, et les analyses sur les inégalités sociales en matière de santé, la politique de santé ne peut demeurer prisonnière du clivage entre les soins et la prévention, ni même des frontières du système de santé. Qui peut nier que le réfrigérateur a autant contribué à l'amélioration de l'état de santé des populations que bien des médicaments. Et je me souviens d'un intervenant rappelant, non sans ironie, lors d'un séminaire sur les réformes du système de santé que les principaux facteurs de développement du système de santé aux États-Unis après 1945 ont été l'automobile et le téléphone !

Quoi de plus politique que la santé dans cette acception ? Comme le rappelle Joël Ménard, « le citoyen est entré dans le débat ». Il demande à être informé et il se donne les moyens de l'être. Mouvements associatifs et Internet dessinent les chemins de sa participation aux évolutions du système de santé. La politique de santé ne peut plus être exclusivement affaire de spécialistes, d'experts, de lobbies. Elle doit s'inscrire au cœur des choix collectifs, affirmer sa place dans les programmes politiques, revendiquer des tribunes dans les médias. Elle peut enfin trouver la cohérence qui lui a tant fait défaut.

J'ai toujours été intrigué, irrité lorsque j'étais en cabinet, amusé lorsque je n'y étais plus, par les titres des journaux dénonçant l'absence de politique de santé ou de « pilote dans l'avion » de l'avenue de Ségur. Il n'y a pas de politique de santé ! Curieusement cette question est rarement posée pour les autres secteurs. Personne ne nie qu'il y ait une politique de l'éducation, de la défense ou de la culture. On est pour ou contre, mais leur existence n'est pas mise en cause. En matière de santé, il en va tout autrement. Les politiques sectorielles occupent le devant la scène. Politique hospitalière, politique du médicament, politique conventionnelle...

Cela n'empêche pas la santé publique et la sécurité sociale de caracoler en tête des sondages mesurant l'indice de satisfaction des usagers sur les services publics. En novembre 2005, ils ont recueilli respectivement 82 et 83 % d'opinions plutôt ou très favorables ![191]

Depuis quelques années les gouvernements s'essayent à la définition d'une politique globale de santé. Communication en conseil des ministres de Claude Evin le 12 avril 1989, rapport annexé à la loi de financement de la sécurité sociale dans le cadre du plan Juppé, présentation devant la conférence nationale de santé le 3 avril 2001 par Bernard Kouchner, institution d'un débat parlementaire sur la politique de santé par la loi du 4 mars 2002, puis d'une loi pluriannuelle de programmation par la loi du 9 août 2004. Les initiatives ont été nombreuses, méritoires. Elles ne sont à l'évidence pas parvenues à imposer dans les esprits l'idée d'une politique globale de santé.

La multiplicité inévitable de ses objectifs comme de ses acteurs, la cacophonie qui caractérise son pilotage, – État ou assurance maladie, agences, administrations et maintenant Haute Autorité –, ne contribuent pas à sa lisibilité. Enfin et surtout, la politique de santé subit l'ombre portée de l'inévitable politique de maîtrise des dépenses de santé. Comme si le débit du robinet était plus important que la qualité de l'eau qui coule !

Je ne regrette pourtant pas à l'exercice auquel j'ai convié le cabinet en 2001, dès sa formation. Définir en quelques dizaines de pages les objectifs d'une politique de santé. Il en est résulté un programme en sept chapitres, qui pour ne pas être un modèle, reflète bien les difficultés de l'entreprise. La politique présentée par le ministre, à Strasbourg devant la conférence nationale de santé, privilégiait ainsi la « naissance d'une démocratie sanitaire », avec notamment la loi sur les droits des malades, affirmait des « priorités de santé publique », et proposait une « nouvelle étape de la sécurité sanitaire ». Elle préconisait pour l'évolution du système de santé le développement d'un « exercice médical partagé » avec notamment le développement des réseaux, le décloisonnement de l'hôpital et l'expansion de l'e-santé, « l'accroissement du potentiel médical de la France », en particulier par le renforcement de la prévention, le soutien à la recherche et la révision des lois de bioéthique, et la « rationalisation des dépenses de santé ». Enfin elle consacrait comme priorité « la solidarité internationale devant la maladie ».

Sur la base de ce programme, le cabinet et la direction générale de la santé ont élaboré vingt deux plans de santé publique en quatorze mois ! François Bourdillon, praticien hospitalier et membre du pôle santé publique du cabinet, s'est révélé le grand architecte de cette « planification » à marche forcée. Avec sa silhouette de Dupont et Dupond, ce médecin chaleureux, baroudeur de médecins sans frontières, a mis sur le pont toutes les équipes du ministère, réuni experts et associations de malades dans de multiples groupes de travail et réussi à mener à bien le programme annoncé. Il a été élu, en 2005, après son retour à la « vie civile », président de la société française de santé publique[192].

L'ironie avec laquelle les vingt deux plans ont été accueillis, les sarcasmes entendus ultérieurement lors de la présentation des cent objectifs de santé publique de la loi de Jean-François Mattéi, me semblent traduire une méconnaissance du fonctionnement du système de santé. Un plan de lutte contre l'asthme intéresse directement les professionnels de santé concernés par cette pathologie et les personnes qui en souffrent. Il est utile pour dégager des priorités, préciser les règles d'action, mobiliser des moyens. Combat contre le cancer ou le sida, politique de santé mentale, lutte contre le tabagisme et l'alcoolisme, prévention du suicide, prise en charge de l'insuffisance rénale chronique, programmes sur la nutrition et prévention de l'obésité, dispositif dédié aux maladies rares ou orphelines,... Si l'on ajoute aux pathologies cibles les programmes destinés à des populations particulières – nouveau-nés, enfants, adolescents, personnes âgées, femmes, migrants... –, le nombre des plans ne peut qu'être élevé.

Cela peut paraître hétéroclite, mais avec le recul du temps, je suis persuadé que cette démarche est une nécessité pour conduire un débat rationnel sur les questions de santé et donner une légitimité incontestable à la politique de santé. Débat d'autant plus indispensable que les défis qui s'annoncent pourraient bouleverser nos sociétés. A commencer par les enjeux économiques du secteur de la santé !

La santé, une valeur à la hausse

Déficits et réformes, le cycle de l'assurance maladie paraît immuable. Les créateurs du logo de la CNAMTS auraient dû songer à la sinusoïde... Et nul ne peut aujourd'hui nier que l'urgence est financière, que les déficits doivent être comblés, les dépenses rationalisées.

Prisonnière de sa trésorerie, soumise au pacte européen de stabilité, écartelée entre assurés sociaux et professionnels de santé, l'assurance maladie donne l'impression de traverser des océans dans un mouvement éreintant de brasse coulée. Chaque mouvement se perd dans la vague suivante, s'épuise à suivre la houle, sans parvenir à fixer d'autre cap que celui du redressement des comptes.

Mais aujourd'hui les crises financières de la sécurité sociale dissimulent d'autres défis. Le paradigme sur lequel s'est construit l'édifice de 1945 est remis en cause par des transformations sourdes mais irréversibles. Révolution thérapeutique, métamorphose du droit, bouleversements sociologiques, mondialisation des enjeux sanitaires, l'univers dans lequel la sécurité sociale s'inscrit évolue rapidement.

La question des dépenses de santé ne peut plus aujourd'hui se résumer à notre capacité à les maîtriser. Bien évidemment, les efforts tendant à réaliser des gains de productivité ou éviter des dépenses injustifiées demeureront indispensables. Et il ne faut pas sous-estimer les ressources qu'ils peuvent permettre de dégager. Peut-être un point de PIB. Mais il est tout aussi crucial de prendre en compte les transformations thérapeutiques qui s'annoncent.

Dans le budget des ménages, la santé, dépenses individuelles et dépenses socialisées, comptait pour 5,6 % en 1960 alors que l'alimentation accaparait près d'un quart de celle-ci, 23,2 %. Quarante ans plus tard les chiffres sont de 12,6 % pour la santé et de 11,4 % pour l'alimentation !

Au total, les dépenses de santé, consommations de soins mais aussi dépenses de recherche et d'enseignement, coûts de gestion et des arrêts maladie[193], représentaient en 2005 11,1 % de la richesse nationale, alors qu'en 1991, un article du *Monde* évoquait avec inquiétude l'évolution des coûts de la santé, sous le titre « Les dépenses de santé pourraient représenter près de 10 % du PIB en l'an 2000 »[194]. La prophétie est devenue réalité.

L'OCDE envisage une hausse de plus de 5 points des dépenses de santé d'ici 2050[195]. Le collège des économistes annonce que la barre des 20 % du PIB pourrait être atteinte entre 2025 et 2030. Et le rapport sénatorial, élaboré sous l'autorité du sénateur Vasselle, avance une fourchette de 16 à 25 % en 2040, en prolongeant les tendances constatées depuis quelques années. Avec une évolution des dépenses de santé de 2 % plus rapide que le rythme du PIB, il aboutit à 16 %. Si le rythme est supérieur de 3 %, le résultat est de 25 % !

Difficile de trancher entre les scénarios dont les résultats sont si divergents. Mais une analyse qualitative incite à envisager une perspective d'au moins 16 % du PIB en 2040. Il est d'ailleurs pas inutile de rappeler que les dépenses nationales de santé aux États-Unis ont déjà atteint le seuil de 14 % et que l'*Office of actuary centers for medicare and medicaid services* de Baltimore prévoit que ce chiffre pourrait être porté à 18,4 % dès 2013, soit une hausse de 4,5 % en 12 ans. Une étude de deux économistes du *National Bureau of Economic Research* évoque même le chiffre de 33 % à l'horizon 2050 ![196]

Je suis, pour ma part, de plus en plus convaincu que le secteur de la santé est au seuil de ruptures importantes. Non par l'accélération du progrès thérapeutique sur les grandes pathologies mais par l'expansion de ses domaines d'application. Quelques illustrations et hypothèses.

Les « nouvelles » médecines[197]

Comment ne pas s'interroger en premier lieu sur le développement possible de la médecine préventive ? Pendant trop longtemps la prévention a été ignorée, ou du moins négligée, dans le droit et les budgets de l'assurance maladie même si, fort heureusement, des actions préventives, et notamment de nombreuses consultations médicales, étaient financées dans le cadre des dépenses de soins[198]. Or il n'est pas exclu que cette composante de la politique de santé puisse connaître dans les prochaines années un essor sans précédent. Des innovations médicales laissent entrevoir l'émergence d'outils de prévention et de capacités de dépistage, susceptibles d'intéresser de larges populations.

Le professeur Montagnier évoquait récemment la perspective de tests biologiques et moléculaires permettant de déceler des anomalies affectant les défenses immunitaires et anti-oxydantes[199]. Quel serait le rôle de l'assurance maladie si des tests de dépistage de pathologies à large prévalence ou fortement anxiogènes étaient disponibles ? Prendrait elle en charge, par exemple des tests de détection de marqueurs précoces de cancers ou des premiers signes de la maladie de Parkinson ou d'Alzheimer, des test de dépistage du variant de la maladie de Creutzfeldt Jakob, responsable de la maladie de la vache folle ? En outre de telles innovations ouvriraient la voie à une prise en charge anticipée des pathologies dépistées, justifiant des examens réguliers et sans doute des traitements au long cours.

Et sans céder aux sirènes de la science-fiction, comment ne pas inclure dans cette réflexion les perspectives de la médecine prédictive ? La mise au point de tests prédictifs, relativement fiables, pourrait susciter une demande sociale considérable. Non seulement par une sorte d' « hypocondrie collective » mais aussi dans un souci thérapeutique. La connaissance de facteurs de prédisposition au développement de cancers ou de pathologies cardiaques justifierait un suivi médical particulier, des traitements préventifs, une attention accrue portée aux comportements et modes de vie. Les enjeux psychologiques et éthiques de ces perspectives médicales sont souvent, et légitimement, mis en avant. Leurs conséquences économiques, organisationnelles et juridiques ne doivent pas pour autant être négligées.

L'émergence de nouvelles thérapeutiques, individualisées ou du moins ciblées sur des populations caractérisées par des facteurs génétiques communs, pourrait poser des questions analogues. Thérapies géniques et médicaments pharmacogénétiques pourraient en cas de succès avoir des conséquences majeures sur le système de santé et son financement. Le coût de ces nouvelles thérapeutiques pourrait être, compte tenu de leurs particularités de développement, très élevé. D'ores et déjà, des médicaments à prescription restreinte sont commercialisés à des tarifs annuels de traitement de plus de 10 000 €, certains atteignant même 200 000 ou 500 000 €...

Dernier exemple des interrogations que suscite l'évolution du périmètre d'intervention de l'assurance maladie : le développement de ce que l'on pourrait appeler une « médecine de la régénération ». La distinction délicate entre la santé et la forme, le bien-être ou l'esthétique, a depuis la création de la sécurité sociale posé quelques problèmes de frontière. Chirurgie reconstructrice et chirurgie esthétique, médicaments et compléments alimentaires, thermalisme et thalassothérapie, les limites ont été fixées de manière empirique mais en fin de compte assez opératoire.

Les perspectives médicales et le vieillissement de la population pourraient décupler les enjeux de ce partage. En France, 12 millions de personnes avaient plus de 60 ans an 2000, elles devraient être 20 millions en 2020[200]. Plus significatif encore, le nombre des personnes âgées de plus de 85 ans pourrait passer de 1 million en 2000 à 4 millions en 2040[201]. Quel sort serait réservé aux banques des cellules si le clonage thérapeutique venait à connaître des succès incontestés ?

L'explosion du marché des crèmes de soins, le succès médiatique de la DHEA, la consommation, aussi massive que périlleuse, de médicaments amincissants, la diffusion des produits et techniques contre l'alopécie, laissent augurer un développement exponentiel de ces marchés.

Des progrès dans la connaissance des équilibres biologiques de l'être humain pourraient, en outre, modifier la perception sociale du rôle de certains produits alimentaires ou de facteurs environnementaux dans la préservation de la santé et induire une demande de financement collectif des mesures de réduction des risques mises en évidence.

Le tracé du périmètre de l'assurance maladie ne peut être défini sur la seule foi de la raison d'experts, relever de simples considérations médico-techniques sur l'efficacité et l'opportunité des produits et services. L'expertise est indispensable pour éclairer les choix, pour permettre aux acteurs sociaux et politiques de décider des priorités et de l'utilisation des deniers sociaux. Mais elle ne peut se substituer à eux. Aucune Haute autorité ne pourra faire admettre par le corps social des décisions non concertées. Ces choix imposeront un débat social et politique, d'autant plus aventureux qu'il n'aura pas été préparé précocement, qu'il se nourrira de la médiatisation d'une prouesse scientifique, qu'il apparaîtra comme l'alibi d'un énième plan de maîtrise des dépenses.

Or derrière les transformations qui s'annoncent et l'accroissement des dépenses qui pourrait en résulter, c'est l'accès aux progrès thérapeutiques qui est en jeu. Il est toujours hasardeux de se livrer à des essais de prospective. L'exercice est encore plus périlleux lorsque d'incessants progrès scientifiques et technologiques dessinent de nouveaux chemins sans en éclairer les contours et que la mondialisation remet en cause des équilibres établis de longue date. Proposons plus simplement quelques scénarios canoniques, au sens du mot retenu en mathématiques, à partir desquels pourrait s'écrire l'évolution qui nous attend.

Le scénario hypocondriaque

« La médecine va s'adresser aux bien portants. C'est l'effet Knock ». L'industriel, auditionné en ce mois de juin 2005 par des experts de la santé, a terminé sa communication, aussi brillante que convaincante, par cette adresse un tantinet provocante. La prédiction mérite attention. Les perspectives scientifiques laissent entrevoir des techniques de détection des pathologies à des stades précoces ou de prédiction du risque de les développer. La médecine serait alors incitée à intervenir tout au long de la vie.

Dans ce scénario, les individus pourraient être soumis dès leur jeunesse à des tests de médecine prédictive ou préventive. Un suivi médical personnalisé serait alors établi, comportant à différents âges des dépistages précoces des maladies auxquelles ils seraient particulièrement prédisposés. On peut même imaginer que des traitements préventifs au long cours leur soient proposés pour réduire les risques identifiés.

Avec en arrière-plan, le spectre d'un *Big Brother* de la santé. Et la résurgence d'un moralisme de la santé publique aussi intolérable qu'inadapté à notre société. Car le projet de la « santé hégémonique » pourrait ne pas en rester là. Les préoccupations de sécurité sanitaire que les crises de la fin du XXe siècle ont imposées, peuvent, faute d'une pédagogie collective du risque, se transformer en dérive sécuritaire. La traque des risques pour la santé, si elle devient obsessionnelle, fait le lit d'une aseptisation de la société. Au-delà du cliché français sur le « camembert pasteurisé », la multiplication de messages nutritionnels complexes finit par substituer à l'image traditionnelle des plaisirs de la cuisine, celle de danger pour la santé ! Comme toujours le mieux est l'ennemi du bien.

On peut imaginer, à l'instar d'une célèbre publicité télévisée, une société fonctionnant au ralenti. Limitations de vitesse automobile à 30 km heure sur l'ensemble du territoire, surveillance vidéo généralisée, détermination des menus et de leurs horaires par des ordinateurs personnels, pilotés par des logiciels experts en génétique et branchés sur les paramètres biologiques de leurs détenteurs, traitements médicamenteux en continu afin de maintenir les équilibres physiologiques contrôlés par une agence nationale de « médecine traitante » !

Au-delà de la caricature, comment ne pas s'interroger sur l'éclosion de réglementations ou de dispositifs de réduction des risques sanitaires dans de nombreux domaines ? Limites de péremption des produits alimentaires, généralisation de l'assurance qualité, contrôle de la qualité des eaux, de l'air et plus généralement de l'environnement, obligation des airbags, projet de visites médicales pour les conducteurs de plus de 75 ans, superposition de dispositifs de sécurité sur les outils, les appareils ménagers et progressivement l'ensemble des biens de consommation. Pour avoir plaidé en faveur de la plupart de ces mesures de précaution, je crois aussi nécessaire de veiller à ce que la protection de la santé ne devienne pas l'alibi d'un impérialisme administratif ou d'un renchérissement illégitime des biens et des services. La sécurité est aussi un marché, un enjeu de pouvoir. Elle peut devenir une idéologie.

Car une « société sanitaire », pour résumer d'une expression les manifestations d'une telle dérive, recèlerait des risques de discrimination intolérable. Dans l'accès aux assurances bien sûr. On connaît les obstacles rencontrés par des malades, même après leur guérison, pour contracter un emprunt garanti par une assurance invalidité et décès. Une convention, élaborée sous l'égide de Jean-Michel Belorgey et à laquelle la loi du 4 mars 2002 a donné une base légale, devait garantir un accès à l'assurance, sur des bases financièrement équitables, aux personnes ayant eu de graves problèmes de santé. Malgré les efforts déployés par ses promoteurs, le dispositif reste très insatisfaisant, les tarifs souvent prohibitifs, quand des malades pourtant en rémission n'essuient pas des refus qu'aucune donnée médicale ne justifie.

Le développement de la médecine prédictive, la centralisation des informations médicales, la quête du moindre risque, pourraient généraliser ces attitudes. Pour l'accès aux régimes sociaux, au marché du travail, peut-être même à certaines activités de loisir. Entre la réduction des risques et la sélection des risques, la frontière peut-être incertaine. La démocratie comme l'éthique appellent une vigilance sans faiblesse en ces matières. La santé publique connaîtrait son pire dévoiement, sa plus intolérable perversion, si elle devait donner naissance à un contrôle social étouffant, stérilisant, discriminant et tout simplement totalitaire. Michel Foucault nous a mis en garde contre les perspectives d'une normalisation sociale par la santé, Ivan Illich a dénoncé les risques de la « colonisation médicale ». À nous d'en écarter le spectre.

N'oublions pas l'avertissement de « Némésis médicale » : « L'institution médicale est une entreprise professionnelle, elle a pour matrice l'idée que le bien-être exige l'élimination de la douleur, la correction de toute anomalie, la disparition des maladies et la lutte contre la mort. Elle renforce les aspects thérapeutiques des autres institutions du système industriel et assigne des fonctions hygiéniques subsidiaires à l'école, à la police, à la publicité et même à la politique »[202].

Des risques d'une autre nature se profilent également. D'abord celui de la manipulation de l'espèce. La condamnation du clonage reproductif, presque unanime, ne suffit pas à écarter les tentations de scientifiques, avides de notoriété, mais aussi d'entreprises, aveuglées par la promesse de profits mirifiques. Là encore, le droit est nécessaire mais insuffisant. La maîtrise des risques et la lutte contre les dérives relèvent de l'action politique, de la détermination des États, de la communauté internationale, mais aussi des instances scientifiques et des citoyens, de leurs associations et de leur mobilisation.

Plus dissimulée, moins provocante, est la tentation d'une médecine de la performance. Certes le dopage est progressivement condamné et pourchassé dans le monde sportif. Pourtant bien des « avancées » médicales pourraient à l'avenir concerner les bien portants. Toujours l' « effet Knock » !

L'engouement pour les compléments alimentaires, les dosages vitaminés, les traitements de remise en forme, traduit une quête d'un bien-être, auquel les progrès de la chimie, la biologie ou de la génétique pourraient donner un nouveau retentissement. L'illusion du surhomme façonné par la science est tenace. Un médecin ophtalmologue me faisait part de sollicitations, pour des interventions analogues à celles pratiquées chez les myopes, émanant de personnes insatisfaites de leurs dix 1/10 d'acuité visuelle et désireuses d'atteindre 12 ou 14 1/10 !

Le scénario militaire

Comme toutes les sciences, la médecine, la biologie ou la génétique, ouvrent la voie par leurs progrès à des mésusages, des manipulations ou des détournements criminels. La prise de conscience des potentialités du bio-terrorisme lors de la guerre du Golfe, et surtout depuis les événements du 11 septembre 2001, a propulsé les dispositifs de santé publique au cœur des enjeux militaires, fait de la sécurité sanitaire une priorité stratégique.

Attentats au gaz toxique dans le métro, contamination des réseaux d'alimentation en eau potable, dissémination du bacille du charbon, résurgence provoquée de la variole ou diffusion de virus génétiquement modifiés pour être résistants aux traitements connus. Les menaces envisageables sont plus terrifiantes les unes que les autres. En renforçant les capacités de soigner, la science a décuplé les possibilités de nuire. Les systèmes de santé publique ne peuvent échapper à leur intégration dans les dispositifs militaires. En France, les plans Biotox, Piratox et Piratome associent structures militaires et civiles, mettent à contribution tant les services de police et la défense nationale que les hôpitaux et les agences de sécurité sanitaire. Des stocks sans précédent de médicaments ou de vaccins sont constitués par les États, des procédures internationales de coordination sont instituées.

En novembre 2001, les ministres de la santé réunis à Ottawa adoptent une déclaration finale affirmant leur détermination à « prendre tant individuellement que collectivement des mesures concertées pour assurer la santé et la sécurité de nos concitoyens et pour accroître nos capacités respectives de faire face aux incidents touchant la santé publique ».

Mais les risques criminels ne résument pas les nouvelles menaces. Les « risques émergents », selon l'expression consacrée, retiennent l'attention de toutes les autorités sanitaires. Dans certains cas, il s'agit de pathologies anciennes mais nouvellement identifiées. La légionellose est détectée en 1976 à l'occasion d'un congrès de vétérans de l'armée américaine à Philadelphie. En 1982, est découverte à Lyme dans le Connecticut une maladie transmise par les tiques. Des syndromes nouveaux sont ainsi répertoriés, des politiques sanitaires nouvelles s'imposent.

Dans le même temps, des pathologies plus ou moins nouvelles, mais restées confinées dans des zones géographiques « éloignées », suscitent avec le développement des échanges internationaux de nouvelles craintes. Depuis quelques années, des épisodes de fièvre hémorragique virale révèlent de redoutables dangers pour la santé publique. Virus de Marburg en 1967, virus d'Ebola en 1976, hantavirus en 1993... Le Haut comité de la santé publique a remis en décembre 2001 au ministre de la Santé un rapport consacré aux risques liés aux « infections virales aiguës, importées, hautement contagieuses et (à) leur prise en charge ».

La survenue de catastrophes sanitaires pourrait remettre en cause sans ménagement l'organisation du système de santé mais aussi, sans doute, bien des équilibres sociaux et politiques. Imaginons les effets d'une attaque bio-terroriste, d'un accident nucléaire ou d'une épidémie virulente, faisant plusieurs centaines de milliers de victimes en France. Des territoires entiers contaminées ou désertés, une production énergétique réduite durablement, une économie sinistrée pour de nombreuses années, des villes privées de services essentiels...

Scènes de désolation et de panique, affrontements et violences pour accéder aux hôpitaux et aux médicaments, imposeraient peut-être une organisation militaire des secours et d'une partie des activités économiques. Les images de soldats quadrillant les villes et encerclant les villages pour dissuader les habitants de fuir et de disséminer la maladie, popularisées par *Le Hussard sur le toit* de Giono, ne seraient plus des souvenirs littéraires et historiques !

La « grippe du poulet » projette aujourd'hui ce scénario sur la scène médiatique. Connue de longue date, la maladie provoque, pour la première fois en 1997, plusieurs décès en Asie. La transmission de l'animal à l'homme de ce virus fait redouter aux autorités sanitaires d'éventuelles mutations, qui rendraient possible sa diffusion d'homme à homme comme pour la traditionnelle grippe hivernale. Le H5N1 menace. Des millions de poulets sont abattus. Rien n'y fait. En 2003, le virus est identifié en Corée, en 2004 au Japon et dans toute l'Asie du sud-est. Depuis, son expansion s'accélère. En 2005, la Russie et l'Europe sont touchées. Enfin l'Afrique est atteinte. Début 2006, on recensait près de 200 personnes touchées par la maladie dont la moitié sont décédées.

Le spectre de l'épidémie de grippe espagnole ressurgit, avec ses 20 à 50 millions de morts à la fin de la Première Guerre mondiale. Des scénarios catastrophes sont élaborés. En France, des centaines de milliers de personnes pourraient y succomber. Les laboratoires pharmaceutiques s'activent pour produire des antidotes et mettre au point des vaccins. Les autorités sanitaires, en collaboration avec l'OMS, se préparent à faire face à une épidémie. Un plan gouvernemental de prévention et de lutte « pandémie grippale » est élaboré en France. 14 millions de doses de médicaments antiviraux 250 millions de masque de protection sont stockés. 19 millions de traitements supplémentaires sont commandés.

Plus que la menace, ce qui frappe, c'est l'ampleur de la mobilisation. En France, en Europe, dans le monde. En 1968, la grippe de Hong Kong (H3N2) a ravagé l'Asie, puis déferlé aux États-Unis et touché l'Europe en 1969. Elle aurait été à l'origine d'un million de morts, dont 17 000 à 40 000 en France[203]. Médecins et hôpitaux ont été submergés. Mais l'épidémie a été vécue comme un événement sanitaire et non comme une crise de santé publique.

La sécurité sanitaire n'avait pas fait son apparition. La santé publique demeurait affaire d'experts. Les agences et les réseaux de surveillance n'existaient pas, du moins, en France. La médiatisation de risques émergents et planétaires a accru la pression de l'urgence sur les services de santé publique. Des zones les plus éloignées du globe à Roissy, quelques heures suffisent pour que virus et bactéries déplacent des foyers épidémiques. Aujourd'hui, la progression de l'épidémie et les mutations du virus sont vécues au jour le jour. Tout se passe comme si les télévisions retransmettaient en direct, le crash d'un avion, dans lequel nous aurions pris place...

La transparence peut certes faire le lit de la panique. Mais elle peut aussi préparer la population à conserver son calme, du mieux possible, en cas de crise sanitaire. Bien sûr, si le pire est évité, on sera prompt à se gausser de la précaution inutile ! Mais l'objectif paradoxal de la sécurité sanitaire est de prendre des mesures et de dépenser les deniers publics dans l'espoir que rien ne se produise. Et en définitive, cette gestion médiatique des crises me semble préférable à l'opacité qui entourait précédemment ces situations. Pourquoi ne pas la regarder comme le signe annonciateur d'une véritable démocratie sanitaire et l'antidote à un scénario militaire incontrôlé ?

Le scénario centrifuge

Si nos sociétés parviennent à juguler les crises sanitaires qui se profilent, les crises financières pourraient s'imposer, plus encore que par le passé, comme le moteur principal de transformation du système de santé. Pour y faire face, la pratique de l'ajustement permanent, la succession des plans, l'alternance du « chaud » et du « froid », constitueront sans doute les lignes de plus grande pente. Cela suffira-t-il pour répondre aux besoins de financement au cours des 20 prochaines années comme pendant le dernier quart de siècle ? Je ne le crois pas.

D'ores et déjà, les gouvernements successifs ont été tentés d'absorber une part de la dépense non financée par les recettes de l'assurance maladie par l'emprunt. Le plan Juppé, en inventant la contribution au remboursement de la dette sociale (CRDS) a ouvert la boîte de pandore. Emprunter pour rembourser demain, peut-être même après-demain, les dépenses de santé heurte les principes les plus élémentaires de la gestion publique. L'emprunt devrait être réservé aux dépenses d'investissement ; les annuités de remboursement correspondent alors aux années d'utilisation, c'est-à-dire d'amortissement de la réalisation qui a justifié l'investissement.

Mais en matière de santé, l'essentiel des dépenses correspond à des consommations immédiates. Dans ce cas, l'endettement revient à priver les générations futures d'une part de leur capacité à payer leurs propres dépenses de santé. Choix égoïste, moralement condamnable, surtout lorsque les déficits ainsi couverts sont considérables. Or la CRDS représente désormais des montants très importants. A sa création en 1996, une dette de 21 milliards d'euros avait été reprise par la Caisse d'amortissement de la dette sociale (CADES). Elle devait être remboursée avant 2009. La loi du 13 août 2004 a prévu une couverture à hauteur de 25 milliards d'euros du déficit accumulé à la fin 2004 mais, pire encore, une prise en charge dans la limite de 15 milliards d'euros de déficits non constitués à la date de la loi, puisque correspondant aux années 2005 et 2006 !

L'annonce de ces mesures a avivé mes regrets que le gouvernement de 1998 ait usé, pour des montants il est vrai sans rapport avec ceux de 2004, d'un subterfuge de même acabit en prolongeant de cinq ans, de 2009 à 2014, la CRDS instituée par le gouvernement de 1996.

Une réaction en chaîne divergente

Le décrochage entre les dépenses de santé et les ressources de l'assurance maladie qui s'est installé depuis trois ou quatre ans, faute de véritable régulation, ne pourra être surmonté par les prochains gouvernements sans la conjonction d'une volonté politique sans faille et d'une croissance économique soutenue. A défaut, le système de santé pourrait être entraîné, plus ou moins délibérément, dans une réaction en chaîne divergente comme en décrivent les chimistes. L'assurance maladie se replierait, faute de ressources suffisantes, sur les risques majeurs et sur les catégories sociales les plus défavorisées.

Dans le même temps, la dépense de santé serait de plus en plus confiée aux organismes complémentaires.

Un calcul sommaire montre que, toutes choses égales par ailleurs, si les dépenses de santé représentaient 16 % du PIB, il faudrait augmenter de 4 points les prélèvements obligatoires pour maintenir à 75 % le niveau de prise en charge des dépenses de soins par l'assurance maladie. Au contraire, si l'effort collectif était stabilisé à son niveau actuel, les charges supportées par les complémentaires et les ménages feraient plus que tripler. Elles ne représenteraient plus 25 % des dépenses de soins comme aujourd'hui mais 51 % !

Ce scénario est paradoxalement celui de l'étatisation et de la privatisation. En effet le repli de l'assurance maladie sur le « gros » risque comme sur les catégories les plus défavorisées, ruinerait l'idée d'universalité de la sécurité sociale. La protection contre la maladie deviendrait un filet minimal dont la responsabilité incombe traditionnellement à l'État. La concentration des pouvoirs des caisses d'assurance maladie au sein de l'UNCAM résultant de la réforme de 2004 rend plus aisé un transfert de compétences explicite au profit des pouvoirs publics. On peut d'ailleurs se demander si le directeur général de l'UNCAM n'exerce pas déjà fonctionnellement des prérogatives de délégué du gouvernement.

Il est vrai que depuis deux décennies le pilotage de l'assurance maladie s'est déporté des caisses nationales vers le gouvernement. La maîtrise des prélèvements obligatoires, la réduction des déficits publics dans le cadre du pacte européen de stabilité, la sensibilité de l'opinion publique aux baisses de remboursement comme aux hausses de cotisations, ont progressivement altéré l'autonomie des conseils d'administration des caisses de sécurité sociale. Pourtant, le transfert formel des pouvoirs marquerait la fin d'une époque.

Dans le même temps, la protection collective contre la maladie serait inévitablement privatisée dans une large mesure. La déconnexion entre les dépenses d'assurance maladie et dépenses de santé qui sous-tend ce scénario ouvrirait aux mutuelles et aux assurances complémentaires des perspectives exceptionnelles de développement. Il est en effet vraisemblable qu'une grande partie de la population continuerait à souhaiter mutualiser les dépenses de santé.

L'assurance maladie n'assurant plus la prise en charge des techniques les plus sophistiquées ou de consommations médicales considérées comme non essentielles, les organismes complémentaires occuperaient ce terrain.

Scénario potentiellement redoutable pour les assurés sociaux. Le risque d'une inégalité accrue entre les catégories sociales susceptibles de bénéficier des meilleurs contrats et les milieux les plus défavorisés serait patent. Début 2006, un projet « Excellence Santé » a été annoncé par une compagnie d'assurances avant d'être retiré. Il visait à proposer un régime privilégié d'accès aux hôpitaux et aux praticiens les plus « réputés », moyennant une cotisation annuelle d'environ 12 000 euros[204]. Mais l'évolution pourrait également être préjudiciable aux professionnels de santé qui se verraient dépendre d'organismes beaucoup plus exigeants que les caisses de sécurité sociale. On peut même imaginer qu'à terme les établissements et les professionnels de santé soient mis en concurrence par les opérateurs et doivent accepter des conditions draconiennes pour que leurs patients bénéficient d'un remboursement satisfaisant. Protocoles thérapeutiques stricts, listes limitatives de médicaments, suivi individuel des dépenses, le contrôle des praticiens pourrait ne pas demeurer un mythe.

Le facteur déclenchant d'une telle évolution pourrait être l'extension de la liberté tarifaire des praticiens. Les prémices de la dissociation des prix et des tarifs de remboursement n'ont jamais été aussi patents. La récente crise de la chirurgie a mis en exergue les effets, pour les praticiens exerçant en secteur 1, des retards de la modernisation de la nomenclature et des atermoiements dans la mise en œuvre de la nouvelle classification des actes médicaux.. De même, certaines décisions de déremboursement ou de réduction du taux de prise en charge peuvent, en réduisant la part de l'assurance maladie, favoriser cette évolution.

Mais la clé de la déconnexion se situe dans les choix opérés en matière de tarifs. Comment ne pas être édifié par la multiplication récente, de fait et de droit, des cas de liberté des tarifs pour les actes médicaux. Bien sûr le droit permanent à dépassement a, depuis son origine, accompagné la convention médicale et le secteur 2 a permis depuis 1980 une extension progressive de la liberté tarifaire. Combien d'opérations de la cataracte sont encore pratiquées en médecine libérale aux tarifs opposables de la sécurité sociale ?

Deux phénomènes pourraient modifier l'échelle sur laquelle ces dépassements tarifaires se pratiquent. D'abord la redoutable habitude, acquise lors du conflit des médecins généralistes en faveur du « C à 20 € », de pratiquer le « DE » pour anticiper sur une évolution tarifaire revendiquée, c'est-à-dire de recourir, à des fins collectives, à la faculté ouverte par la convention de dépasser à titre exceptionnel les tarifs en cas d'exigence particulière du malade. En février 2006, le syndicat MG-France, habituellement défenseur des tarifs opposables, a appelé les médecins généralistes à porter unilatéralement à 23 € la valeur de la consultation[205].

Ces dérapages conventionnels se trouvent de plus légitimés, du moins dans les esprits, par la disposition de la réforme d'août 2004, inscrivant dans le droit positif la liberté tarifaire pour tout acte pratiqué sans prescription du médecin traitant. Il est vrai que l'institution du médecin traitant pourrait induire un retour aux tarifs opposables pour les actes des spécialistes prescrits par le médecin traitant. Mais les pouvoirs publics, la direction de l'UNCAM et les professionnels de santé chercheront-ils, et en tout état de cause parviendront-ils, à restaurer les tarifs opposables pour les patients adressés par leur médecin traitant à des praticiens exerçant en secteur 2 ? On peut en douter.

Quoi qu'il en soit, avec la réforme de 2004, le droit de l'assurance maladie vient de consacrer l'existence d'un double dispositif. D'une part l'exercice d'une médecine dans le cadre des tarifs conventionnels, de l'autre celui d'une médecine non tarifée ; le partage entre les deux étant fondé non sur la nature de l'activité ou les conditions de son exercice mais sur la nécessité pour l'assuré social d'obtenir un remboursement satisfaisant des dépenses exposées. Et cette lame de fond pourrait bouleverser l'organisation de la médecine de ville mais aussi le système hospitalier. Les praticiens sont dans les cliniques, le plus souvent, rémunérés à l'acte. La tarification à l'activité pourtant mise en place, pour harmoniser les conditions de financement de l'hospitalisation publique et de l'hospitalisation privée, n'a pas retenu le principe d'une rémunération identique des professionnels dans les deux secteurs.

La liberté tarifaire pourrait ainsi devenir le levier d'une distorsion de concurrence aux effets délétères et inégalitaires. Sans doute modeste à l'origine, la dichotomie entre médecine à tarifs opposables et une médecine à tarifs libres pourrait ainsi donner naissance à un véritable double secteur sur le champ de la santé et porter en germe une réaction en chaîne divergente susceptible de désintégrer progressivement notre système de sécurité sociale fondé sur la solidarité.

Le scénario solidaire

Un quatrième scénario doit être envisagé. Scénario volontariste qui s'appuierait sur une politique de santé publique, élaborée démocratiquement et dont l'objectif serait d'assurer la meilleure protection de la santé des personnes et de réduire les inégalités en matière sanitaire. Pour en garantir le financement, les modes d'organisation établis il y a plus d'un demi-siècle et dans lesquels l'assurance maladie paraît parfois engoncée, seraient remis sur le métier. Le réexamen de fond en comble de l'organisation du système devrait être reconnu comme l'une des deux ou trois priorités politiques des programmes gouvernementaux.

Un nouveau pacte médical

La succession de crises depuis une vingtaine d'années et la politique de *stop and go* tarifaire qui en est résultée, ont altéré les équilibres sur lesquels reposaient les conventions unissant la sécurité sociale aux professions de santé. Pour rétablir durablement la confiance et poser les bases d'une assurance maladie protectrice des droits des assurés sociaux et de l'indépendance professionnelle des praticiens, un nouveau pacte médical devrait être conclu. Ce pacte s'appliquerait à l'ensemble des professions de santé. Il est temps de mettre fin au clivage désuet et péjoratif entre professions médicales et paramédicales, et de faire de l'ensemble des professions de santé des professions médicales, à compétences plus ou moins étendues.

Fondé sur un nouveau statut des professions médicales, ce pacte définirait les conditions d'une organisation territoriale fonctionnelle des cabinets libéraux conventionnés et garantirait la coordination effective de la médecine hospitalière et de la médecine libérale. Il permettrait, dans le cadre d'une négociation d'ensemble, de redéfinir le rôle et les fonctions de chacun et de valoriser les activités en fonction de leur pénibilité et des compétences requises.

Je suis persuadé de la nécessité d'une telle démarche depuis le début des années 1990. En 1992, j'avais proposé à Bernard Kouchner dès la constitution du cabinet de mieux prendre en compte les enjeux de la médecine de ville en intégrant dans l'équipe un médecin libéral, Raymond Lagrange. Il avait, dès sa nomination, reçu de nombreuses lettres de confrères lui faisant part des difficultés qu'ils rencontraient et des perspectives qu'ils voulaient voir s'ouvrir.

Il ressortait de cette correspondance une interrogation fondamentale sur l'identité, la place et le rôle du médecin libéral[206]. Nous avions préparé avec Raymond Lagrange et Philippe Lamoureux, conseillers chargés des professions libérales au cabinet, la tenue d'un séminaire sur « l'avenir de la médecine libérale » les 15 et 22 octobre 1992. Les syndicats de médecins libéraux et d'internes, la conférence des doyens des facultés, le conseil national de l'ordre des médecins, le comité de la santé publique et les organismes de formation continue s'étaient réunis au ministère et avaient participé à cinq ateliers consacrés à la liberté de choix du patient, à la compétence professionnelle, à la transparence, à l'égalité des praticiens et à l'indépendance professionnelle.

Les résultats avaient été maigres. Il est vrai que la fin de la législature approchait et que le climat n'était pas propice à engager une réforme. Mais les travaux avaient permis de mesurer, dès cette époque, l'inquiétude des professionnels, leur méfiance à l'égard d'un système qui leur semblait de plus en plus hostile. Même les avancées les plus naturelles butaient sur les réticences de la communauté médicale. Alors que les organisations professionnelles étaient plutôt favorables à la proposition de Bernard Kouchner de rendre la formation médicale continue obligatoire, un sondage publié quelques jours avant l'ouverture du séminaire avait montré que 75 % des généralistes y étaient opposés[207]. Quatre ans plus tard, l'idée s'est imposée sans réelle résistance même si sa mise en œuvre a suscité un interminable feuilleton, une succession de pas en avant et en arrière, propres à décourager les militants pourtant déterminés de la FMC.

Pourquoi ne pas s'interroger aujourd'hui sur les « principes fondamentaux », issus du fragile compromis de la charte de 1927 de la médecine libérale et inscrits dans le code de la sécurité sociale[208] : libre choix du médecin par le malade, liberté de prescription, liberté d'installation, paiement direct des honoraires et respect du secret professionnel[209]. Non pour les remettre en cause par idéologie mais pour les réexaminer à l'aune des besoins de santé, pour les adapter aux évolutions thérapeutiques et sociologiques de ce début de siècle. Pour rapprocher la médecine de ville de l'hôpital, abattre les obstacles qui séparent encore le secteur sanitaire du secteur médico-social, reconstruire sur des bases modernes un système de santé apte à relever les défis sanitaires du XXIe siècle.

La liberté d'installation, légitime par elle-même, interdit toute régulation géographique de la médecine conventionnée avec l'assurance maladie. À la différence des officines pharmaceutiques, des hôpitaux et cliniques, de certaines activités médicales de pointe – procréation médicalement assistée, chirurgie ambulatoire,... –, les médecins de ville peuvent se déployer indépendamment des besoins de la population, déserter les zones isolées ou déshéritées, se concentrer dans les secteurs où le pouvoir d'achat est le plus élevé.

Le principe d'un conventionnement sélectif, avancé par la caisse nationale d'assurance maladie en 1999, dans son « plan stratégique », a suscité un tollé que n'expliquaient pas seulement le manque de concertation préalable et la vigueur quelque peu provocante de l'annonce. Comme si le service public de l'assurance maladie ne devait pas s'organiser et utiliser ses moyens financiers pour répondre au mieux aux besoins de la population.

Le principe du paiement direct des honoraires par le patient aux médecins a, quant à lui, pendant très longtemps fait obstacle au développement du tiers payant, c'est-à-dire de la rémunération du professionnel par l'assurance maladie, même pour les personnes les plus démunies et bénéficiant de l'aide médicale. Il a fallu attendre 1999, et l'instauration de la couverture maladie universelle, pour que la plupart des médecins acceptent, pour leurs patients défavorisés, cette rémunération directe par les caisses. Là encore, pharmaciens, biologistes, praticiens exerçant à titre libéral en cliniques, avaient depuis longtemps accepté cette pratique sans pour autant remettre en cause leur indépendance professionnelle. Encore convient-il de rappeler que, selon une étude du Fonds de financement de la CMU, plus de 40 % des spécialistes refuseraient de recevoir des bénéficiaires de la CMU[210].

Enfin, le paiement à l'acte demeure sacralisé dans le système français. Même si la plupart des pays européens ont imaginé et pratiquent d'autres modes de rémunération pour leurs professionnels libéraux, le débat reste en France embryonnaire sur l'institution, dans certains cas, de financements forfaitisés de l'activité médicale. La nécessité de la coordination des soins, progressivement reconnue par les fonctions du médecin référent et, dans la réforme de 2004 du médecin traitant, pourrait ouvrir la voie à un réexamen de ce principe singulier. Le professeur Vallancien ne préconisait-il pas, au cœur de la crise des chirurgiens en 2004, le développement du salariat avec intéressement dans les cliniques pour échapper « au véritable esclavage » des honoraires ?[211]

Le débat sur ces principes est d'autant plus souhaitable qu'il est un préalable à une modernisation et une revalorisation de l'exercice de la médecine libérale. Le statut actuel du médecin, fruit des circonstances et des fantasmes de subordination aux caisses de sécurité sociale, est un frein puissant à la rationalisation de la gestion de l'assurance maladie mais aussi à l'adaptation de l'exercice professionnel aux évolutions médicales, techniques et sociologiques[212].

Professionnels, partenaires sociaux et pouvoirs publics doivent définir un nouveau statut garantissant l'indépendance thérapeutique des praticiens, adaptant les modes de rémunération aux conditions réelles d'exercice et aux pratiques médicales, favorisant le travail en équipes et en réseaux et prenant en compte les évolutions géographiques et démographiques de notre pays.

Et cette transformation devrait mettre à bas la muraille qui s'est progressivement édifiée, sur les contreforts du paiement à l'acte, entre la médecine de ville et les autres activités médicales, hospitalières ou non. Les professionnels doivent pouvoir inscrire leurs interventions dans un exercice partagé, dans une démarche collective, et bénéficier d'une rémunération cohérente et valorisante, largement fondée sur le paiement à l'acte mais faisant une place à d'autres formes de financement.

Pourquoi par exemple ne pas proposer aux médecins dans le cadre d'un nouveau statut conventionnel des missions de service public hospitalier ou de consultant de santé publique. Ils pourraient, un ou deux jours par semaine ou par mois, participer à des actions de prévention ou d'éducation pour la santé, assurer des enseignements de FMC, contribuer à la gestion des vigilances sanitaires ou remplir des missions au sein des réseaux hospitaliers ou des services de l'État et des agences. Une rémunération gratifiante et le droit de faire mention de ce titre dans leur activité libérale devraient accompagner ces missions d'intérêt général. Les médecins hospitaliers bénéficient, quant à eux, d'ores et déjà de demi-journées d'intérêt général au cours desquelles ils peuvent être associés à de telles activités.

La crise d'identité majeure que traversent la médecine libérale comme la médecine hospitalière ont bien évidemment pour origine l'évolution des conditions d'exercice des professionnels et de leur statut social. La médecine est descendue de son piédestal. Comme l'a malicieusement résumé en 2006, le professeur Guiraud-Chaumeil, membre de la Haute Autorité de santé : « Lorsque les médecins étaient ignares, ils étaient sacrés, lorsqu'ils sont devenus savants mais toujours inefficaces, ils étaient respectés, maintenant qu'ils sont savants et efficaces, ils sont suspectés » !

Les crises de santé publique, les accidents médicaux égrenés à la Une des journaux, les turpitudes financières de quelques praticiens ont altéré l'image de la profession même si l'attachement de la population au monde médical reste réel. Et la pression croissante de la maîtrise des dépenses de santé depuis une quinzaine d'années a modifié la perception par les médecins eux-mêmes, des équilibres conventionnels établis depuis les années 1970 avec la sécurité sociale.

Mais d'autres facteurs ont largement contribué à la remise en cause du statut du médecin, particulièrement en médecine de ville. Bien sûr, l'attitude consumériste d'un nombre croissant de patients qui se matérialise par des exigences en matière de prescription médicamenteuse ou d'arrêt de travail. Et le libre contrat médical qui s'établit à chaque consultation fait peser une menace économique sur le médecin convaincu de la nécessité de ne pas céder aux sollicitations de son patient.

L'organisation de la médecine libérale française depuis sa formation au XIXe siècle a, en outre, sacralisé l'exercice individuel au détriment d'une médecine de groupe, ou du moins, d'une activité plus collective. Or l'évolution des pratiques professionnelles comme des attentes de la population et, depuis quelques années, des aspirations des médecins, est en contradiction avec l'isolement des professionnels libéraux. La médicalisation de la société et la nécessité d'une permanence 24 heures sur 24 font mauvais ménage avec les conséquences du numerus clausus, sévère à l'excès, des années 1990 et la volonté du corps médical de bénéficier des dividendes d'une organisation du travail placée sous le signe de la RTT !

Si l'on ajoute à cela que la qualité des soins suppose, dans un contexte scientifique de plus en plus complexe, où les compétences se spécialisent, une intégration de la chaîne de la prévention et des soins, l'exercice isolé du médecin paraît condamné à terme.

L'avenir de la médecine libérale se dessine sans doute à travers les réseaux qui se mettent en place mais il pourrait également passer par la constitution de véritables centres de médecine libérale. Des cabinets de groupe de 5 à 20 médecins permettent de conjuguer des compétences plus spécialisées et d'assurer le service des gardes sans épuiser les praticiens. Ils facilitent également l'accès à la formation médicale continue des professionnels et permettent de dégager du temps pour l'évaluation des pratiques en mutualisant une partie des ressources.

Ils rendent possible l'examen commun des dossiers de certains patients, par le « staff » du cabinet à l'instar de ce qui fait la richesse de la médecine hospitalière. Ce mode d'organisation est susceptible de dégager les médecins de nombreuses contraintes administratives. Le secrétariat et l'assistance technique de ces centres pourraient être intégralement financés par l'assurance maladie en contrepartie du surcroît de qualité et de service qu'ils apporteraient. Enfin leur intégration dans des structures de coopération avec les hôpitaux et cliniques, avec les services de santé publique et le système médico-social, ne devrait susciter aucune réticence, ni se heurter à des obstacles juridiques ou institutionnels.

Mais la question du statut des professions de santé se posera également, par un effet miroir, pour les personnels hospitaliers. Comment imaginer que l'hôpital puisse s'adapter aux transformations qui l'attendent, si ses instances dirigeantes n'ont pas compétence pour gérer le personnel, et dans une certaine mesure, ajuster leurs rémunérations alors que plus des deux tiers des budgets hospitaliers sont constitués de charges de personnels ?

Le statut de fonctionnaire hospitalier devra se concilier avec l'autonomie de gestion des établissements. Le cadre d'emploi des médecins hospitaliers ne pourra manquer d'être revisité. Partage d'activités entre établissements publics et structures privées, entre réseaux de santé et services de garde. Les professionnels de santé devront pouvoir répartir leur temps médical en fonction des besoins et des missions de service public à assurer. Quant au partage des tâches entre professionnels, il devra sans doute être redéfini. Les infirmières, dont le niveau de formation et de qualification ne cesse de croître, seront appelées à exercer des compétences aujourd'hui réservées aux médecins et les aides-soignantes des fonctions actuellement dévolues aux infirmières. Cette tendance est déjà observée dans plusieurs pays étrangers, comme le Royaume Uni ou les États-Unis.

Faute d'une telle transformation statutaire, le risque existe de voir le service public hospitalier s'étioler et subir à la fois une fuite des cerveaux et une érosion des vocations. Progressivement, le système de santé pourrait perdre de son unité, déjà en partie entamée. D'un côté un système public, progressivement paupérisé et redevenant l'hospice des plus modestes, de l'autre une médecine à but lucratif, aux compétences renforcées, et accueillant prioritairement les plus favorisés.

Véritable *New Deal* médical, le pacte adapterait les règles et financements de la sécurité sociale et assurerait aux professionnels de santé des rémunérations comparables à celles constatées dans les autres grands pays européens. Il les associerait directement à la régulation du système et garantirait l'accès de leurs représentants à l'ensemble des informations de santé et des données statistiques. Il introduirait en contrepartie, avec solennité, dans les principes intangibles de la sécurité sociale l'opposabilité des tarifs.

Un statut de l'usager

Un véritable statut de l'usager devrait faire écho au nouveau cadre d'exercice des professionnels de santé. L'effort collectif d'endiguement de l'évolution des dépenses ne peut être durablement maintenu sans une association directe des usagers, des malades, des consommateurs... L'individu est le premier acteur de sa santé, à la fois sujet et objet de son histoire médicale personnelle.

Pour autant la gestion par l'individu de son « capital santé » n'a rien à voir avec l'illusoire et contestable « responsabilisation » qui se borne à limiter la demande de soins par l'augmentation du ticket modérateur et plus largement par l'accroissement du « reste à payer » par le malade. Elle doit s'organiser autour d'un processus d'éducation pour la santé, d'un parcours individuel de prévention et de suivi tout au long de la vie, et d'une information régulière sur les nécessités et les coûts de l'assurance maladie.

Aujourd'hui réduit aux vaccinations obligatoires et au carnet de santé de l'enfant, aux interventions ponctuelles de la médecine scolaire et de la médecine du travail, le parcours individuel de santé proposé à chaque assuré social pourrait être enrichi, prolongé et fondé sur un principe de responsabilité. En concertation avec les représentants des assurés sociaux au sein de l'assurance maladie et des associations de malades et d'usagers du système de santé, de nombreuses initiatives pourraient être prises.

Quelques exemples. Des bilans de santé réguliers et ciblés pourraient être mis en œuvre dans le cadre d'une politique de prévention ambitieuse. La gestion du dossier médical offre l'occasion d'une association de chaque patient à un suivi médical personnalisé, incluant une sensibilisation à la maîtrise des dépenses de santé.

Pour les malades atteints de pathologies chroniques, le développement de l'éducation thérapeutique est une nécessité sanitaire, dont les conséquences sont également économiques. Les domaines où elle se pratique de longue date, comme le diabète ou l'insuffisance rénale, en ont montré l'intérêt pour le patient comme pour la collectivité.

Des mesures d'association des usagers à la régulation pourraient même être envisagées. Le suivi annuel individualisé des dépenses de santé est une première étape. Elle permettra à chacun de connaître l'effort consenti par l'assurance maladie pour garantir son accès aux soins. Quoi de plus logique dans un système social où l'usager dispose quotidiennement de la faculté de créer de la dépense publique ? En franchissant le seuil d'un cabinet médical, l'assuré social engage, à l'instar du médecin prescrivant des médicaments, des analyses de biologie médicale ou des actes de radiologie, les deniers de l'assurance maladie. Le remboursement de la consultation est de droit.

L'intéressement à l'utilisation des génériques que constitue le tarif de référence participe également de cette démarche. Il se distingue de la « fausse responsabilisation » du malade par le ticket modérateur ou le dépassement tarifaire, par la circonstance essentielle que l'écart tarifaire n'est en rien lié à l'efficacité ou à la qualité du produit. Les génériques ont exactement les mêmes vertus thérapeutiques que les médicaments princeps, l'incitation financière à les consommer ne peut donc avoir des répercussions sur l'accès aux soins.

Le rôle des associations de malades et d'usagers est déterminant pour la réussite d'une telle politique. Loin d'être confinées sur des strapontins, elles doivent être associées aux débats sur les stratégies thérapeutiques, à la définition et à l'actualisation permanente du panier de soins remboursés, mais aussi à la définition des orientations stratégiques pour le système de santé et d'assurance maladie.

En définitive, de nombreux mécanismes peuvent être imaginés et déployés pour développer un usage conscient, responsable, citoyen, de l'assurance maladie par les assurés sociaux. Simples « usagers » aujourd'hui, ils doivent être reconnus comme des acteurs directs de sa gestion, avec les obligations et devoirs, que ce rôle impose. Les perspectives d'évolution des dépenses de santé appellent plus que jamais un débat public. Face aux défis qui l'attendent, l'assurance maladie doit redevenir un projet politique à part entière.

La régulation partagée

Le système de sécurité sociale mis en place en 1945 reposait dans ses principes sur un triptyque : le travailleur puisque l'ordonnance du 4 octobre 1945 confiait à l'organisation de la sécurité sociale le soin d'assurer « la protection des travailleurs contre les risques de toute nature », les organisations syndicales comme représentation des assurés sociaux, l'élection sociale comme source des pouvoirs. Cette conception initiale de la sécurité sociale, fondée sur le travail, a été consacrée par la doctrine et les commentateurs sous le terme ambigu de démocratie sociale.

Soixante ans d'histoire sociale ont par à-coups ou par dérives progressives, remis en cause l'équilibre voulu par les fondateurs de la sécurité sociale. Au gré des déficits et des plans de redressement, les gouvernements successifs ont institué une nouvelle répartition des rôles. Au travailleur a succédé le citoyen. La généralisation de la sécurité sociale – des prestations familiales à la couverture maladie universelle –, l'universalisation de son financement avec la contribution sociale généralisée (CSG), la constitutionnalisation de l'intervention du Parlement par la réforme « Juppé » ont fait de l'État le pilote officieux puis officiel de la sécurité sociale, et particulièrement de l'assurance maladie. Le pouvoir issu des élections politiques a progressivement imposé sa légitimité, pris le pas sur les partenaires sociaux, ce d'autant que les élections à la sécurité sociale ont, après une valse-hésitation, été supprimées[213].

Depuis une dizaine d'années, l'assurance maladie connaît une nouvelle transformation, discrète, de ses processus de décision. La sensibilité politique des enjeux de la maîtrise des dépenses de santé a fait naître la tentation de la délégation du pilotage à l'expert. L'indispensable développement des dispositifs d'évaluation des thérapeutiques comme l'essor des référentiels et recommandations médicales, ont donné au pouvoir scientifique une place nouvelle. Avec la création des agences sanitaires, notamment de l'AFSSAPS et de l'ANAES, avec l'apparition de structures transversales ou professionnelles comme les unions régionales des caisses d'assurance maladie (URCAM) ou les unions régionales de médecins libéraux (URML), un « système technique » dévitalise progressivement l'organisation issue de 1945. Comme si la science disputait au social et au politique la légitimité de l'exercice du pouvoir dans l'assurance maladie.

La loi du 13 août 2004 relative à l'assurance maladie consacre cette évolution : création d'une Haute autorité de santé, délégation des compétences liées à la tarification et au remboursement des soins aux organes gestionnaires de l'assurance maladie, institutionnalisation du rôle des assurances complémentaires et des professionnels de santé...

La superposition de strates de pouvoirs, la confusion des sources de légitimité remettent subrepticement en cause les fondements de l'assurance maladie, le lien entre les assurés sociaux et le système de protection collective. Comment dans ce contexte réaffirmer la primauté des choix collectifs, redonner une légitimité incontestable au système de protection sociale de la santé ?

L'institution d'un pilotage rénové et responsable de l'assurance maladie pourrait s'articuler autour de quelques principes simples. D'abord en faisant participer les représentants des professionnels et des usagers à la définition des objectifs et des modalités de la régulation. Le développement du tiers payant, mais sous condition de sa cogestion par les professionnels de santé, ne pourrait-il pas, par exemple, contribuer à favoriser une évolution maîtrisée du système. Il faut sortir de l'opposition stérile entre les différents acteurs de la dépense maladie, cesser d'opposer professionnels de santé et gestionnaires ou usagers, médecins et pharmaciens, paramédicaux et prescripteurs, ... Chacun a sa place dans le système, chacun doit être parti prenante de son fonctionnement. Des procédures d'arbitrage sont à élaborer pour garantir que le système ne se grippe pas, ne soit pas bloqué par des conflits d'intérêts aussi inévitables que légitimes. La capacité à donner une légitimité incontestable aux acteurs constitue la clé de voûte de cette évolution.

La deuxième clé d'une réforme devrait être l'introduction d'un lien entre les gestionnaires de l'assurance maladie, quelle que soit la structure de gouvernance, et les décisions de prélèvements sociaux. Dans cette optique, la dissociation claire des compétences nationales et régionales pourrait s'imposer. Au niveau national, la définition des prestations et l'exercice des compétences de santé publique. Au niveau régional, la gestion du risque au sens où l'entend l'assurance maladie, c'est-à-dire la régulation des dépenses, la définition des priorités des politiques de prévention ou de soins, le soutien à l'organisation des réseaux et des centres médicaux, la définition d'objectifs locaux ou régionaux par contractualisation avec les professionnels et les associations d'usagers.

Cette définition des rôles pourrait s'accompagner d'une fusion des grands régimes d'assurance maladie. La création des URCAM et en 2004 de l'UNCAM a ouvert la voie à une gestion commune du risque et, par conséquent, à une intégration des structures.

Le pivot régional

Le débat sur la régionalisation de la santé couve depuis près de 20 ans. Jusqu'à présent, la région n'a donné lieu qu'à une déconcentration des pouvoirs de pilotage et de gestion. Des schémas régionaux de l'organisation sanitaire aux URML, des ARH aux récents groupements régionaux de santé publique[214], la région n'a été le théâtre que d'une redistribution des rôles entre les autorités nationales de l'État ou de l'assurance maladie et leurs structures régionales.

Il est vrai que l'introduction d'un réel pouvoir régional dans l'assurance maladie poserait la question d'une autonomie financière des structures régionales de l'assurance maladie, et par conséquent d'une régionalisation au moins partielle du financement.

Question taboue qu'aucun acteur ne se hasarde à évoquer. Pourtant personne ne remet en cause le régime particulier d'Alsace Moselle. Pourtant personne ne nie la disparité des tarifs des cliniques et des hôpitaux d'une région à l'autre... Comment en outre passer sous silence le fait que ce système national, centralisé, et supposé uniforme, a permis l'éclosion de « déserts médicaux », dans certaines zones ou spécialités, et a engendré des pénuries professionnelles qui remettent en cause l'égalité d'accès aux services de santé et la permanence des soins.

Or un système régionalisé pourrait être strictement encadré, dans ses interventions et ses ressources, par une législation nationale et des obligations de santé publique qui garantiraient une égalité de traitement dans des conditions bien meilleures que celles constatées aujourd'hui. Le principe de prestations identiques sur l'ensemble du territoire et reposant sur des tarifs réellement opposables, couplé à « ajustement » régional des ressources, pourrait servir de base à l'édification d'un système plus souple, plus réactif et partant plus évolutif. La responsabilisation financière des acteurs régionaux pourrait se traduire par une « régionalisation » d'une fraction des prélèvements sociaux, dans les limites d'une fourchette fixées par la loi, comme c'est actuellement le cas pour le régime d'Alsace-Moselle.

Transformation d'autant plus cohérente que la région va s'imposer comme cadre naturel pour résoudre les redoutables problèmes d'adaptation de l'offre de soins dans les années qui viennent. Les situations de pénurie qui se profilent ne pourront être surmontées que par une articulation, au niveau régional, des activités hospitalières et de la médecine ambulatoire. D'ores et déjà, certains conseils régionaux se sont dotés de moyens d'intervention dans le domaine de la santé. Des vice-présidences ont été dédiées à l'action régionale en matière de santé. Des politiques s'esquissent pour favoriser l'investissement hospitalier ou l'installation de médecins libéraux.

Pourtant le débat politique reste timoré. De balbutiements en hésitations, les réformes et les lois successives donnent l'impression de contourner l'obstacle. Et les textes adoptés au cours de l'été 2004 par le Parlement confirment cette pusillanimité. La loi du 9 août 2004 relative à la politique de santé publique autorise certes le conseil régional à « définir des objectifs particuliers à la région en matière de santé » mais se borne pour le reste à rebaptiser les instances et les instruments régionaux définis par la loi du 4 mars 2002. Avec une prudence confuse, la loi du 13 août 2004 met, quant à elle, en place des missions régionales de santé et pose le principe de l'expérimentation d'agences régionales de santé. Un zest de région pour éviter la question taboue.

La région sera-t-elle le levier d'une véritable réorganisation du système de santé et de l'assurance maladie ? L'option paraît aujourd'hui peu plausible. Il serait pourtant imprudent de l'écarter définitivement. La régulation des dépenses ne peut être assurée efficacement et pragmatiquement qu'au plus près des réalités. Des crises à répétition et le souci de donner à l'assurance maladie une légitimité nouvelle, pourraient inciter à franchir le pas. Responsabilité politique du conseil régional, institution de pôles régionaux de l'assurance maladie, fondés sur une élection sociale renouvelée, mise en concurrence de caisses régionalisées et autonomes,... Les chemins sont multiples, largement inexplorés, à la fois prometteurs et risqués. Le préalable devrait être l'établissement d'un cahier des charges garantissant strictement les principes de solidarité qui inspirent notre système.

Bien évidemment, un dispositif de péréquation financière serait indispensable pour que les mécanismes d'intéressement à la régulation soient équitables et ne privilégient pas les territoires les plus riches. La compensation financière est un exercice difficile mais qui ne peut justifier le maintien d'une irresponsabilité économique des régimes d'assurance maladie. Cette compensation est mise en œuvre depuis fort longtemps pour les régimes de retraite du fait des évolutions démographiques divergentes des différents groupes sociaux.

Un tel intéressement collectif à la régulation susciterait à l'évidence plus que des réserves. Pourtant chacun des acteurs s'accorde à reconnaître que la régulation n'est viable, sur des bases médicalisées et acceptables par tous, que si elle s'exerce localement. Les efforts à consentir ne peuvent être acceptés que s'ils correspondent aux réalités de terrain, aux situations connues de ses acteurs, qu'ils soient professionnels de santé ou patients. Plutôt que de faire de cette approche régionale ou locale de la régulation un tabou, il faut ouvrir une concertation de longue haleine pour parvenir, sans précipitation mais avec détermination, à la définition d'un cadre dans lequel dépensiers et financeurs se rejoignent.

La maison ne fait pas crédit

En dernier lieu, le dispositif de régulation devrait être conforté par la consécration au niveau constitutionnel de l'obligation d'équilibre des comptes de l'assurance maladie. L'augmentation automatique des prélèvements en cas de déficit ferait peser sur les autorités publiques et les organismes sociaux une contrainte nouvelle, indispensable pour les inciter à prendre en temps et en heure les mesures qu une dégradation des finances sociales justifie. Elle interdirait tout recours à l'emprunt pour reporter au lendemain les dettes constituées et placerait l'ensemble des acteurs, partenaires sociaux, professionnels de santé, associations de malades et pouvoirs publics en situation de responsabilités assumées. L'interdiction d'accroître la durée d'amortissement de la dette sociale édictée par la loi organique du 2 août 2005 est un premier pas, timide mais notable, en ce sens.

La réduction des inégalités négligée

À travers l'assurance maladie se joue l'un des principaux débats sur l'allocation des ressources publiques, le partage entre le financement collectif des prestations et le reste à charge individuel. Les arbitrages à rendre déterminent l'accès aux soins et les revenus des professionnels de santé, la capacité du système de santé à absorber le progrès médical et la priorité accordée aux malades, et indirectement à nos aînés. La politique de santé est au cœur des choix sur l'expression et les limites des solidarités collectives. Elle doit permettre à chacun de bénéficier des actions de prévention et des soins que son état de santé requiert. Pour y parvenir, il lui faudra de plus en plus prendre en considération la diversité des situations individuelles et les inégalités sociales et géographiques devant la santé.

Ces inégalités sociales sont à l'évidence les plus inacceptables. Elles sont manifestes et pourtant bien peu contrecarrées. Un cadre supérieur de 35 ans a une espérance de vie excédant de 7 ans celle d'un ouvrier non qualifié du même âge. Et cet écart tend, du moins chez les hommes, à s'accroître selon une étude de l'INSEE de juin 2005[215]. Les progrès spectaculaires enregistrés dans la lutte contre les maladies cardiaques, entre 1982 et 1990, une baisse de la mortalité de 32 %, dissimulent un accroissement des inégalités puisque la baisse a été de 47 % pour les cadres et professions libérales et seulement de 14 % pour les ouvriers et employés[216]. Quant au mal du XXIe siècle, l'obésité, il touche en France 17 % des foyers disposant d'un revenu mensuel inférieur à 900 euros et 8,1 % de ceux dont les revenus dépassent 5 300 euros[217].

S'agissant du suivi médical lui-même, plusieurs études montrent que si l'accès aux soins est en France, à la différence des États-Unis, assez comparable d'une catégorie sociale à une autre, les conséquences de l'accident de santé sont d'autant moins graves que la personne qui en a été victime appartient à une catégorie sociale favorisée[218].

Et dans l'ombre des mutations que traverse notre société, se profilent de nouvelles inégalités. Dans l'accès aux soins d'abord si l'assurance maladie devait progressivement se replier sur les soins hospitaliers ou la protection des catégories sociales les plus défavorisées. On peut également s'interroger, compte tenu de la disparité des comportements en matière de prévention, sur les conséquences du développement de la médecine prédictive ou d'actions préventives très précoces. Il n'est pas impossible qu'en l'absence d'une politique publique volontariste, ces nouveaux apports de la médecine renforcent les inégalités sociales en matière de santé.

En outre, la connaissance des risques liés au patrimoine génétique, au-delà des enjeux éthiques et psychologies qui s'y attachent, posera des questions inédites aux régimes d'assurance maladie. Jusqu'où iront les mécanismes de mutualisation dans la « compensation » de ces inégalités, nouvellement identifiées. De tels choix ne devront pas être implicites, techniques. Il s'agit de décisions politiques par nature.

Quant à l'accès aux soins, il pourrait être progressivement remis en cause dans les régions ou les territoires, où les pénuries de personnel seront les plus marquées compte tenu de nos errements en matière de démographie médicale mais aussi de concentration des professionnels dans certaines disciplines médicales et zones géographiques.

Politique de santé sans frontières

Enfin un scénario à la fois efficace en termes de santé publique et véritablement solidaire devrait se traduire par l'effacement progressif des frontières dans les politiques de santé. Les épidémies récentes ont mis en lumière le rôle de l'Organisation mondiale de la santé (OMS). Cette institution spécialisée des Nations unies, créée en 1946, était, jusqu'à ces dernières années, essentiellement présente dans les pays en voie de développement, en raison des programmes qu'elle y finance.

Directeur général de l'Agence du médicament, j'avais été invité au Maroc avec Jean-François Girard, alors directeur général de la santé, pour présenter le système de santé publique français et débattre avec des responsables administratifs et hospitaliers des modes d'organisation possibles. J'avais été frappé par les égards manifestés par nos hôtes au responsable régional de l'OMS venu participer à une partie de nos travaux. À Paris, l'OMS était perçue comme une enceinte lointaine de débats et d'élaboration de règlements sanitaires. Son influence restait modeste.

La prise de conscience de risques d'épidémie mondiale a donné à l'OMS une place qu'elle n'avait jamais tenue. Au cours des épisodes de SRAS, la désignation des villes et des régions à risques par cette tour de contrôle mondiale de la santé publique a eu des effets économiques, sociaux et touristiques majeurs. Les mesures sanitaires ont été coordonnées et largement définies par l'OMS. D'une certaine manière, via les médias, l'OMS exerce un pouvoir de « quarantaine » sur les régions concernées en cas d'épidémie non maîtrisée ou de pathologie émergente.

L'organisation mondiale de la santé acquiert progressivement une légitimité qui lui permet d'élargir son spectre d'interventions. La publication de son rapport sur la santé dans le monde en 2000 et l'adoption de la convention internationale de lutte contre le tabac par son assemblée générale en 2003 témoignent de son rôle croissant.

Son directeur régional pour l'Europe est actuellement un médecin français, Marc Danzon. Nous avons eu l'occasion de travailler ensemble à plusieurs reprises lorsque la santé publique était encore le « vilain petit canard » de l'avenue Ségur. Personnage jovial et dynamique, croisé de la santé publique, Marc Danzon était le patron du centre français d'éducation pour la santé et à ce titre chargé des campagnes de prévention. À la tête du bureau régional de l'OMS pour l'Europe à Copenhague, il s'emploie, avec Yves Charpak, à organiser une coordination des systèmes de santé des 52 États qui relèvent de la zone Europe de l'OMS.

Dans le même temps, l'OMS doit, avec les organisations non gouvernementales et les états les plus engagés dans ce combat, faire face aux plus grandes tragédies de la santé publique. Celles du tiers-monde. Progressivement des actions coordonnées se mettent en place. Pour l'accès aux médicaments génériques, après le procès de Pretoria et la conférence de Doha. Pour la formation des cadres de santé des pays en voie de développement à l'intention desquels sont financés et organisés des programmes d'intervention.

Médecine humanitaire et santé publique doivent se conjuguer pour relever le défi sans égal de la santé dans le monde. Secours d'urgence aux blessés et construction d'hôpitaux dans des pays meurtris par la guerre ou ravagés par l'extrême pauvreté. Programmes de vaccination et d'alimentation en eau potable et traitement des malades du sida ou de la tuberculose. La solidarité internationale contre la maladie est le nouvel horizon de la santé publique.

Et le financement des structures de santé des pays les plus démunis nécessite des ressources aussi pérennes qu'importantes. Le fonds mondial contre la tuberculose, le paludisme et le sida, mis en place sous l'égide de l'ONU, n'a pas connu le succès escompté. Comme l'a suggéré Bernard Kouchner à Vancouver en septembre 2002, lors de la conférence de l'Association internationale des sécurités sociales (AISS), une assurance maladie mondiale est à inventer. Les pays les plus favorisés, par leur histoire et leur développement ou par leurs ressources naturelles, doivent contribuer à cette solidarité face à la maladie.

Les habits neufs de la politique

Scénarios repoussoirs ou idylliques, manichéens ou naïvement vertueux. Sans doute. Mais les fils du réel se tissent souvent sur des écheveaux rustiques. Il est bien difficile aujourd'hui de dire si l'évolution la plus probable est celle de la rupture ou du délitement du système de santé et de solidarité mis en place en 1945. Les crises sanitaires menacent plus que jamais. Chikungunya et grippe aviaire défraient la chronique. Les déficits de l'assurance maladie oscillent toujours, après les « records » de 11 milliards d'euros de 2003 et 2004, entre 7 et 8 milliards. Les débats sur la santé publique et l'assurance maladie ne peuvent se résumer ni à des querelles d'experts, ni à des négociations rituelles entre lobbies et pouvoirs publics. Dans les années qui viennent se jouera l'avenir de l'un des piliers de notre pacte social.

En deux décennies, notre pays a connu une véritable mue idéologique. Ses traditions napoléoniennes, centralisées et dirigistes ont été remises en cause. Construction européenne, disparition du bloc communiste et mondialisation de l'économie et des échanges ont effacé les repères politiques établis depuis deux siècles. En dépit des discours de ses contempteurs toujours prompts à brocarder l'immobilisme hexagonal, la société française s'est adaptée à la plupart des transformations auxquelles elle était confrontée. Souvent dans la crainte, parfois dans la douleur. La décentralisation s'est imposée, l'économie s'est libéralisée, les frontières se sont ouvertes.

Avec pour conséquence, une perte de prestige et d'influence de l'action politique. Non sans une apparente évidence. L'internationalisation des économies réduit les marges de manœuvre nationales. Le droit européen et le droit international imposent de nouveaux cadres de référence. La vie politique, scandée par les élections législatives, et depuis la réforme constitutionnelle de 1962 par l'élection présidentielle, se trouve écartelée entre l'essor des collectivités locales et l'irruption du pouvoir de Bruxelles. L'action politique, encore entendue comme la prise et l'exercice du pouvoir d'État, ne peut que s'en trouver affectée et symboliquement déclassée.

Or s'il est vrai que les grands choix économiques ne peuvent plus se concevoir, et surtout se mettre en œuvre, dans les limites de l'hexagone, le champ du politique ne me semble pas s'être pour autant étiolé. Il s'est lui aussi modifié. La politique économique ne peut plus être l'alpha et l'oméga d'un projet politique. Les questions de société doivent désormais y tenir une place centrale. Et la santé, par les enjeux collectifs qu'elle représente et l'attention que nous lui portons individuellement, pourrait être un axe essentiel des programmes politiques de demain.

Des règles partagées face à la vie et à la mort

Les progrès scientifiques ont, dans la deuxième moitié du XXe siècle, fait émerger des enjeux éthiques nouveaux et, en corollaire, des droits nouveaux. Bioéthique. Le mot lui-même est forgé à la fin des années 1960 par un médecin américain spécialiste d'oncologie Van Renselaer Potter[219]. Transplantation et assistance médicale à la procréation sont au centre des travaux parlementaires qui conduisent en France aux premières lois bioéthique du 29 juillet 1994. *L'Homme remodelé*, selon le titre d'un ouvrage en partie prémonitoire, publié en

1977 par Vance Packard, trace de nouvelles limites à la médecine et au droit.

Depuis une quinzaine d'années, le législateur s'est saisi des questions de bioéthique. En France, deux lois ont été adoptées en 1994, puis révisées en 2004. Avec la première vague législative, a été défini le droit de l'assistance médicale à la procréation et de la pratique des greffes. Lors de la révision des lois sur la bioéthique, les débats se sont concentrés sur les enjeux et les risques du clonage. Avec pour conséquence, l'interdiction absolue du clonage reproductif. Mais par un amalgame sémantique coutumier sur le champ politique, les techniques prometteuses de l'utilisation des cellules souches et du « transfert nucléaire », susceptibles de permettre la régénération d'organes ou de tissus, improprement qualifiées de « clonage thérapeutique », ont été victimes de l'opprobre légitimement jetée sur le clonage reproductif. À tel point que la législation restrictive adoptée en 2004 est déjà dépassée.

Dans le même temps, se sont imposés des débats, qui pour ne pas être nouveaux ont trouvé une audience qu'ils n'avaient jamais connue. L'accompagnement de la fin de vie, le développement des soins palliatifs et même la question de l'euthanasie font l'objet de discussions publiques, où représentants d'associations ou des cultes, médecins et philosophes, juristes et journalistes, apportent leur contribution. En 1999, le Parlement a adopté une loi sur la lutte contre la douleur et l'accès aux soins palliatifs, puis en avril 2005, un second texte sur la fin de vie, après la douloureuse affaire Humber.

Ethique scientifique et éthique clinique. Les enjeux philosophiques des perspectives ouvertes par les progrès de la médecine, envahissent le champ du politique. Non sans susciter l'inquiétude des états-majors des partis réticents à aborder des questions à forte composante émotionnelle. D'où sans doute, le retard du monde politique sur la société en ces matières. Frilosité paradoxale puisque personne ne conteste réellement sa légitimité à en être le régulateur.

Le dilemme de la sécurité et de la liberté

Comment enfin ne pas déceler, dans les tentations d'une « société sanitaire » et les menaces émergentes évoquées précédemment, la résurgence d'un débat politique fondamental sur la protection de la santé, celui de l'équilibre entre la demande sécuritaire et la liberté individuelle. En matière de santé, négliger le risque peut être criminel, vouloir l'éliminer à tout prix ne peut qu'être dictatorial. Plus la science permettra de connaître les ressorts des maladies et d'y répondre, plus la société sera confrontée à la question de la contrainte sanitaire.

Vaccinations, dépistages, hospitalisations psychiatriques, confinements autoritaires en cas de risque épidémique grave. D'ores et déjà, le code de la santé publique a tracé des frontières entre obligation et volontariat. Demain les développements de la génétique et de la biologie comme l'émergence de menaces épidémiques ou environnementales graves, sont susceptibles de profondément renouveler les termes du débat.

L'épisode du SRAS pourrait en avoir été le signe annonciateur. Le 15 mars 2003, une alerte mondiale a été lancée à raison d'un risque d'épidémie de pneumonie mortelle. Le spectre des quarantaines sanitaires a resurgi et la direction générale de la santé a découvert qu'elle ne disposait pas de base juridique pour retenir en milieu hospitalier un malade susceptible d'être contagieux. L'épisode d'un patient refusant d'être confiné dans un hôpital du nord de la France a conduit le gouvernement à inclure dans le projet de loi relatif à la politique de santé publique un article permettant aux autorités sanitaires de prendre des mesures contraignantes afin d'éviter la dissémination d'agents infectieux.

Le projet de loi initialement élaboré, témoignait de la vive inquiétude, pour ne pas dire de l'affolement, des services de l'État. Le texte proposait de confier aux préfets le pouvoir de restreindre les libertés publiques et de prononcer des mesures d'isolement « en cas de menace sanitaire grave ».

Fort heureusement le texte adopté par le conseil des ministres et, finalement, voté par le Parlement a encadré ces pouvoirs exceptionnels. Le ministre de la Santé est seul compétent pour prescrire des mesures « proportionnées aux risques courus ». Il lui revient d'habiliter les préfets et de préciser des mesures individuelles que ceux-ci peuvent prendre, avec l'obligation d'en informer le procureur de la République. Dans un singulier retour de balancier, le texte initial instituait de véritables lettres de cachet pour les personnes suspectes de contagiosité ! La protection de la santé publique ne justifie pas de telles dérives.

Imperceptiblement, la « carence fautive » pour laquelle l'État a été sanctionné, dans les affaires du sang contaminé et de l'amiante, est devenue l'obsession du décideur. Puisque le retard dans l'action est source de responsabilité et de culpabilité, la tentation peut être grande de confondre vitesse et précipitation. La santé publique doit réapprendre le principe de proportionnalité dans le choix des mesures à prendre et des moyens à déployer, comme dans la gestion du temps et l'appréciation de l'urgence.

Au débat public et citoyen de s'emparer de ces enjeux. Au cœur du contrat social s'inscrit la ligne de partage entre sécurité et liberté. Et ce qui vaut pour la protection de la santé publique, vaut également pour la protection sociale. Le financement par l'impôt et les cotisations sociales de l'assurance maladie détermine le champ de la sécurité collective et celui de la responsabilité individuelle.

Là encore la limite entre sécurité et liberté ne peut être redessinée sans la participation de toutes les composantes de la collectivité, de chacun de ses membres. En démocratie, le débat en ces matières doit être politique, les choix établis et assumés par ses représentants légitimes.

La politique de santé demeure un espace de liberté. Parce qu'il y a des visions différentes de l'égalité devant la santé, des approches différentes de la protection contre les risques, des attitudes différentes face à la maladie et à la souffrance, il n'y a ni solutions stéréotypées, ni mécanismes inéluctables, ni solidarités inébranlables. Tout est affaire de conviction, d'engagement, de tolérance mais aussi de volonté.

L'action politique paraît parfois s'édulcorer et s'essouffler à la recherche de consensus. Pourquoi fuir les désaccords ? Ils sont naturels et utiles, et l'élection en est l'arbitre légitime. Le politique signe son déclin lorsqu'il cherche à se dissimuler derrière des filtres d'experts et de structures intermédiaires.

Commissions, conseils supérieurs et autorités administratives indépendantes ne se justifient que par leurs fonctions de concertation et d'expertise. La décision est acte de responsabilité. Chaque écran est une démission.

Comme l'est le renoncement à un projet essentiel par crainte d'une opposition ou d'une réaction catégorielle. Concertation et respect de l'autre n'imposent pas de succomber au mythe technocratique de l'unanimisme et de s'enliser dans une quête sans espoir d'accords « gagnant-gagnant ». La justice sociale et l'intérêt général, notions désuètes diront certains, commandent parfois une action politique imposant des efforts à des « perdants ».

Puissent les questions de santé et d'assurance maladie enfin trouver leur place dans l'agora politique. Par leurs enjeux économiques et sociaux, stratégiques et éthiques, elles occupent désormais une place essentielle dans la vie de la « cité ». Par les choix qui nous incombent, elles peuvent aider à redonner du sens à l'action collective, qui m'avait semblé, dans les années 1970, porter tant d'espoirs.

Notes du texte

Chapitre 2

1. *La Défaite de la santé publique*, Aquilino Morelle, Flammarion, 1996.
2. Rapport IGAS SA 07 92 119 et IGSJ RMT 13 92, novembre 1992.
3. Conseil d'État, assemblée, 9 avril 1993, 138653.
4. *Le Monde* du 11 mars 1999.
5. « L'institution médicale en question », Aquilino Morelle, *Esprit*, octobre 1993.
6. Laurent Greilsamer et Daniel Schneidermann, « Le silence des médecins », *Le Monde* du 16 février 1993.
7. Loi 93-5, *Journal officiel* du 5 janvier 1993, p. 237.
8. *Le Monde* du 18 décembre 1992, Franck Nouchi.
9. *BMC Infectious Diseases* 2003, 3:4.
10. *Le Quotidien du médecin*, 6 mars 2006.

Chapitre 3

11. J.-F. Armogathe rédige son rapport avec l'aide de Françoise Degos, praticien hospitalier à l'hôpital Beaujon et de Caroline Weill, responsable des services de valorisation sociale de l'INSERM. Il bénéficie en outre du concours actif d'Alain Metrop, médecin généraliste, et d'Émile Papiernik.
12. La présidence de la HAS est confiée à un scientifique de notoriété internationale, Laurent Degos.
13. Trib. civ. Bordeaux, 4 décembre 1959.
14. Trib. civ. Seine, 19 décembre 1957 ; Conseil d'État, 28 juin 1968, 67593.
15. « Surveillance » in *Traité de santé publique*, Flammarion, 2004.
16. Conseil d'État, 241 153, 3 mars 2004.
17. Rapport IGAS 1991-1992, p143 ; *La Tribune*, 11 février 1993, *Le Parisien* 11 février 1993, *Les Echos* 11 février 1993.
18. C'est par exemple le cas entre 1986 et 1988 avec le ministère de Philippe Seguin et de 1995 à 1997 avec celui de Jacques Barrot. Le ministère de la Santé s'insère dans une configuration encore plus étendue, avec le portefeuille de Martine Aubry de 1997 à 2001, puis d'Elisabeth Guigou de 2001 à 2002, avant de revenir aux seules affaires sociales, c'est-à-dire sans le travail et l'emploi, avec Philippe Douste-Blazy de 2004 à 2005 et enfin Xavier Bertrand en 2005.
19. Après la Libération, il faut attendre Jean Foyer en 1972, pour voir nommé un ministre de la Santé publique, à titre exclusif. Ensuite Simone Veil est ministre de la Santé de 1974 à 1979. Bernard Kouchner l'est de 1992 à 1993, avec en outre la compétence de l'action humanitaire. Elisabeth Hubert cumule les fonctions de ministre de la Santé publique avec celles de l'assurance maladie de 1993 à 1995 comme Jean-François Mattéi de 2002 à 2004.

20. *Libération* du 27 janvier 1998, « Le monde sanitaire et social hors contrôle », Éric Favereau.
21. *Libération* du 13 décembre 2000.
22. *Le Quotidien du médecin*, 15 décembre 2000.
23. Article L 200-1 du nouveau Code rural.
24. Article L 1110-5 du Code de la santé publique.

Chapitre 4

25. L'Agence du médicament se compose en mars 1993 des services de la direction de la pharmacie et du médicament (DPHM) et du laboratoire national de la santé (LNS) qui ont été supprimés par un décret du 26 mars. Une direction d'administration centrale et un laboratoire constitué en service du ministère ont disparu. L'agence n'a pas ajouté une structure administrative aux services existants comme le font trop souvent les réformes de l'État. Seuls les fonctionnaires chargés de la fixation du prix des médicaments ou de la réglementation générale du médicament ont rejoint le comité économique du médicament ou les administrations qui l'animent, direction de la sécurité sociale et direction générale de la santé.
26. La direction générale et la direction de l'administration générale.
27. Philippe Lamoureux, Aline Valentin et Isabelle Duriez à la direction générale, Isabelle Giri et ensuite Gilles Duhamel et Didier Véron à la direction des études et de l'information pharmaco-économique, Jean-Michel Alexandre, Christian Dubreuil et Jean-Hugues Trouvin à la direction de l'évaluation du médicament, Jean-Paul Cano puis Christian Janot à la direction des laboratoires des contrôles et Claude Lavigne à la direction de l'administration générale quelques mois plus tard. L'équipe est exceptionnelle.
28. Philippe Lamoureux me rejoint au cabinet Martine Aubry en 1998 et devient mon adjoint à la direction du cabinet de Bernard Kouchner en 2001, avant d'être nommé en 2002 directeur général du nouvel Institut national de prévention et d'éducation pour la santé.
29. Des équipes du LNS – 130 scientifiques et techniciens –, et des bureaux de la DPHM soit une centaine de cadres et agents administratifs et environ 70 pharmaciens et médecins à compétence technico-réglementaire.
30. Il est passé de plus de 600 jours dans les années 1990 à 200 à 220 jours à partir de 1995. Il a même été porté à 80 à 100 jours pour les molécules innovantes.
31. Leur nombre passe de 1992 à 1997, de 800 à 900 à plus de 1 500 par an.
32. Il s'établit à près de 7 000 en 1997 pour 1 600 en 1992.
33. Les implantations de l'Agence du médicament étaient en 1993 au nombre de cinq. Trois sites parisiens, avenue de Ségur pour les bureaux de l'ancienne direction de la pharmacie et du médicament, boulevard Saint-Jacques et rue Lacretelle pour les laboratoires parisiens. Une équipe d'une vingtaine de techniciens et scientifiques, dédiée au contrôle des vaccins, était logée dans les locaux de la faculté de pharmacie de Lyon Enfin les laboratoires de contrôle des médicaments chimiques où travaillaient près de 70 personnes, étaient nichés dans

le site aussi prestigieux qu'inadapté de l'ancienne faculté de pharmacie de Montpellier.

34. Ces opérations ont été menées sous la houlette des deux directeurs qui se sont succédés, Jean-Paul Cano puis Christian Janot, professeur d'hématologie placide et caustique, qui est rapidement devenu un ami et l'un des piliers de l'agence. Les chantiers étaient pilotés par deux hommes clés, Christian Dubreuil et Claude Lavigne). Passé par le cabinet de Louis Le Pensec, Christian Dubreuil a rejoint l'Agence du médicament en 1993. À la direction de l'évaluation puis des laboratoires des contrôles, il a assuré les fonctions difficiles de « patron administratif » d'une direction scientifique. Après avoir quitté l'agence, il est devenu directeur d'administration centrale au ministère de l'agriculture avant d'être nommé à l'inspection générale de l'agriculture. Claude Lavigne, personnage surprenant, tour à tour bourru et chaleureux, convivial et austère, a dirigé l'administration générale de l'agence et pris en charge la logistique des opérations, le portage immobilier et le suivi des travaux. Leur obstination, leur puissance de travail, leur engagement ont permis de déjouer les pronostics les plus sombres des administrations de tutelle et de certains administrateurs

35. Créé en 1962 par la FAO, l'organisation des Nations unies pour l'alimentation et l'agriculture, et l'OMS, le *Codex alimentarius* a pour mission d'établir des normes alimentaires internationales. Il compte 165 pays représentant 98 % de la population mondiale.

36. Article L 1323-2.

37. Progressivement l'agence européenne accroît son influence en matière de pharmacovigilance et de coordination des inspections. Les services de l'Agence française interviennent à la demande de l'Agence européenne. Le réseau de pharmacovigilance hexagonal représente près du quart de l'activité de la pharmacovigilance européenne en 1997. Les équipes de Saint-Denis participent activement à l'instruction des dossiers d'AMM dans le cas de la procédure centralisée.

Chapitre 5

38. « Le scandale des génériques aux États-Unis », T. Dupin-Spriet, A. Spriet *La Lettre du pharmacologue*, volume 7, suppl. au n° 4, avril 1993.

39. *Déontologie des fonctions publiques*, C Vigouroux, Dalloz, 1995.

40. Au fur et à mesure de leur révision, les décrets régissant le médicament ou les réactifs de laboratoire incorporent ces règles. Les mêmes dispositions sont reprises au niveau législatif pour les agences par la loi du 1er juillet 1998 et pour l'ensemble des commissions et comités siégeant au ministère par la loi du 4 mars 2002 sur les droits des malades.

41. « Tranquillisants, le rapport qui accuse l'industrie pharmaceutique », 28 mars 1996.

42. APM, 13 décembre 1994.

43. *Libération* du 2 janvier 1996, « Cancer : les mauvais comptes de l'ARC » ; *Le Monde* du 3 janvier 1996, « Cancer : un rapport public accable la gestion de l'ARC ».

44. *Le Quotidien du médecin* du 24 février 2005, « L'ARC reconstruite » ; Michel Lucas, *AMIPS Info*, n° 72, 4ème trimestre 2005.
45. *Le Monde* du 5 novembre 2004, *Le Figaro* du 21 novembre 2004.
46. *Le Monde* du 13 janvier 2005, « Les essais cliniques de médicaments seront publics dès 2005 en France », Yves Mamou.
47. Conseil d'État, 30 juillet 1997, 118521.
48. Conseil d'État, Section, 103143-107100-107101, 25 janvier 1991.

Chapitre 6

49. *JIM* n° 321, 6 juillet 1994.
50. *Impact médecin* quotidien n° 592, 23 juin 1994.
51. *Le Quotidien du pharmacien*, 27 juin 1994.
52. *Le Monde* du 22 juin 1994.
53. *Le Monde*, 5 octobre 1994.
54. *Le Monde* du 24 novembre 2002 et du 12 juin 2004.
55. *Time*, 23 septembre 1996.
56. « Conflict-of-interest redux », volume 2, numéro 10, octobre 1996.
57. *Le Monde* du 21 février 1997.
58. APM, 25 janvier 2001, *Les Echos* du 31 janvier 2006.
59. Cour de cassation, n° N02-16648.
60. *Le Parisien* du 30 janvier 2006, *Les Echos* du 31 janvier 2006.
61. Conseil d'État, 138652, 9 avril 1993 ; 241153, 3 mars 2004.
62. « Corruption and cost containment in Europe », Ian Schofield, *Scrip Magazine*, janvier 1994.
63. APM, 1er octobre 1995.

Chapitre 7

64. *L'Express*, « Acné, gare à l'isotrétinoïne », Vincent Olivier, 7 mars 2002.
65. Cité par Pierre Rosanvallon, *L'État en France de 1789 à nos jours*, Le Seuil, 1990.
66. Article 7 de la loi du 13 avril 1850.
67. Pour une analyse très complète, *L'Hygiène dans la République, la santé publique en France, ou l'utopie contrariée, 1870-1918*, Lion Murard, Patrick Zylberman, Fayard, 1996.
68. « Propositions pour un plan national pour préserver l'efficacité des antibiotiques 2001-2005 », Anne-Claude Crémieux, Benoît Schlemmer, Olivier Reveillaud, novembre 2001.
69. *Le Monde*, « Bernard Kouchner veut développer une "culture de la santé publique" », entretien avec Paul Benkimoun et Isabelle Mandraud, 28 mars 2001.
70. *Quand la santé publique s'affiche*, Editions Ecole Nationales de la Santé Publique, 1995.

71. *Le Figaro* du 1er mars 1999, « Le savoir en santé publique », Lucien Abenhaïm.
72. « Non au ministère de la maladie », *Le Monde*, novembre 1989.
73. *Le Monde*, 6 décembre 1989.
74. *Le Monde* du 27 juin 1990.
75. *Le Monde*, 27 juin 1990.
76. *Le Monde* du 19 octobre 1990.
77. « Les dépenses de prévention et les dépenses des soins par pathologie en France, Etudes et résultats », *DREES* n° 504, juillet 2006, A. Femina, Y. Geffroy, C. Mine, T. Renaud, E. Sarlon, C. Sermat.
78. *Traité de santé publique*, sous la direction de François Bourdillon, Gilles Brücker et Didier Tabuteau, Flammarion, 2004.
79. « Politique d'assurance maladie et politique de santé publique : cohérence et incohérences des lois des 9 et 13 août 2004 », la chronique de Didier Tabuteau, *Droit social*, février 2006.
80. *Le Quotidien du médecin*, 24 avril 1996.
81. *Thérapie génique, l'ADN médicament*, coordonné par Axel Khan, John Libbey Eurotext, octobre 1993.
82. APM, 7 décembre 1995.
83. APM, 8 décembre 1995.
84. APM, 8 décembre 1995.
85. APM, 7 décembre 1995.
86. Dépêche de l'Agence de presse médicale, 7 décembre 1995.
87. *Le Figaro* du 2 mai 1996, Michèle Biétry.
88. *Le Quotidien du médecin* du 4 juillet 2005, tribune libre de Claude Huriet.
89. « Pourquoi j'ai démissionné de l'Agence française de sécurité sanitaire environnementale », Denis Zmirou-Navier, *Le Monde* du 10 juin 2005.
90. *Le Quotidien du médecin* du 6 février 2006, un entretien avec la directrice de l'AFSSET.
91. Sénat, « Rapport d'information sur le bilan et les conséquences de la contamination par l'amiante », n° 37, 20 octobre 2005.
92. Didier Houssin, qui a été récemment nommé directeur général de la santé, dispose de nombreux atouts pour réussir cette mue. Comme directeur de l'établissement français des greffes, il a participé aux réunions de sécurité sanitaire tenues sous la présidence du ministre de la Santé. Il a l'expérience des crises de santé publique et des arcanes de l'avenue de Ségur. Professeur de chirurgie et homme de réflexion, il ne manque pas du recul nécessaire pour échapper aux jeux de pouvoir et aux rivalités administratives qui détournent trop souvent les responsables ministériels de leurs objectifs fondamentaux.

Chapitre 8

93. *70 ans de médecine libérale et sociale*, sous la direction de Jean-Pol Durand, Le Médecin de France, 1998.

94. « Etude de la justification du nomadisme médical, rapport national du régime AMPI », novembre 2001, cité in « Le médecin traitant : raisons et déraison d'une politique publique », Pierre-Louis Bras, *Droit social*, janvier 2006.
95. Etude citée in « Déficit de l'assurance maladie : dérembourser ou prélever ? », Pierre-Louis Bras, *Droit Social*, juin 2004.
96. Rapport du Haut conseil pour l'assurance maladie, 2003.
97. « Consommation de soins et biens médicaux pour reprendre les termes des comptes de la santé », *Etudes et résultats*, n° 243, juin 2003, DREES, ministère des Affaires sociales, du Travail et de la Solidarité.
98. « Les comptes nationaux de la santé en 2005, Etudes et résultats », *DREES*, n° 505, juillet 2006, A. Fenina, Y. Geffroy.
99. APM, 19 janvier 2006 ; « Tarifs médicaux : polémique sur l'information des patients », *Impact médecine*, n° 146, janvier 2006.
100. *Le Monde* du 7 juillet 1988.
101. *Le Monde* du 3 juillet 1988.
102. Le troisième alinéa de l'article 49 de la Constitution de 1958 permet au gouvernement d'engager sa responsabilité devant l'Assemblée nationale sur le vote d'un texte de loi. Les opposants au projet peuvent déposer une motion de censure qui, si elle est adoptée, contraint le gouvernement à la démission. Dans le cas contraire, ou en l'absence de dépôt d'une motion de censure, le texte est considéré comme adopté par l'Assemblée.
103. Introduit dans le code de la sécurité sociale par la loi du 23 janvier 1990.
104. Je retrouverai la même détermination de l'abbé Pierre à faire respecter le principe d'égal accès aux soins, lorsque quinze ans plus tard, avec ma casquette de rédacteur en chef de la revue *SEVE, les tribunes de la santé*, je l'interviewerai. Henri Groues commentera l'appel d'un syndicat de dentistes à différer, voire à refuser, les soins aux bénéficiaires de la couverture maladie universelle en ces termes : « Ceux qui tiennent ce genre de propos sont étrangers à la force vitale qui fait avancer une société et une communauté humaine, ils se mettent en dehors. Ils outragent la vie. Ils devraient prendre garde car on n'outrage pas la vie sans que tôt ou tard cela vous retombe sur la tête. Or, c'est la vie qui pousse à prendre des décisions comme celle de la gratuité des soins » (*Libération* du 25 janvier 2005, « Une fraise à double vitesse », Matthieu Ecoiffier ; *SEVE, les tribunes de la santé*, printemps 2005, entretien avec Damien Mascret et Didier Tabuteau).
105. *Le Quotidien du médecin*, 31 janvier 1990.
106. *France-Soir*, 14 février 1990.
107. *Tonus*, 15 mars 1990, entretien avec Marc Patin.
108. Conseil d'État, 116876, 10 juillet 1992.
109. *Le Quotidien du médecin*, 12 mars 1990, entretien avec Jean Francis Pécresse.
110. *Le Quotidien du médecin*, le 20 mars 1991.
111. *L'Evénement du jeudi* du 28 mars 1991, Marie-Ange d'Adler.

112. En cas de tiers payant, les organismes d'assurance maladie versent directement aux professionnels de santé la part des honoraires pris en charge par l'assurance maladie. Cela évite l'assuré social de faire l'avance de frais.
113. *Impact médecin* quotidien, 4 avril 1991, entretien avec Jean de Charon, Philippe Berrebi et Jean-Pol Durand.
114. *Le Quotidien du médecin*, 29 mars 1991, entretien avec Pierre-Henri Gergonne.

Chapitre 9

115. *Le Quotidien du médecin*, 30 janvier 2006.
116. *Le Monde* du 5 juillet 1997.
117. Pierre Louis Bras, Bruno Macquart, Isabelle Yeni, Joël Dessaint et Xavier Chastel.
118. Adresse historique du ministère du Travail et de l'Emploi.
119. *Le Quotidien du médecin*, 9 février 1998, entretien avec Bruno Keller et Richard Liscia.
120. *Le Monde*, 5 août 1998, entretien de Claude Maffioli avec Jean-Michel Bezat
121. *Aujourd'hui en France*, 23 septembre 1998, entretien avec Caroline Brun.
122. *Le Monde*, 8 juillet 1999, plusieurs députés socialistes contestent le plan de maîtrise des dépenses de santé de la CNAM.
123. *Le Monde* du 10 septembre 1999, *Le Figaro* du 7 septembre 1999.
124. *Le Monde*, 27 octobre 1999, entretien avec Isabelle Mandraud.
125. *Le Quotidien du médecin*, 2 septembre 2004, « La réouverture du secteur II sur le tapis », Jacques Degain.
126. *Droit social*, la chronique de Didier Tabuteau, « Assurance maladie : les "standards" de la réforme », septembre-octobre 2004.

Chapitre 10

127. Dépense courante de santé selon la terminologie des comptes de la santé.
128. *Carnets statistiques* 2003, n° 109, CNAMTS.
129. Rapport du Haut conseil pour l'avenir de l'assurance maladie, 2004.
130. « Main basse sur la Sécu », Gérard Badou, *L'Express*, 7 novembre 1991.
131. *Le Monde* du 8 janvier 2002.
132. Bernard Capdeville, Pierre Beras et Yves Trouillet.
133. Notamment sous la houlette attentive de l'un des artisans de l'accord, Bruno Macquart, conseiller technique au cabinet de Martine Aubry.
134. *Le Monde* du 8 mars 2000.
135. *Le Monde* du 13 mai 2005.
136. « Le remboursement des médicaments par la sécurité sociale », la chronique de Didier Tabuteau, *Droit Social*, décembre 1991.
137. « Faits marquants », 2002, CNAMTS.
138. « La caisse d'assurance-maladie publie un "florilège" des mauvaises pratiques médicales », Sandrine Blanchard, *Le Monde*, 28 juin 2002.

139. CNAMTS/DES/DEPAS.
140. « Prise en charge chirurgicale de la lithiase vésiculaire en Ile-de-France », SMAMIF, Mission expertise en santé publique, décembre 2004.
141. *Le Figaro*, 3 juin 2004, « Soins : 6 milliards de dépenses injustifiées », Béatrice Taupin.
142. « Les politiques de prise en charge des médicaments en Allemagne, Angleterre et France », *Bulletin d'information en économie de la santé*, n° 99, octobre 2005, IRDES.
143. « enquête IPSOS-santé pour la CNAMTS », 18 octobre 2005, *Le Monde* du 19 octobre 2005.
144. Gilles Duhamel est ensuite devenu directeur de cabinet de Dominique Gillot, secrétaire d'État à la Santé et à l'Action sociale. Il est aujourd'hui inspecteur général à l'IGAS.
145. *Libération* du 4 août 1998.
146. *Le Quotidien du médecin*, 17 mars 1992.
147. *Le Monde*, 26 janvier 2006, « Les médecins sont mieux payés dans les zones sous-médicalisées », Sandrine Blanchard.

Chapitre 11

148. *Questions d'économie de la santé, le tiers payant est-il inflationniste ?* Paul Dourgnon, Michel Grignon, mars 2000.
149. *Libération*, 4 mars 1999.
150. *L'Humanité*, 4 mars 1999.
151. *Le Monde*, 4 mars 1999.
152. *Le Figaro*, 3 mars 1999.
153. *DREES*, n ° 294, mars 2004.
154. *DREES*, n° 229, mars 2003.

Chapitre 12

155. *Le Monde* du 9 décembre 1981, entretien avec Jack Ralite, Jean-Yves Nau.
156. Jean René Brunetière a eu une première expérience de cabinet pendant la législature 1981-1986. Polytechnicien, ingénieur des ponts et chaussées, il partage sa carrière, comme il aime à le dire, entre le « béton » et le social, alternant postes de terrain dans l'administration de l'équipement et incursions dans l'administration des affaires sociales. Il a en particulier participé au début de sa carrière aux « grandes heures » de la direction de l'action sociale de 1976 à 1980.
157. Jean de Kervasdoué a conduit les réformes hospitalières de la première législature de gauche. Economiste de la santé réputé, partisan inflexible de la maîtrise des dépenses à l'hôpital comme en ville, il demeure depuis son départ du ministère, un observateur avisé et acerbe des questions de santé.
158. *Droit hospitalier*, Marc Dupont, Claudine Esper, Louise Muzzin, Christian Paire, Dalloz, 1997.

159. *Bulletin juridique de la santé publique*, n° 94, juin 2006, 38 800 emplois non médicaux ont également été créés pour la mise en œuvre de la RTT.

Chapitre 13

160. Guy Nicolas, professeur de médecine, placide et flegmatique, incontesté et dénué de toute velléité corporatiste, instaure un dialogue serein avec les responsables du monde médical. Francis Peigné, ancien président de l'intersyndicat national des médecins hospitaliers, INMH, est un acteur écouté du monde hospitalier. Dominique Kerroux, infirmière générale, a la délicate mission de faire entendre la voix des personnels soignants non médicaux de l'hôpital, quelques mois après le mouvement de l'automne 1988. Suzanne Silland, inspectrice à l'IGAS, apporte au groupe son expertise administrative, mais appelée à d'autres fonctions, elle quitte la mission avant la fin de ses travaux.

161. Lyonnais d'origine, directeur de l'hôpital de Châlons-sur-Marne, Edouard Couty dirige, après son passage au cabinet de Claude Evin et à la présidence de la mission de concertation, les Hospices civils de Strasbourg et l'hôpital Saint Louis à Paris avant de devenir directeur des hôpitaux en 1998. Il a été nommé conseiller maître à la Cour des comptes en 2005.

Chapitre 14

162. Rapport au Président de la République, deuxième partie, « La politique de périnatalité », 2005, p. 377.

163. « L'évaluation de la sécurité, de la qualité et de la continuité des soins chirurgicaux dans les petits hôpitaux publics en France », rapport au ministre de la Santé et des Solidarités, Guy Vallencien, avril 2006.

164. *Revue hospitalière de France*, n° 505, juillet-août 2005.

165. « Coût des infections nosocomiales », P. Astagneau, Gilles Brücker, *Journal de pédiatrie et de puériculture* n° 6, 1998.

166. *La Société du soin*, Marie Georges Fayn, éditions Frison-Roche, mars 2000.

167. APM, 25 janvier et 10 octobre 2005.

168. *Le Quotidien du médecin* du 2 février 2006.

169. Sondage CSA, APM, 30 novembre 2005.

170. « Les Français et l'hôpital », TNS-Sofrès, sondage réalisé pour la Fédération hospitalière de France, 12 et 13 avril 2006.

Chapitre 15

171. *Espace social européen*, 6 mars 1992, entretien avec Pierre-Yves Poindron.

172. « Les Alcooliques Anonymes célèbrent quarante cinq ans d'entraide et de courage », Sandrine Blanchard, *Le Monde* du 21 novembre 2005.

Chapitre 16

173. Olivier Lyon-Caen, neurologue réputé, joue un rôle privilégié auprès de Lionel Jospin. Conseiller médical mais aussi proche du Premier ministre, il suit avec

vigilance les dossiers de la santé. Au cœur des arbitrages sur les crises sanitaires, il s'engage, non sans une hésitation initiale, sur le chantier de la loi droits des malades mais devient, très vite, l'un des acteurs moteurs du projet. Son intervention personnelle permet à plusieurs reprises de sortir le débat des ornières dans lesquelles certains cherchaient à l'embourber. Danièle Jourdain-Menninger, IGAS, connaît de longue date le projet pour avoir participé à sa genèse en 1992, lorsqu'elle était mon adjointe au cabinet du ministre de la Santé et de l'action humanitaire. Sa détermination et son engagement permettent de franchir bien des obstacles.

174. *Le Monde* du 26 octobre 2000, un collectif d'associations dénonce l'enlisement du projet de loi sur les droits des malades, Paul Benkimoun.
175. Dominique Martin est devenu, au printemps 2002, le premier directeur de l'Office national d'indemnisation des accidents médicaux.
176. *Libération* du 19 juin 2001, Éric Favereau.
177. *Libération* du 5 septembre 2001, Éric Favereau.
178. Béatrice Ceretti, *Ils m'ont contaminée*, éditions de l'Archipel, octobre 2004.
179. *Le Figaro*, 6 septembre 2001.
180. *Le Quotidien du médecin*, 5 septembre 2001.
181. *France-Soir*, 6 septembre 2001.
182. *Le Monde*, 26 mars 2004.
183. Assemblée du contentieux, 198546.
184. *Le Monde* du 5 avril 1981, Yves Mamou.
185. « La judiciarisation de la médecine, mythe et réalité », Laurence Helmlinger, Dominique Martin, *SEVE*, hiver 2004.
186. Article in *SEVE*, précité.
187. In *Traité de santé publique, les droits des personnes malades*, Dominique Martin, Didier Tabuteau, Flammarion, 2004.
188. Article in *SEVE*, *op cit.*
189. *Le Monde* du 5 mars 2003, la loi sur les droits des malades encore imparfaitement appliquée, Sandrine Blanchard, Paul Benkimoun.

Chapitre 17

190. Hippocrate, « Des airs, des eaux et des lieux » in *De l'art médical*, Le Livre de Poche, 1994.
191. Sondage BVA, Institut Paul Delouvrier, *La Tribune*, 2 novembre 2005.
192. L'équipe du cabinet de Bernard Kouchner en charge des plans de santé publique était détonante. Gilles Brücker, futur directeur général de l'institut de veille sanitaire et professeur réputé de santé publique, garantissait la cohérence des actions avec les chantiers de sécurité sanitaire qu'il pilotait au cabinet, Christos Chouaïd, médecin des hôpitaux, promu depuis lors professeur de pneumologie, portait le plan « cancer » et suivait le dossier des greffes et les programmes de vaccination. Il constituait avec la magistrate de l'équipe, Katherine Cornier, chargée de la lutte contre les toxicomanies et de la santé en prison, un duo en

ébullition permanente. Leurs désaccords réguliers nourrissaient la réflexion du cabinet, leur solidarité garantissait son efficacité dans les réunions interministérielles. Un médecin inspecteur de la santé publique, Frédéric Tissot, préparait les programmes de prévention et d'éducation pour la santé. Il a ensuite quitté le cabinet pour rejoindre les équipes sanitaires de Kaboul en Afghanistan. Emmanuelle Wargon, énarque et conseiller référendaire à la Cour des comptes, s'était éloignée de la rue Cambon pour prendre en charge au sein du pôle santé publique du cabinet la politique du médicament. À la sortie du cabinet, elle a persisté dans cette voie et rejoint l'Agence française de sécurité sanitaire des produits de santé, puis l'Assistance publique – Hôpitaux de Paris.

193. Dépense courante de santé selon la terminologie des comptes de la santé.

194. *Le Monde*, 13 mai 1991.

195. « Projection OECD health and long-terme care expenditures: what are the main drivers? », OCDE, février 2006.

196. Cité in *Le Quotidien du médecin* du 26 octobre 2005.

197. *Certains développements de ce chapitre sont repris d'un article publié dans SEVE, les tribunes de la santé, « Les autres défis de l'assurance maladie », Didier Tabuteau, automne 2004.*

198. « Les nouvelles ambitions de la politique de prévention », Didier Tabuteau, *Droit social*, décembre 2001.

199. « Pour une médecine de prévention, *Le Monde* du 21 septembre 2004, Luc Montagnier.

200. *Population et avenir*, n° 674 bis, septembre-octobre 2005.

201. *Bulletin épidémiologique hebdomadaire* n° 5-6, 2006, « La santé des personnes âgées ».

202. *Némésis médicale*, Ivan Illich, Points - Le Seuil, 1975.

203. « La grippe de Hong Kong dévaste la France », *Impact Médecin hebdo*, 17 avril 1998 ; Richard Zarzavatdjian, *Pandémie, la grande menace*, Jean-Philippe Derenne, François Bricaire, Fayard, 2005.

204. *Le Monde* du 9 avril 2006, « Les AGF inventent la santé de luxe », S. Blanchard.

205. *Le Quotidien du médecin* du 17 février 2006.

206. *Le Généraliste*, 25 septembre 1992.

207. *Le Panorama du médecin*, « 75 % des généralistes contre la FMC obligatoire », Serge Benaderette, 12 octobre 1992.

208. Article L 162-2.

209. *70 ans de médecine libérale et sociale*, sous la direction de Jean-Pol Durand, Le médecin de France, 1998.

210. *Le Quotidien du médecin*, 26 juin 2006, « Refus de soins aux patients en CMU : "des explications, pas d'excuses" », Karin Piganeau.

211. « Chirurgie française : opérer autrement », *Le Monde* du 27 août 2004, Guy Vallancien.

212. *La Crise des professions de santé*, sous la direction de Jean de Kervasdoué, Dunod, 2003.

213. *Gouverner la sécurité sociale*, Bruno Palier, PUF, 2002.
214. Les groupements régionaux ou territoriaux de santé publique ont été créés par la loi n° 2004-806 du 9 août 2004 relative à la politique de santé publique.
215. *INSEE première*, n° 1025, juin 2005, « Les différences sociales de mortalité : en augmentation chez les hommes, stables chez les femmes », Christian Monteil, Isabelle Robert-Bobée.
216. « Avis et étude sur la préservation de la santé, l'accès aux soins et les droits de l'homme », textes adoptés par la Commission nationale consultative des droits de l'homme le 19 janvier 2006.
217. *Impact Médecine*, « L'obésité touche davantage les familles aux revenus les plus modestes », Astrid Charlery, 2 février 2006.
218. « Les inégalités sociales de santé en France », Annette Leclerc, Isabelle Niedhammer, *Santé, société et solidarité*, 2004, numéro 2.
219. *Bioethics, bridge to the future*, cité par V. Fournier et S. Druelles, in article « Bioéthique », *Traité de santé publique*, Flammarion Médecine-sciences, sous la direction de François Bourdillon, Gilles Brücker et Didier Tabuteau, 2004.

Table des matières

Achevé d'imprimer par Corlet, Imprimeur, S.A. - 14110 Condé-sur-Noireau
N° d'Imprimeur : 94853 - Dépôt légal : septembre 2006 - *Imprimé en France*